汉竹主编●亲亲乐读系列

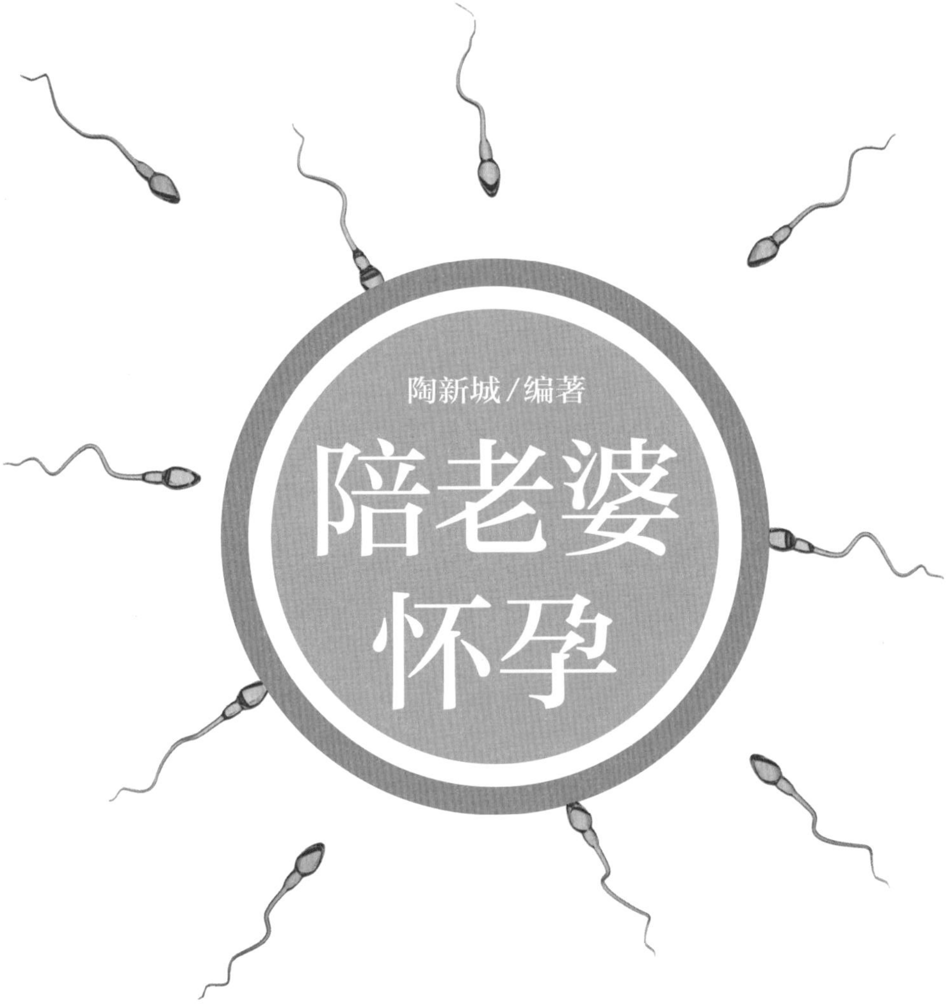

陶新城/编著

陪老婆怀孕

江苏凤凰科学技术出版社
·南京·

写在前面的话

如果你的老婆已经怀孕，恭喜你，已经是准爸爸了，你可以直接翻看本书的第24页。如果你正准备要个孩子，先放轻松，往下看。

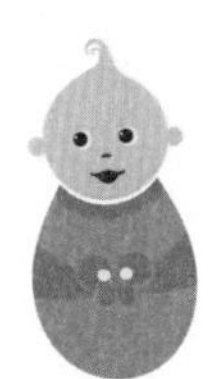

把握最佳受孕年龄

或许你跟大多数男性一样，打算等事业小有所成、一切都安排妥当，再考虑和老婆要个孩子。其实，在何时要孩子这件事上，建议你还是要尊重自然规律，把握时机，做到不早也不晚。

适当的生育年龄对孩子的先天智力和健康有很大的好处。男性的最佳生育年龄是25~35岁，这个年龄段的男性相对来说各个方面都非常成熟，身体素质好，事业稳定，养育孩子的条件较优越。女性的最佳生育年龄是23~30岁，在这个年龄段的女性，身体发育完全成熟，卵子质量高，若怀孕生育，分娩危险小，胎宝宝生长发育好。

夏末秋初是最佳受孕季节

你可能觉得备孕是不分季节的，哪个季节都可以怀孕，但从优生角度来说，并非完全正确。一年当中，7~9月份风疹、流感等流行性病毒感染的发病率较低，而且在这期间，精子的活动能力最强。

如果你的老婆是7月份怀孕，经过约3个月的孕早期不适阶段后，食欲渐增，正值秋高气爽、蔬菜瓜果收获的时节，就可以给她有计划地补充营养，调理饮食，给胎宝宝创造更良好的孕育环境。此外，夏末初秋怀孕，分娩之时正值春末夏初，气温适宜，是坐月子的最佳季节。

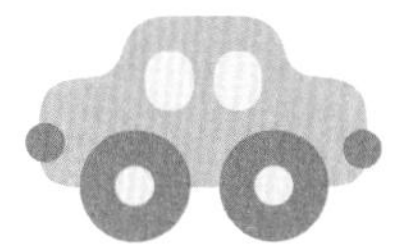

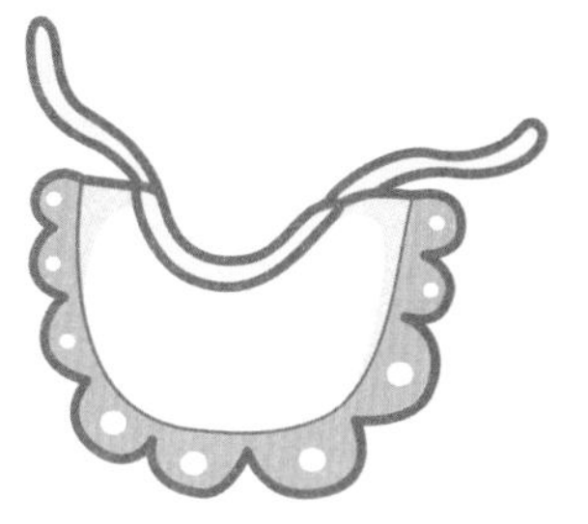

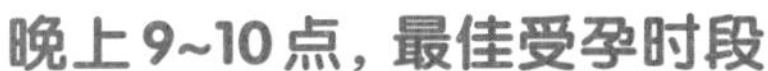

晚上9~10点，最佳受孕时段

如果你了解老婆的生理周期，在她排卵期前后的1周内，增加同房次数，在体力和体质允许的情况下，隔天或3天一次，可以提高受孕概率，保证受孕质量。人体的状态在24小时内是不断变化的。早上7~12点，人的身体机能状态呈上升趋势；下午1~2点，是白天里人体机能最低时段；下午5点再度上升，晚上11点后又急剧下降。一般来说，晚上9~10点是同房的最佳时刻。同房后，请不要立即转身呼呼大睡，激情过后，你的老婆依然渴望一点温存，更重要的是，女性长时间平躺睡眠有助于精子游动，增加精子与卵子相遇的机会，所以，拥抱着她入睡吧！

亲密接触，合适体位能助孕

你可能早就感受到老婆的求子心切，她对每一个能够顺利怀孕的信息都高度敏感，受孕的姿势也不例外：趴着同房，同房时臀部垫高，同房后抬高双腿……迫于老婆的强烈要求，你一一尝试，可是到最后，只剩精疲力竭，本该甜蜜的sex也失去了它应有的乐趣。

其实，只要你充分了解老婆的生理特征，尤其是她子宫的位置，不仅可以从容地享受性爱的过程，还可以提高受孕率。子宫位置一般分为子宫前位和子宫后位，对于前者，合适的方式是男上女下的姿势，也可以让老婆用枕头把臀部垫高，使子宫颈最大程度地接触精子；对于子宫后位者，可采用后入式，在老婆腹下垫个枕头。

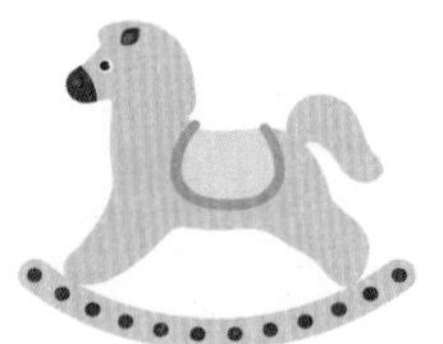

没必要刻意禁欲

过度频繁的性生活会导致精子还未成熟就被射出去，降低受孕概率，但是如果长期禁欲，只在排卵期那几天过性生活，也同样不可取。

因为长期禁欲会让精子失去活力，最后在输精管内解体，衰老精子的比例也会不断扩大。因此，再同房时射出的多是已经“老化”的精子，这些精子大部分已经失去受精能力，或是畸形，或是已经死亡。即使受孕，也容易造成胎宝宝智力低下、畸形或导致老婆流产，所以没有必要刻意禁欲。相反，通过射精，你可以定期更新精子，从而保持高质量的生殖能力。

为什么有人总怀不上，有人一次就中

宝宝的到来，讲究天时地利与人和。有的人万事俱备却总是没有动静，而有的人可能仅仅一个念头之后，就一发中的。

如果你们只是准备了几个月，还没有怀上，少安毋躁，调整好心态，等待宝宝到来。但如果一年以上未曾有“好消息”(包括期间你的老婆有过流产、宫外孕等)，就要留意了。

男女的结婚年龄、身体状况，甚至生存环境都会影响受孕，如果你和老婆共同生活两年，有正常夫妻生活，从未采取任何避孕措施，未能受孕，就可以断定为不孕不育，此时，及时做一些检查，逐个排查问题是重中之重。

准备了一年没怀孕，男性先做精液检查

或许你也听说过，工作和生活的双重压力会降低男性的生育能力，事实的确如此！

精子的质量是反应男性生育能力最重要的指标，如果精子数≥4800万/毫升，活动数≥63%，正常形态精子≥12%，则认为具备正常生育能力；如果精子数≤1350万/毫升，活动数≤32%，正常形态精子≤9%，就是没有生育能力。

精液检查是男性孕前检查的重点项目，如果正常，基本上就可以排除男方不育的可能，接下来再进行女方的检查。所以，别再单方面认为孩子迟迟不来是老婆的原因了，你需要首先做个检查！

不抽烟、不喝酒，你能否坚持

尽管烟酒的危害人人知晓，可是对你来说，总是有着“人在江湖身不由己”的无奈。无奈归无奈，如果想要一个健康的宝宝，还是不抽烟不喝酒为好。因为香烟中含有尼古丁，并会在燃烧的过程中释放烟雾。烟雾中的有害物质可导致细胞突变，而尼古丁有刺激血管收缩的作用。如果你经常抽烟，不仅会影响自身精子的质量，释放出的烟雾还会让身边的老婆受害。在备孕期间，最好也要远离酒精，否则很有可能造成精子发育不全，影响受精卵质量，给将来的宝宝造成伤害。

吃出“精壮”的身体

相比于日常吃得“小心翼翼”的老婆，你可能很难做到不偏食、不挑食，习惯了无肉不欢，戒不了可乐、烧烤、泡面。如果你想老婆成功受孕，在饮食方面，你应当给予足够重视。

补叶酸，提高精子质量：有研究表明，每天摄入充足叶酸的男性，其染色体异常的精子比例明显低于叶酸摄入量低的男性。精子成熟的周期长达3个月，所以，你需要和老婆一起，提前3个月，每日保证摄入400微克的叶酸。

补锌，促进精子活力：老婆是否能顺利怀孕，与你体内的锌水平息息相关。一方面，精液中锌含量越高，精子活力越高，就有足够动力穿过卵子透明带成功受精；另一方面，补锌能改善遗精患者、阳痿患者的病情，增强性功能。

补蛋白质，保证精子生成：蛋白质是生成精子的重要营养成分，富含优质蛋白质的食物有鱼、虾、鸡肉、鸡蛋、牛奶和豆制品等。每天荤菜中有1个鸡蛋、100克鱼肉、50克畜肉或禽肉，再加1杯牛奶，就可满足身体对蛋白质的需求。由于植物中的蛋白质含较多的不完全蛋白，对人体有益，所以补充蛋白质的同时也应考虑摄入一定数量的植物蛋白质。

主动关心照顾老婆

如果你认为怀孕是老婆的事情，自己只要多赚钱就行了，可以很肯定地告诉你，大错特错！

如果你经常出差，备孕这段时间，最好能做出调整，疲于奔波不仅不利于孕育健康宝宝，也不利于维护备孕期良好的夫妻关系。怀孕后，老婆就更需要你的关心和照顾了。因此，你应该学会主动关心体贴她，多一些耐心，主动做一些家务事，为她提供最大的便利和帮助。

你完全可以成为一个好爸爸

几乎可以肯定的是，当知道自己要当爸爸了，你的内心会感到焦虑，这很正常！稳定和幸福的感情是一回事，而有了孩子就是另外一回事了。

有了孩子意味着要改变，因为这不是仅仅为小孩儿换纸尿裤那么简单，从此以后，你的身上增加了一份新的责任。你可能会担心，现有的收入是否能够给孩子最好的生活；你还担心不够成熟的自己能否承担父亲的角色；甚至，你担心有了孩子后会被家庭琐事牵绊，影响事业发展。

如果你有此类焦虑和担心，不妨和老婆沟通一下，但一定不要向她表示自己“无法胜任”！通过沟通，给予彼此勇气和信心，规划此后的人生，为孩子提供幸福稳定的家庭，你完全可以成为一个好爸爸！

目录 Contents

嘿，小伙子，你要当爸爸了

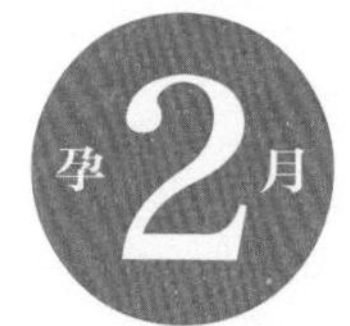

承担起爸爸的责任

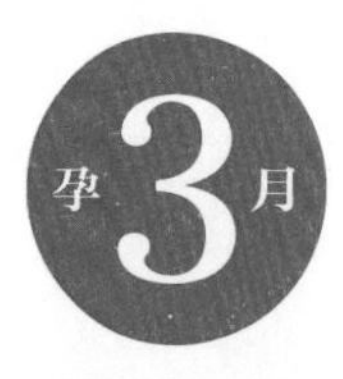

最好的爱是陪伴

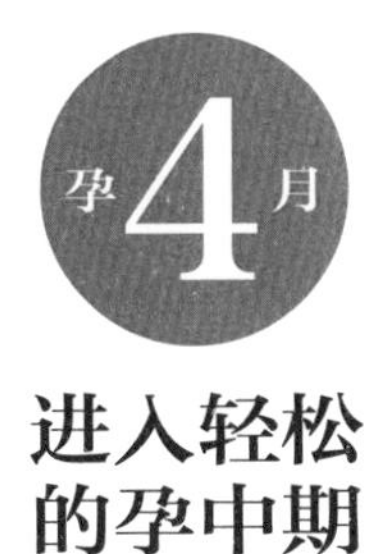

进入轻松的孕中期

老婆总有小不适

胎动了

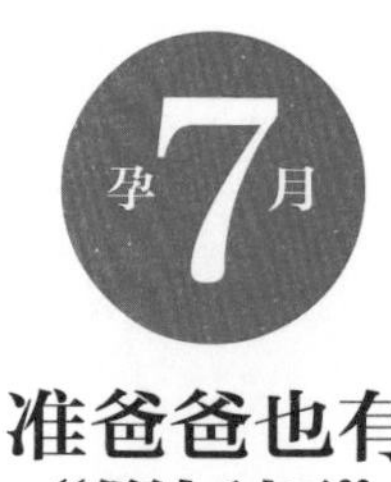

准爸爸也有“假妊娠”

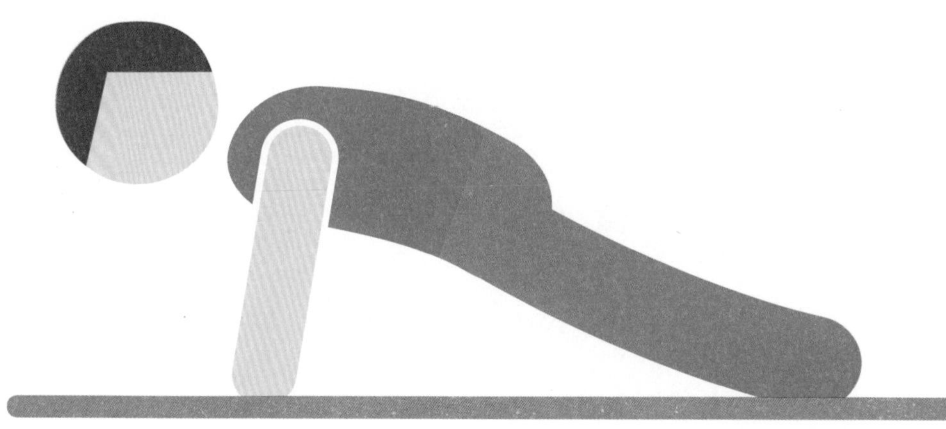

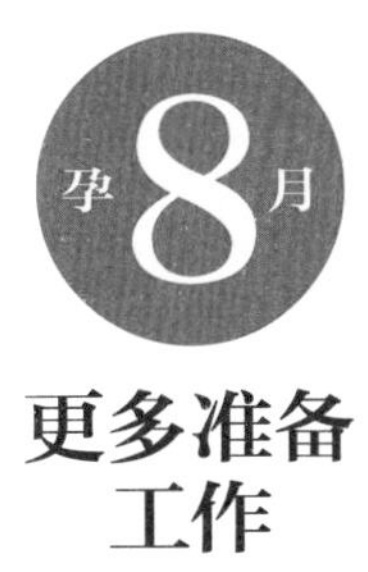

更多准备工作

很多事需要做决定

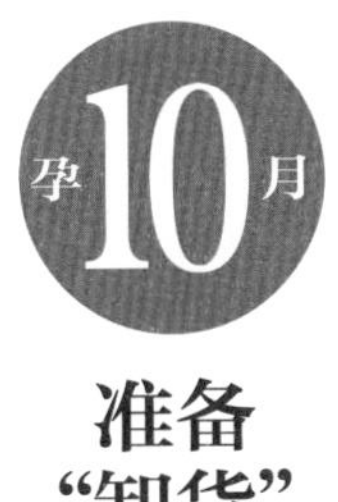

准备“卸货”

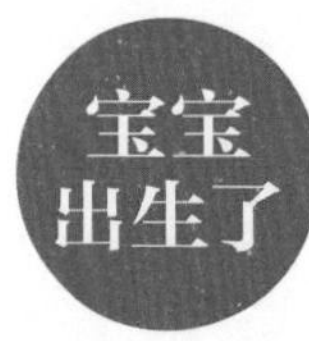
宝宝
出生了

新生儿护理 认识你的宝宝

宝宝生病了 爸爸怎么办

忠告 好爸爸好丈夫守则

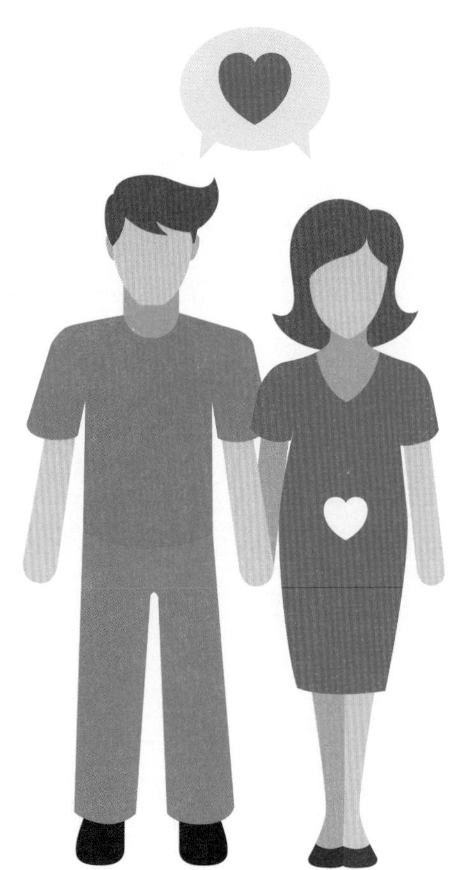

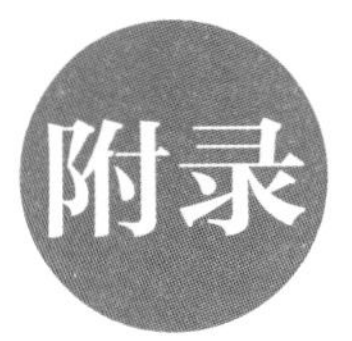

爸爸常见疑问

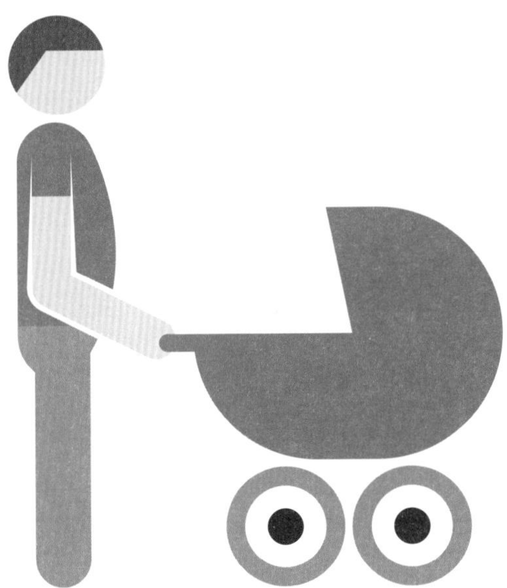

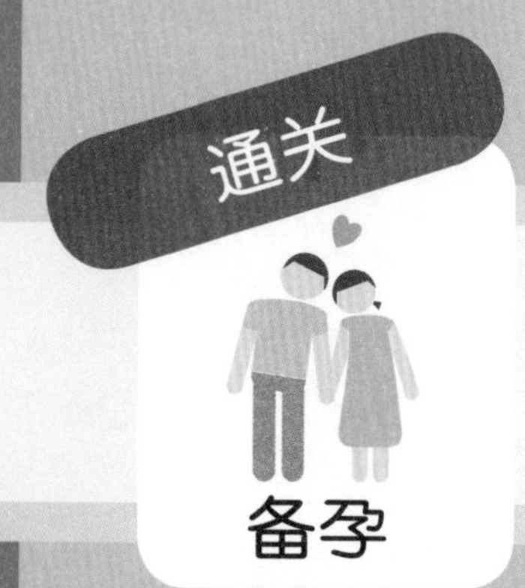

孕1月

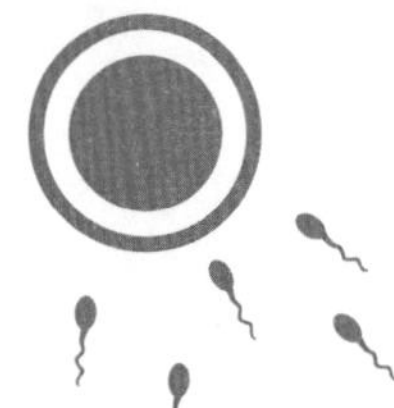

嘿，小伙子，
你要当爸爸了

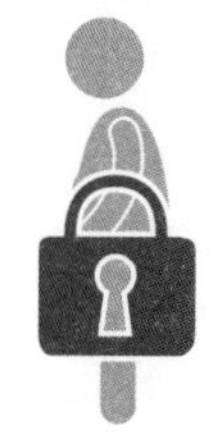

孕3月

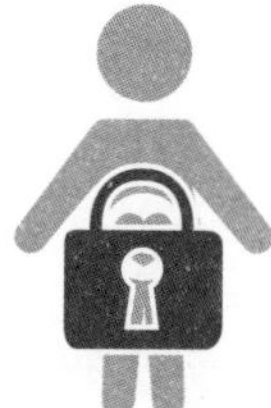

孕2月

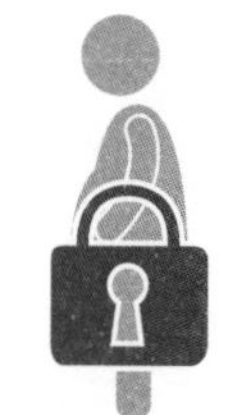

孕4月

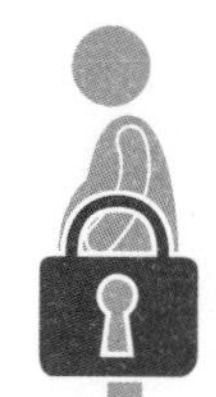

孕5月

孕10月

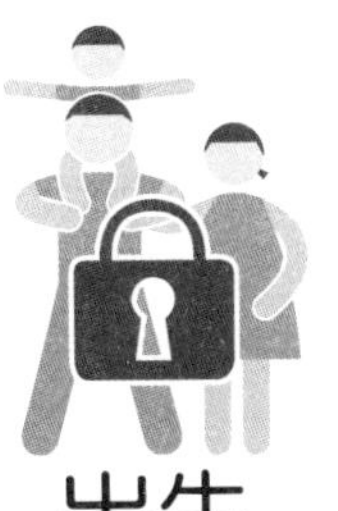

出生

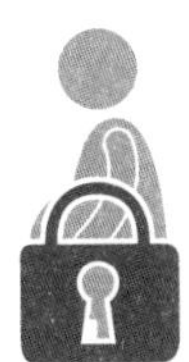

孕9月

孕8月

孕6月

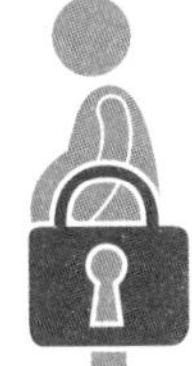

孕7月

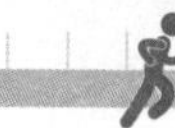

0~4周 怀上啦

老婆的变化：严格意义上说，此时还只是受孕阶段，你的老婆可能在忙着计算排卵期，等待宝贝的到来。

胎宝宝的成长：胎宝宝连个影儿还没有，当精子与卵子相遇形成受精卵，经过不断的细胞分裂，变成一个球形细胞团（胚泡），在子宫内安营扎寨（着床）。

为得出“是否怀上”的最终结论，还需要依靠现代医学，进行更准确的检测。

我是不是要当爸爸了

一般而言，你的老婆会最先发现自己的一些变化，然后产生自己怀孕了的怀疑。如果你足够细心，也有可能察觉到她身上的一些变化。想多发挥一下自己的侦探幻想？可以寻找以下的一些线索。

停经。想要察觉到这样的细节可不容易，若老婆无意间说起经期推迟，你就要格外留意了。

缺乏食欲。你可能会发现老婆每顿饭吃得都很少，就算是从前很喜爱的食物都提不起任何兴趣，别简单地认为她是想减肥。

恶心、呕吐。关于这点，已经很容易察觉了，恶心、呕吐是大多数孕妇都会有的经历，可能会发生在一天中的任何时间。

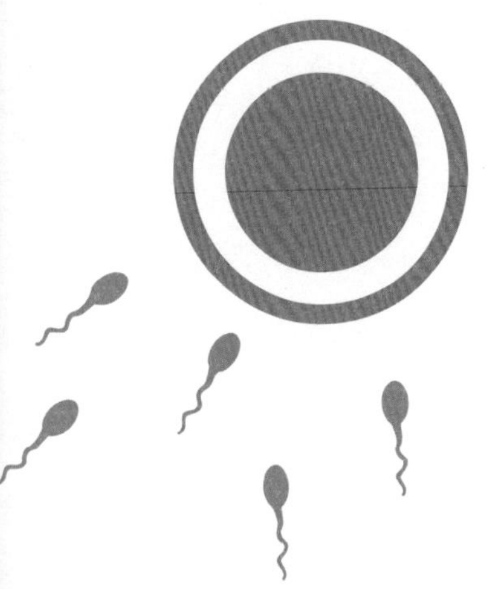

孕妈妈是怎么想的

尽管男性在受孕过程中贡献一半功劳，但在是否受孕这个问题上，你只有10%的发言权。

“听身边的朋友说，怀孕就是变成‘黄脸婆’的前奏，再加上分娩后，身材走形，真的很担心，不希望这么快有宝宝。”

“想到生命的小种子在腹中慢慢生根发芽，真的很开心，想第一时间和老公分享喜悦。”

她是如何怀孕的

性生活频率过高，会导致精液量减少和精子密度降低，使精子活动率和生存率显著下降。正常的性生活应为每周2~4次，而且要在双方心情愉悦的情况下进行。

学生时代的生理课上，老师唾沫横飞地讲着受精的来龙去脉，你满脸通红，把头羞涩地垂下，不敢直视老师，不敢直视小伙伴，更不敢直视黑板。当年没有安心听讲的你，想要了解怀孕过程是如何开始的，得重新认识一下两位“主角”——精子和卵子。

从十几岁开始，你的睾丸每个月会在阴囊内部一个叫做精小管的部位，制造大约120亿个精子，随后，这些精子会进入位于睾丸顶部的附睾。当阴茎勃起，给出“准备射精”的信号时，精子就从附睾内被提取出来，与精液混合在一起（这样它们就能走得更远），而随着你的每一次射精，都会有约3亿个精子“喷薄而出”。

每个女孩在刚出生时，卵巢里就存有多达45万个卵子，随着女孩一天天长大，卵子的数目也在稳步递减，当女孩到了生育年龄（你的老婆现在所处阶段），剩下的卵子只有约4000个了。每个月（通常在每次月经周期的中间），卵巢中会有1~3个卵子成熟，其中最丰润完美的那个很快就会被吸进输卵管。

通常，卵子在排出后能存活12~24小时，如果精子足够幸运，能够在这段时间里与卵子成功“会师”，那么，你和老婆就成功“造人”了。

避孕期间不宜受孕

理想情况是，停止服用口服避孕药以后，至少等一次正常的生理周期后再试图怀孕。——《海蒂怀孕大百科》

无论你的老婆是使用了外用避孕药膜还是口服避孕药，一旦在使用期间受孕，都会对受精卵造成不利影响。使用避孕药失败后所生的宝宝，先天畸形的概率增加，出生时的成熟度、体重、生长发育速度等也都与正常受孕所生的宝宝有差别。

在停用避孕药后也不宜立即受孕。避孕药有抑制排卵的作用，并干扰子宫内膜生长发育。如果你的老婆长期口服避孕药，最好在她停药半年后再考虑要宝宝。

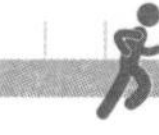

在确诊前，你就应该把老婆当作孕妇来对待，生活中不断提醒她要处处小心。

验孕方法有哪些

怀孕初期，因为身体征兆还不是十分明显，所以有些女性往往疏忽大意，以致流产。其实怀孕初期，身体会有一些细微的反应，只要你和她了解这些，就可避免不良后果。同时，多了解一些验孕的方法也是十分有必要的。

基础体温

女性怀孕后，黄体生成素升高，刺激了体温中枢，使基础体温比平时高0.5℃左右。如果你早上起床感受到老婆的体温比较高，并且持续21天以上，而且无其他异常反应，月经也不来潮，那么你可以让老婆测一测自己是否怀孕了。

早孕试纸和验孕棒

当你的老婆察觉到身体的变化后，她会先通过在家自测的方法来检测是否怀孕。如果你的老婆把显示为两条色带的早孕试纸或验孕棒拿到你面前（现在，有的验孕棒甚至会直接显示“阳性”字样），那么，她很可能已经怀上宝宝了。当然，你还需要带老婆去医院做进一步的检查，确定结果。

尿检法

去医院做尿检，这是专业的检验医生常做的试验。此方法在受精后7~10天进行，准确率几乎是100%。

血检法

更为成熟的血检在怀孕后1周，就可以100%测出你的老婆是否怀孕了，根据血液中hCG的含量，甚至可以帮助你们推算确切的怀孕日期，许多医生会参考尿检和血检两个结果来确诊。

B超检查

B超检查验孕是最准确、可靠的方法。最早在孕5周时，也就是月经过期1周的时候，通过B超检测，在显示屏幕上可以看到子宫内有圆形的光环，又称妊娠环，环内的暗区为羊水，其中还可以看见有节律的胎心搏动。

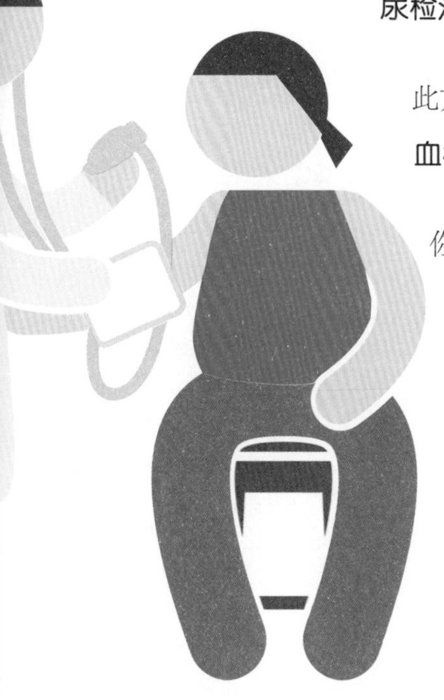

怎么计算预产期

一旦确诊老婆已怀孕，你的下一个问题一定是“我的宝宝什么时候出生”。宝宝的预产期是什么时候，这个问题很简单，通过下列方法就可以推算出来。

最后一次月经计算法

宝宝出生的预产期是从末次月经第一天算起，共280天（40周）。这个日期是否准确，要看你的老婆月经周期是否遵守28天一个周期的规律。如果月经周期较短或较长，那么她的分娩日期就可能提前或者推后。

正常情况下，大多数胎宝宝都会在预产期前或后一周内出生。

预产期的简单算法

预产期月份：末次月经月份－3（或+9）

预产期日期：末次月经日期+7

（如果计算出的日期大于30，则需－30，月份相应+1）

受精日计算法

如果已经知道受精日，在这天基础上加266天即为预产期。

超声波检测法

对最后一次月经开始日不确定，可以通过超声波检测，观察胎儿大小，以及胎头两侧顶骨间径数值，推算出怀孕周数与预产期。

除了以上方法之外，还可以根据子宫底的高度测定怀孕周数。

TIP

太早与太晚验孕，都可能使检验结果不正确，在成功受孕10天后验孕，准确率较高。

-3

+9

+7

+1

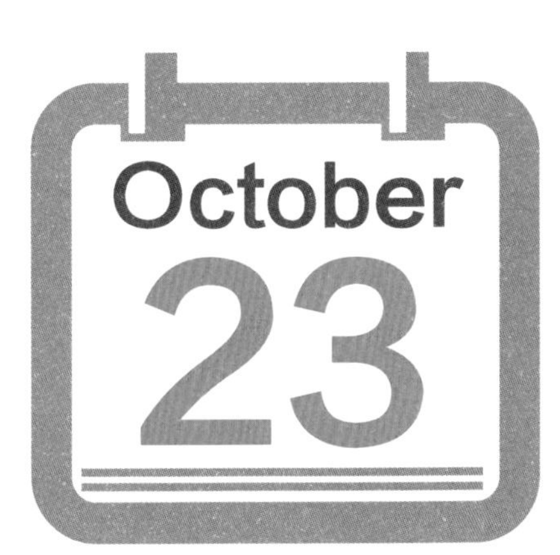

老婆最后一次月经是1月16日开始的，那么，宝宝的预产期是今年的10月23日。

仅有5%的胎宝宝会在预产期当天出生。

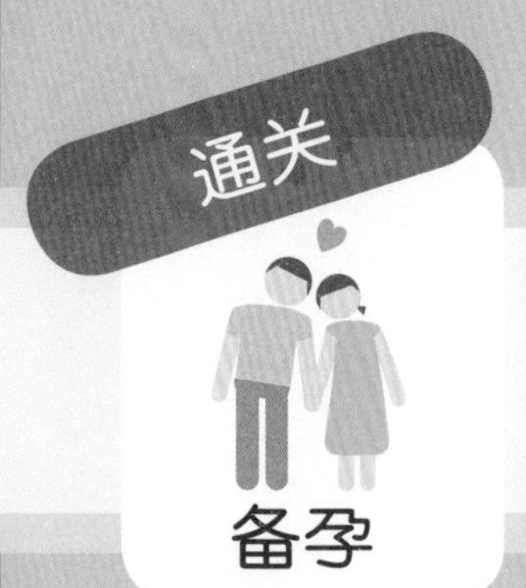

备孕

孕1月

孕2月

承担起爸爸的责任

孕3月

孕4月

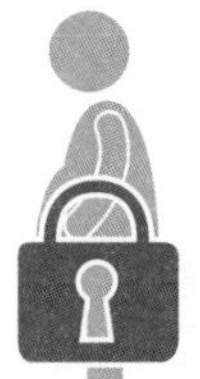

孕5月

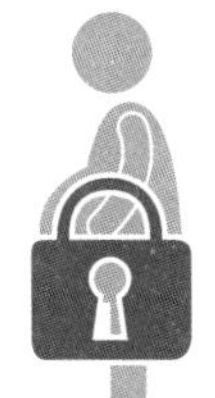

孕10月

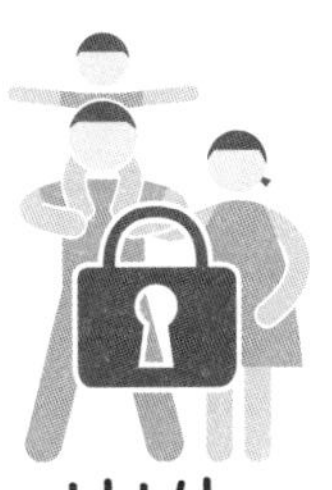

出生

孕9月

孕8月

孕6月

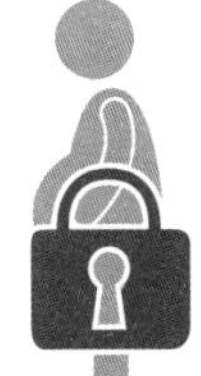

孕7月

5周 要当爸爸了

老婆的变化:这一周，老婆的月经没有来，同时还会出现嗜睡、呕吐、头晕、乏力、食欲缺乏等多种身体不适。

胎宝宝的成长:胎宝宝现在还是一个小胚胎，大约长4毫米，重量不到1克，就像苹果籽那么大。

在怀孕养娃这件事情上，无论做什么决定，最好先和老婆协商后再行动。

什么时候宣布“我要当爸爸了”

按捺不住狂喜，想把怀孕的喜讯告诉全世界？如果你的老婆让你先别急，那么先别发朋友圈，也别通知同事、朋友、七大姑八大姨。前3个月还属于不稳定期，我国目前的自然流产率有15%左右，这个比例还是较高的，而且意外多发生在前3个月。如果孕妈妈曾经有过流产经历，或者害怕会流产，那还是等到3个月后，状况稳定了再公布喜讯吧。

当然，并不是所有人都希望保密。许多人会将这个好消息告知自己的父母和好朋友，这样既能获得心理上的支持，又能和老婆以外的人聊聊怀孕的话题。尤其对于备孕时间较长的夫妻，告知家人怀孕的消息还可以缓解长时间备孕所带来的心理负担。不过这个事情没有什么标准做法，只要你和孩子的妈觉得合适，那么就是正确的决定。

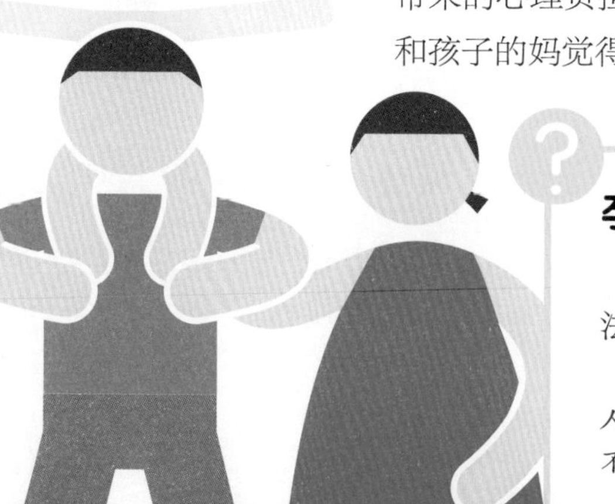

孕妈妈是怎么想的

关于是否通知家人这件事，女人的想法真的天差地别，你最好搞清楚后再行动。

“刚怀孕的时候，除了老公，我不想告诉任何人，包括我妈和婆婆，这样万一孩子没保住，也不会让她们担心。”

“知道怀孕的第一时间，我就告诉了身边所有的人，并和老公吃大餐欢庆一下。”

做个“见习父亲”

当你老婆说出“我怀孕了”这句话，你或许会“懵”一段时间。此时，你的大脑可能正循环着“我要当爸爸了？”“钱钱钱！”“熊孩子”“我的内心是拒绝的”等想法。

或许你觉得自己要当爸爸这件事特别不真实，甚至质疑自己是否能尽到父亲的责任，尤其在晚上不想刷牙，白天不想刷锅时，这种质疑会格外强烈，自己真的能当一名合格的父亲？把孩子带坏了怎么办？

别担心，当你老婆的肚子越来越大，以及孩子降生之后，你会越来越有当爸爸的自觉。

现在，你可以先做个“见习父亲”，在老婆怀孕的阶段，学习一些分娩与育儿的知识，参与到怀孕中，慢慢适应角色的转变。

TIP

父亲需要参与到宝宝成长的各个阶段，毕竟不参与育儿的男性是不合格的父亲。

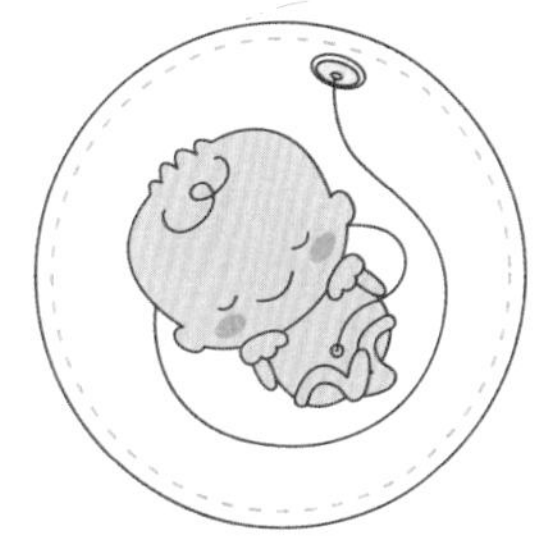

男孩还是女孩，此时已经定了

在精子和卵子相遇的瞬间，就决定了宝宝的性别，这是无法改变的。或许你会听到许多传言，什么喜欢吃酸生男孩，喜欢吃辣生女孩；屁股大生男孩，屁股小生女孩；梦见凤凰生女儿，梦见龙生儿子……甚至江湖上还流传着改变性别的药物，吃了就能生男孩。这些都是不科学的，尤其一些药物，不仅无法改变宝宝性别，还有致畸的风险。

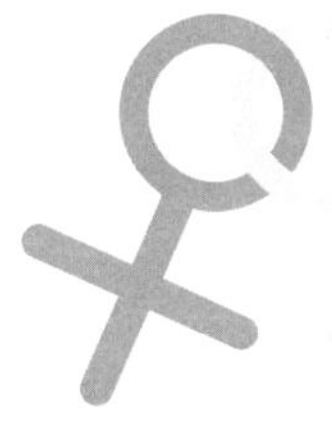

孕早期别急着同房

妊娠期无论严重的躯体（如手术、直接撞击腹部、性交过频）或心理（过度紧张、焦虑、恐惧、忧伤等精神创伤）的不良刺激均可导致流产。——《妇产科学》

孕早期，胎盘尚未发育成熟，胎盘与子宫壁的连接还不紧密，许多激烈的事情都会有流产的风险。能否同房，什么频率，最好和医生沟通一下。

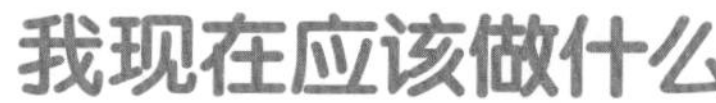

TIP

右边这些行为可以帮助你适应角色的转变，也可以让老婆感受到你正积极参与到怀孕中。

我现在应该做什么

在老婆怀孕的这个阶段中，你可以先做一名“见习爸爸”，照顾好你的老婆。在怀孕的前3个月里，你需要做许多琐碎的事情，这些事情会成为一把保护伞，保护着你的老婆和她肚子里的胎儿。

戒烟。如果你一时难以做到戒烟，那么请不要在室内吸烟，尤其不要在怀孕的老婆面前吸烟。此外你还需要穿无烟味的衣服，勤洗澡、勤洗手，保持口腔清洁，将吸烟对胎儿的危害降到最低。

主动承担起家务。此时是危险的孕早期，稍微繁重的劳动都会对孕妇和胎儿造成伤害，尤其是做饭的重担。厨房的油烟对胎宝宝同样存在损伤，哪怕超强力的吸油烟机，也不能100%清除油烟。

清理宠物的粪便。如果家里还养了宠物，请主动承担起“铲屎官”的工作。因为宠物的粪便中可能会有弓形虫，弓形虫属于细胞内寄生虫，它会导致胎儿畸形，孕妇流产。

谨慎处理食材。孕妇此时的免疫系统相对脆弱，所有入口的食物都需要谨慎处理。未煮熟的肉中也有可能存在弓形虫，沙门氏菌也威胁着孕妇，所以你最好谨慎面对以下情况：

- 水果、蔬菜等直接入口的食物需要洗干净。
- 生食和熟食分开储存，剩饭剩菜覆盖保鲜膜后再存储。
- 自己或老婆触碰到生肉后要洗手。
- 远离生鱼片、八分熟的牛排以及溏心蛋。
- 煮鸡蛋前需清洗干净蛋壳上的脏物。
- 涮火锅时要确保肉都熟了，水煮开了。
- 打开后的食品袋，保存时注意封口。

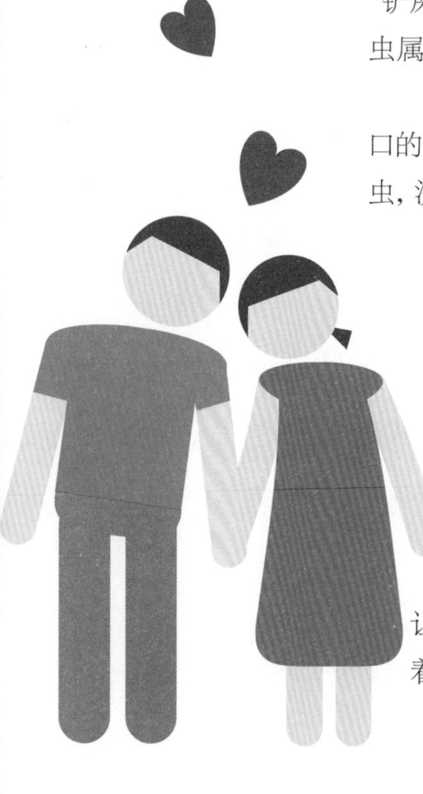

不停地赞美她。孕吐、反胃、疲惫以及对胎儿的担忧，让她的状态并不好。你需要赞美她，让她知道你正关心着怀孕的她，关心着即将到来的新生命。

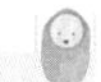

陪老婆制订怀孕计划

在制订怀孕计划这件事上，你一定要积极主动，并一切以老婆为主，有以下几件事情你需要记录：

●确定产检医院，并了解该医院挂号流程与排队情况。

●了解老婆每次产检的时间，并做好请假陪同的准备。

●计划并培养有规律的家庭作息。

最重要的是耐心倾听老婆的计划，并积极讨论。哪怕你真心觉得没必要，到时候听老婆的就行了。

推测宝宝的血型

你和你老婆的血型决定了宝宝的血型，这也就是为什么习惯上将这种亲情关系称之为“血缘关系”的原因。

ABO血型与父母遗传关系表

父母血型	宝宝可能的血型	宝宝不可能的血型
O和O	O	A、B、AB
A和O	A、O	B、AB
A和A	A、O	B、AB
B和O	B、O	A、AB
B和B	B、O	A、AB
A和B	A、B、AB、O	–––
AB和O	A、B	O、AB
AB和B	A、B、AB	O
AB和A	A、B、AB	O
AB和AB	A、B、AB	O

Rh血型与父母遗传关系表

父母Rh血型	宝宝可能的血型	宝宝不可能的血型
Rh+和Rh+	Rh+	–––
Rh+和Rh−	Rh+	–––
Rh−和Rh−	Rh−	Rh+

（Rh−，称作Rh阴性。Rh+，称作Rh阳性。）

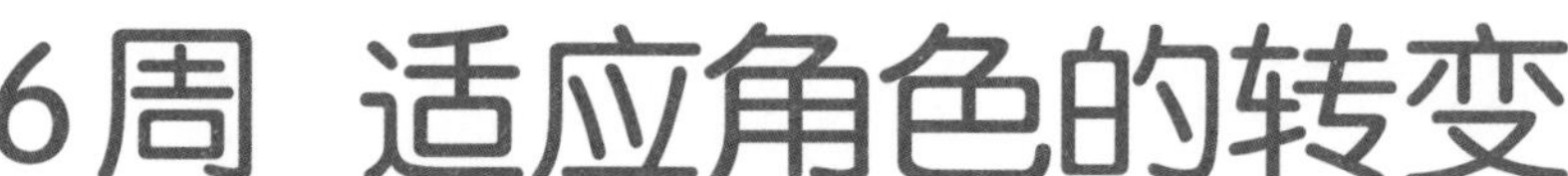

6周 适应角色的转变

老婆的变化:你会发现这周的她无精打采，这是因为她的身体要负担两个人的生理活动，会时常感觉到困倦、慵懒。

胎宝宝的成长:本周的胎宝宝有松子仁大小了，小小的心脏长出心室，并且开始供血了，新生命的各部分正在紧张筹备中。

当然你也会有忍无可忍的时候，别对老婆发火，和身边的兄弟朋友吐吐“苦水”。

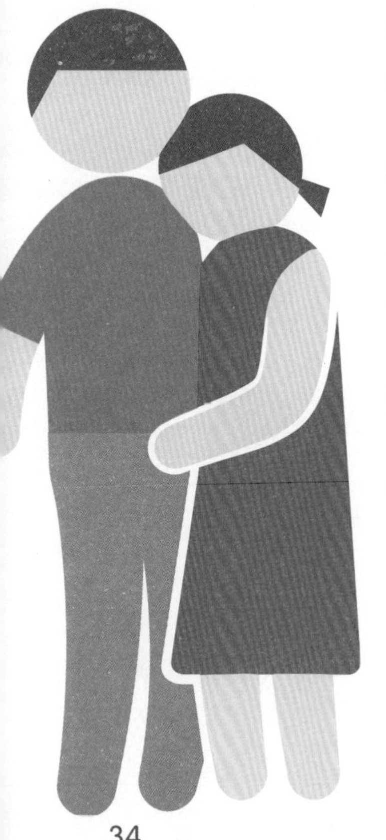

为什么老婆会“性情大变”

也许你觉得怀孕后的老婆一定散发着母性光辉，低眉浅笑、柔声细语，但事实是，与怀孕相生相伴的是一系列火山爆发般的激素反应！面前的她，似乎变了一个人，情绪变化太大，你都来不及切换频道，跟不上她的转换频率。

“性情大变”通常出现在孕2月，由胎盘激素的作用所致，是大部分孕妇的必经过程，对此你不必过于焦虑，等她的身体渐渐适应了激素变化，这种情绪就会慢慢淡去。但是随着分娩临近，这种现象会“重出江湖、再次肆虐”。

当然，你们免不了会发生争吵，但你必须忍下来，把苦往肚子里咽，尽快让她平静下来，想想你的孩子吧！

了解她的焦虑

想要展现自己的“暖男”特质，为老婆排除焦虑，你首先要了解她的焦虑从何而来。

●她为小生命的成长感到幸福，但又会担心胎宝宝的发育是否正常。

●除了欣喜，可能更多地感到怀孕来得不是时候，如工作、学习、经济、住房等问题还没处理好，自己并未做好为人母的准备，加上妊娠反应和体态变化让她更敏感。

●生男生女的问题上，不论是公婆、父母的压力，还是传统的想生男孩的观念，让老婆承受着比你更大的压力。

孕早期她的身体变化

怀着孩子的是老婆，你当然不会有什么感觉，但你无疑会察觉到她身体的一些变化。

乳房的变化。估计这会是你比老婆更早发现的变化，她的乳房膨胀、柔软，好像变大了，乳晕变大，颜色变深，出现小结块。这是由于体内激素发生改变，乳房也做出了相应反应，为以后的哺乳做好准备。

皮肤的变化。可能连你也不清楚从什么时候开始，老婆的气色越来越差，可能一夜之间冒出几颗令她烦恼的小痘痘。随着孕期发展，她的脸上可能还会出现蝶状褐色的妊娠斑。一方面，孕期内分泌和激素的变化，会让她的皮肤“很难受”；另一方面，孕期的各种担忧、不良的食欲和睡眠，都会夺走她的神采。千万不要露出嫌弃的表情，要知道，女性是非常敏感的，而且非常在意容貌的变化，她一定会第一时间感受到。

腹部的变化。现在你可能还看不出她腹部的变化，小腹平平，似乎和怀孕前没有什么不同，但这之内却在进行着一场变革。孕3月时，她的腹部开始明显，随后逐渐变大，你再也无法忽略她已经是个孕妇的事实。

TIP

你需要帮助老婆接受并赞美自己迅速变化的身体。

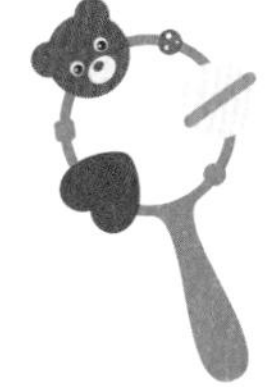
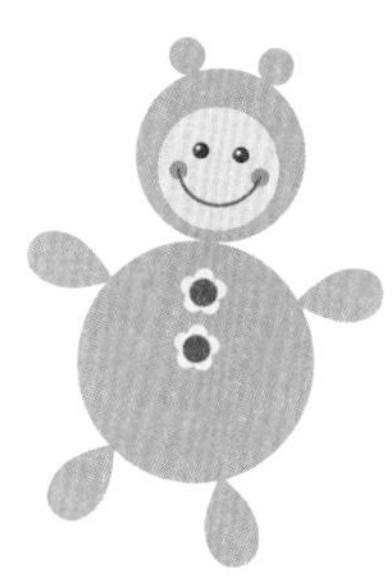

她需要你的赞美和爱

缺少伴侣的情感支持和交流，是容易引起孕妇抑郁的危险因素之一。

——《海蒂怀孕大百科》

孕期虽然只有短短的10个月，却是女人最敏感的时期。专家认为，这时夫妻之间最需要沟通和理解，你不仅要在生活上悉心照顾怀孕的老婆，更要在精神上开导和理解她。多陪伴她，多赞美她的母性魅力，告诉她，无论怀孕之后她变成了什么样子，你都依然爱她。

膨胀会使胸部变得更加娇嫩，但只能看，尽可能不要碰。

你完全可以用“孕期坚持运动有助于产后体形恢复”吸引她参与到运动中去。

孕早期孕妇能运动吗

老婆怀孕了，并不代表你们就不能一起去锻炼身体，适当的运动，不论是对你的老婆，还是对胎宝宝都是有好处的。大部分孕妇都是可以运动的，但一定不能做剧烈运动，也要避免频繁或大幅度牵拉。散步、慢跑、慢舞这些运动，动作都较缓慢，非常适合孕早期的孕妇。由于孕早期是自然流产的高发期，如果你的老婆有流产史、心脏病、多胞胎、前置胎盘或出现不规则出血、宫缩等现象，还是以静养为好。

如果你的老婆妊娠反应比较大，她可能会更愿意赖在沙发和床上，那么，你必须提醒她做些运动，千万别纵容她做“圈养动物”。当然，你的陪伴是必不可少的，饭后半个小时左右一起出门散散步，这会是最好的孕期运动。

陪老婆运动注意事项

在系紧鞋带出门之前，为确保即将进行的运动对你的老婆来说是安全的，你必须注意以下几点。

选择合适的时间和环境。据有关资料统计表明，城市中下午四点到七点之间空气污染相对严重，要避开外出。应当尽可能地选择到花草茂盛、绿树成荫、清新安静的地方呼吸新鲜空气，以利于你的老婆和胎宝宝的健康。

注意运动的强度和时间。孕早期是自然流产的相对高发期，跳跃、扭曲或快速旋转等运动，千万不能尝试，以免发生危险。你需要通过监测她的心率，来决定你们的运动强度，一般以不超过每分钟 140 次为原则，而每次运动的时间不应超过 30 分钟。

运动前要先热身。如果你的老婆在怀孕前就是运动爱好者，或者有健身的习惯，请先咨询她的医生或者健身教练，是否可以继续怀孕前的运动。现在开始，她不仅要控制运动的强度和时间，更加不能忽视运动前的热身准备。如果不热身，可能引起肌肉强直和痉挛。

带孩子是个体力活

老婆怀孕期间，是你为带孩子储备体力的绝佳时机。

如果你一直有健身的习惯，或者你充分利用起老婆怀孕的这段时间，加强体能训练，越接近宝宝出生，你越会深刻体会到锻炼带来的好处，因为，带孩子是个不轻的体力活！

在你的宝宝还没出生前，你就有机会体验到“体力输出”。陪老婆购买婴儿用品、布置婴儿房，婴儿床和家具的搬移等都是需要你展现男子汉力量的时候。

新生命的降临，意味着家庭中增添了一位新成员，带孩子出门不可避免，背着装有奶粉瓶、保温杯、尿不湿、纸巾等各种母婴必需品的背包，再想象一下，你的手中还抱着一个小家伙。如果你不想到时收到老婆的不满和抱怨，现在开始，运动起来。

准爸爸可以在家进行的运动

除了陪你的老婆一起运动，享受二人时光之外，你更应该在家加强体能锻炼，甚至是走进健身房。相信我，老婆怀孕是你健身的绝佳理由，从此，你将进入新的人生阶段，而且带孩子是个体力活，所以这也是你健身的理想时机。如果你从未进行过任何专业的健身训练，你不妨在家尝试以下这套动作，利用自身体重达到锻炼肌肉的目的。

俯卧撑。两手撑地，双脚开立，弓起后背，向前“俯冲”，直到胸口贴近地面，然后再撑起来，最后还原到初始位置。

深蹲。两脚尽量分开，采取蹲姿（保持一侧脚尖、脚踝、膝盖和臀部在同一平面），先把重心放到右臀（注意膝盖不要超出脚尖），右脚发力，左腿支撑，然后右脚跟发力，起立，把重心放到左臀，下蹲，左脚跟发力，起立（如此反复）。

俯卧式。四肢着地，俯卧姿势，保持身体笔直，腹部不要贴地面，用肘部和脚尖支撑躯干的重量，绷紧腹肌，努力保持脖子、背部和腿部全部伸直，坚持10~15秒，甚至30秒。

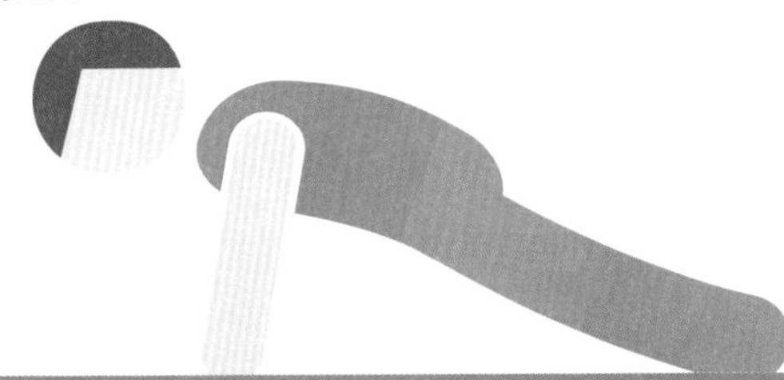

不要以和老婆同甘共苦、“同情式体重增长”作为偷懒不运动的借口。

7周 老婆害喜了

老婆的变化:本周的她，妊娠反应明显，特别是在早晨。有时候整整一天她都会随时呕吐。

胎宝宝的成长:本周的胎宝宝，眼睛、鼻孔、嘴唇等开始形成，小家伙头大身小，手指开始发育，可以凭借幼芽般的四肢在羊水中活动。

你能做的只是细节，但是这些小小的举动，肯定会在她心里泛起阵阵涟漪，有勇气去面对接下来的孕期生活。

面对孕吐，你要做的事

吃饭吐，走路吐，说话吐，清晨吐，中午吐，黄昏吐……吐得天昏地暗，吐得苦不堪言，这可能就是许多孕妇的真实写照，呕吐不止，而且没有立竿见影的止吐方法。虽然你不能替她承受，但是也不能袖手旁观，作为老公，此时要做的就是在老婆身旁，与她共同面对孕吐。

常备零食在床边。如果清晨起床时，你的老婆出现恶心、呕吐的反应，这是由于体内的血糖较低而引起的不适，为此，你可以在床边柜子上放一杯水、一包饼干，让她先吃点东西再下床。每晚临睡前让她吃一点饼干，或喝杯温牛奶，也可缓解第二天起床时因空腹产生的恶心。

不要嫌脏躲到一边。呕吐物看着确实不舒服，可是你千万不能抱怨，这样只会更加使她心烦意乱。如果你的老婆一大早起来，晨呕突然来袭，还没来得及杀去卫生间，就吐了一地。那么，无论此时你多么睡意蒙眬，也应该起床帮助她打扫卫生了，千万别让身心疲乏的她在房间独自清理这一切。

为她准备充分再出门。在乘车劳累或车内空气不流通时，胃部不适感会加重而发生孕吐，所以你可以事先多备些纸巾、塑料袋以及毛巾和漱口用品在她的口袋或包里，以备不时之需。另外，外出时，在她的包里放一只鲜柠檬，方便她恶心时拿出来闻嗅，能起到舒缓恶心感的作用。

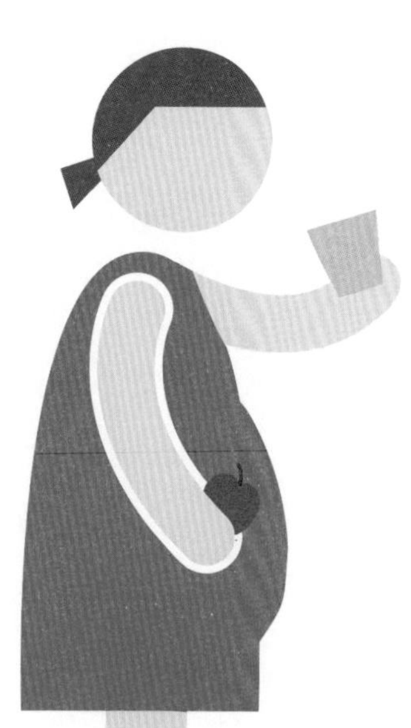

学做止吐三餐

厌倦了每天下厨做饭，你也可以偶尔点份外卖，但千万别以外卖为主，毕竟卫生和营养难以得到保证。

如果一直以来，你都是悠闲地坐在沙发上，看着老婆在厨房里忙碌，享受饭来张口的滋味，现在必须转换角色了！厨房里的二氧化碳、电磁辐射，都会影响胎宝宝的正常发育，还有让她闻了就想吐的油烟味。此时，你要主动承担起家务，别让老婆太劳累。

或许你和老婆还没有将怀孕的好消息通知双方父母，又或许老人家们不能在身边照顾你们的饮食，现在，你需要拿起锅铲，好好为老婆做饭了。

如果她正被烦人的孕吐搅得毫无食欲，在食物选择方面，要以对症适应为主，多吃素食和清淡易消化的食物。可以根据食欲状况进餐，不必过于介意营养平衡问题，最好的情况是，让你的老婆能吃多少，就吃多少，能吃什么，就吃什么。通过合适的烹饪方法，有助缓解孕吐症状。

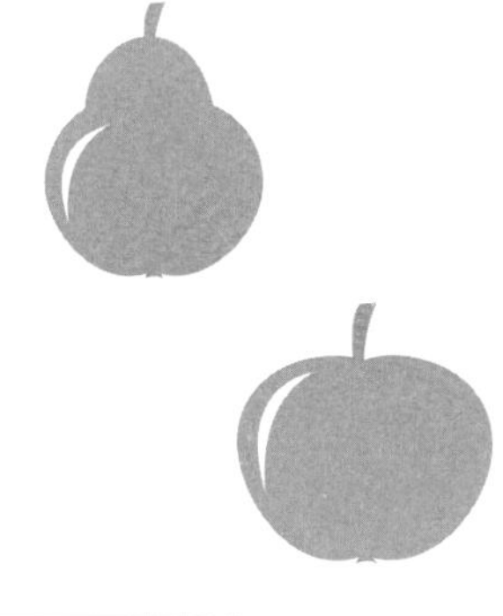

肉类。主要以清炖、清蒸、水煮、爆炒为主要烹饪方法，如水煮鱼、清蒸鱼，不要采用红烧、油炸、油煎等味道厚重的方法。

谷类。面包、麦麸饼干、麦片、绿豆大米粥、八宝粥、玉米粥、煮玉米、玉米饼等。

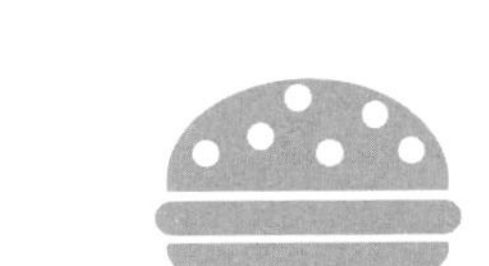

蔬菜。各种新鲜的蔬菜，可凉拌、素炒、醋熘。

水果。柠檬、苹果、梨、香蕉、草莓、橙子等，可以做成水果沙拉，也可以榨果汁，尤其是柠檬汁很有效。

孕吐不会影响胎宝宝

如果你在怀孕前3个月里根本无法保证饮食均衡……就算母亲吃得很少，大多数胎儿也能充分利用现有条件健康成长。——《斯波克怀孕指南》

虽然孕吐暂时影响了营养的均衡吸收，但是不用担心，孕吐不会一直持续，而且在孕早期，胎宝宝的营养需求相对较少，会从孕妈妈的血液里直接获得。到了孕中期，孕妈妈就会感觉舒适很多。解决孕吐最好的办法是能吃多少吃多少，想吃什么吃什么，适当调整饮食。

怀孕不是让老婆多吃

提醒老婆控制体重上升的速度，不仅是为她的健康着想，还为产后瘦身提前做铺垫。

为了让胎宝宝“吃”得更好，你和你的家人或许会立刻执行进补计划。胎宝宝是从受精卵逐渐成长的，所以并不是说孕妇一下子要吃两人份的食物，吃得过多会增加胃肠道、肝脏、肾脏的负担。另外，如果某一种食物吃得过多，容易造成营养素摄入不均衡，不利于胎宝宝的生长发育和孕妇的健康。

现在胎宝宝还很小，对营养需求也很少，如果你的老婆孕前饮食很规律，现在只要保持就可以了。需要特别说明的是，怀孕之后应坚持“三餐两点心”的原则，在保证一日三餐正常化的基础上，在两餐之间各安排一次加餐。

孕期每日膳食参考

	孕1~3月	孕4~7月	孕8~10月
米、面主食	200~300克	400~500克	350~450克
豆类及豆制品	50克	50~100克	50~100克
奶制品	200~250克	250~500克	250~500克
蔬菜和水果	500~600克	500~700克	500~750克
蛋类	50克	50~100克	50~100克
畜、禽、鱼肉类	100~150克	100~150克	200克
植物油	15~20克	30克	30克

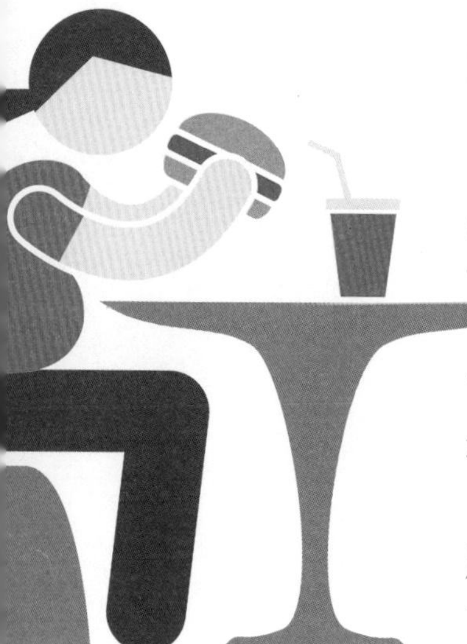

老婆增长体重≠胎宝宝体重

当你的老婆站上体重秤，看着又增加的体重数，呢喃道：“又长了1千克。”你心里想的是“宝宝又长1千克了”？很遗憾地告诉你，并不是！

孕妇的体重增长比较复杂，是由多种因素构成的。胎儿、胎盘、羊水、血容量、增大的乳腺、扩大的子宫等，这些构成了一部分增长的体重，称之为“必要性体重增长”。而凡是被孕妇吃下去、消化的，食物中的能量会转化为脂肪储备，为产后泌乳做准备。

孕期她会长胖多少

整个怀孕期间，你的老婆增重最好控制在11.5千克左右。怀孕前3个月，每月增加0.5千克左右。此后，每月增加不宜超过2千克，而且一周不要超过0.5千克。孕7~8月时，体重增长速度开始逐渐放慢。

BMI＝孕前体重（千克）÷〔身高（米）×身高（米）〕

孕期标准增重表

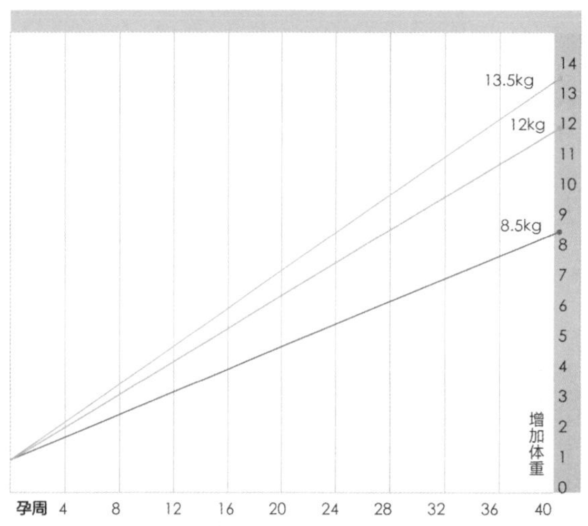

（孕前BMI低于18.5，请参考蓝色曲线；孕前BMI在18.5~22.9之间，请参考绿色曲线；孕前BMI大于23，请参考红色曲线。）

TIP

和你的老婆一起制订孕期增重计划，建立科学有效的孕期体重管理意识。

支持老婆“瘦”怀孕

在确认你的老婆怀孕后，全家人都会积极地操心起她的营养问题。俗话说“一人吃两人补”，多数人认为，这个时候吃得少了，宝宝营养就会不足，发育不良。但如果她的体重增长过快，不仅身材大走样，肚子上爬满妊娠纹，还可能引起妊娠高血压、妊娠糖尿病等一些病症。

此外，由于“必要性体重增长”在妊娠结束即会消失，而身体储存的脂肪即使妊娠期结束，也依然会存在很长时间，想自然恢复是较为困难的，对产后体形恢复的影响也更持久。所以，如果你的老婆和你说要“瘦”怀孕，支持她！

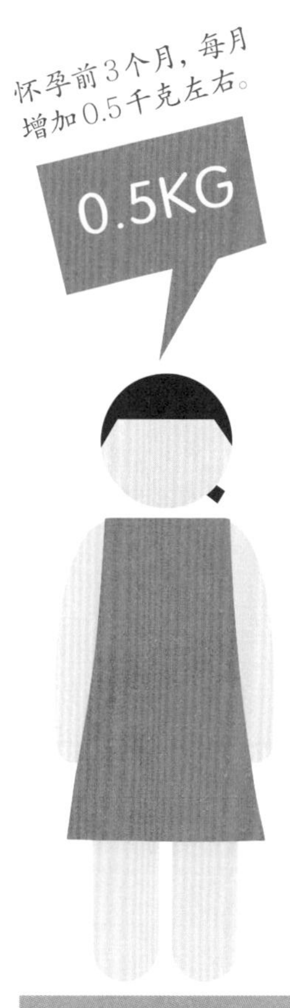

体重和脂肪的笑话不适合和怀孕的老婆讲。

8周 努力做好准爸爸

老婆的变化：伴随着孕周的增加，她的体能消耗逐渐增大，这时候会比以前更容易感到饥饿，明明刚吃了东西，没多久又喊着“有什么吃的”。

胎宝宝的成长：小家伙皮肤像纸一样薄，血管清晰可见，胎宝宝的大脑已经发育得非常复杂，眼睑开始出现褶痕。

作为老公，明确你的老婆在妊娠不同阶段能做和不能做的，能够帮助她顺利度过整个孕期。

每个阶段都该做什么

整个妊娠过程被分为三个“阶段”，每个阶段，你的老婆和胎宝宝都会出现特定的表现。

孕早期（孕1~3月）是你改变生活习惯的好机会，如：戒烟、习惯父亲这一角色、准备好面对人生的变化等。

孕中期（孕4~7月）是你解决实际问题的好时机：陪伴老婆做产检、给胎宝宝做胎教、弄清楚陪产假的时间、布置婴儿房等。

孕晚期（孕8~10月）是你预演爸爸角色的时候，想必你也希望在老婆分娩时和宝宝降生几周内更好地进入角色，这个时候，前期的学习开始发挥作用。

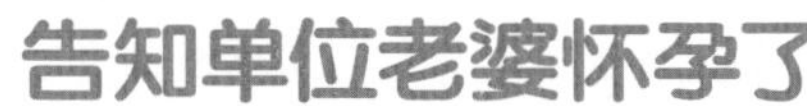

告知单位老婆怀孕了

和老婆不同，怀孕这件事不会对你的工作计划和项目进程带来太大的影响，你可以在任何你觉得适当的时机说出这个喜讯。

告知领导与同事你要当爸爸的消息，不仅是与他们分享喜悦，更重要的是，在接下来的日子里，你的老婆将要进行一系列的产检，她需要你的陪伴，你需要单位开具办理宝宝出生证明的材料，当然，也是为了每天能准时下班回家照顾老婆。提早向领导和同事说明，他们将会给予你体谅和理解。

为宝宝办证明

由于各地办理情况存在差异，具体情况还需咨询你所在的街道办事处或者户籍所在地的相关单位。

准生证也叫计划生育服务证，这是宝宝的第一个证件，也是宝宝降临到这个世界的“通行证”，宝宝的出生、上户口及其他福利都和它有密切关系。

所需材料：夫妻双方户口本、身份证、结婚证原件和复印件、初婚初育证明（可由工作单位或户口所在地居委会开具，加盖公章）、女方1寸免冠照片1张。

办理单位：夫妻中一方户籍所在地乡镇（街道）计划生育办公室。

办理程序：夫妻双方由单位或户籍所在地街道办事处开具从未生育过子女的证明，持有该证明和结婚证原件及复印件、双方户口本、双方身份证、照片，到夫妻中一方户籍所在地乡镇（街道）计划生育办公室进行办理。

了解上班族孕妇的权利

充分了解你享有的权利，这样你才能知道自己可以向公司要求什么。

——《海蒂怀孕大百科》

不被辞退：《女职工劳动保护特别规定》第5条：用人单位不得因女职工怀孕、生育、哺乳降低其工资、予以辞退、与其解除劳动或者聘用合同。

劳动安全：《中华人民共和国劳动法》第61条：不得安排女职工在怀孕期间从事国家规定的第三级体力劳动强度的劳动和孕期禁忌从事的劳动。对怀孕7个月以上的女职工，不得安排其延长工作时间和夜班劳动。

产假：新修订的《人口与计划生育法》中取消了晚婚晚育假，将原来的独生子女母亲产假调整为奖励假30天。这意味着，凡符合法律法规规定生育的，不论是生育一孩、还是二孩，以及符合法律法规规定再生育的，都可以享受增加30天产假的优待〔98天基本产假+30天计生奖励（即二孩以内）假=128天〕；同时，丈夫的陪产假从10天增加到15天。

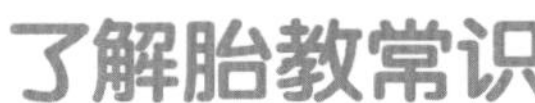

关心老婆的起居饮食，多陪伴、多赞美，帮助她适应和调整，不仅能增进夫妻感情，更能通过老婆被腹中的胎宝宝感应到，让胎宝宝在爱中茁壮成长。

了解胎教常识

也许你很难相信，人的一生中最有天才能力的阶段是胎儿时期，胎宝宝不仅具有视觉、听觉、活动和记忆能力，而且拥有接收母爱的能力。对胎宝宝进行合理的良性刺激，将他/她蕴藏着的潜在能力激发出来，不仅是胎宝宝成长的第一推动力，更为他/她的人生奠定素质基础。从计划怀孕的那一刻起，你就应该将胎教计划提上日程，和老婆一起，精心准备一份独一无二的胎教方案。

胎教不是培养天才。胎教并不是为了生出一个高智商的宝宝，胎教的目的就是让你、你的老婆和胎宝宝共同体验一次奇妙并快乐的孕育之旅。在快乐的氛围中，完成胎教，实现爱的传递，生出一个健康快乐的宝宝。胎教也是促进孕妈妈身体健康，预防胎宝宝发育不良，以及培养胎宝宝气质、品格的方法，它并不会改变遗传基因，无法确保一个“天才”宝宝的诞生。

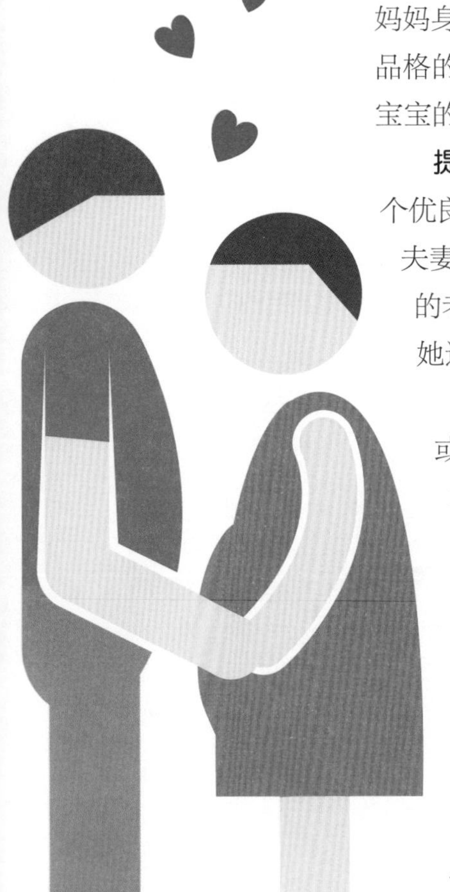

提供一个良好的环境。胎教最重要的是给胎宝宝提供一个优良的环境，而胎宝宝所生活的环境包括孕妇的身体环境、夫妻的生活环境。因此，在孕期要注意环境舒适，帮助你的老婆保持心情愉悦，以利于安心养胎。胎教时，主动对她进行心理调适，让你的老婆心态更加平和，更加愉悦。

每天胎教的时间。为你的老婆选择她喜欢的音乐，或轻柔舒缓的，每天按照实际情况安排一次10分钟左右的音乐胎教，声音不宜过大。讲故事、读诗歌或散文，也应该选择短篇、轻松活泼的文章朗读，放在闲暇时间，或在睡觉前，时间控制在10分钟上下。

胎教可以多样化。胎教不必拘于形式，只要是你们觉得舒适、安心的形式，都可以成为胎教。当然，胎教形式也有很多种，音乐胎教、抚摸胎教、语言胎教、意念胎教、美学胎教、知识胎教、逻辑胎教……不论哪一种形式，只要能让你和你的老婆，以及胎宝宝觉得愉快，就是好的胎教。

胎宝宝喜欢你的声音

如果希望宝宝更加健康聪慧的话，你在胎教方面的作用也是不可忽视的。

不要认为胎宝宝只喜欢妈妈的声音，其实在你老婆腹中的这个小家伙，更喜欢你的声音。因为男性的声音大都属于宽厚、富有磁性的中低音，频率低，更容易被胎宝宝听到。也许你白天要忙于工作，并没有足够的时间陪在老婆身边，那么，每天出门前、回家后，将手放在她的肚子上和胎宝宝说说话，出生后的宝宝将非常喜欢你。在习惯了和胎宝宝打招呼，胎宝宝也熟悉了你的声音后，就可以尝试着给他/她讲故事、传递知识了。

胎教的关键是孕妇的情绪

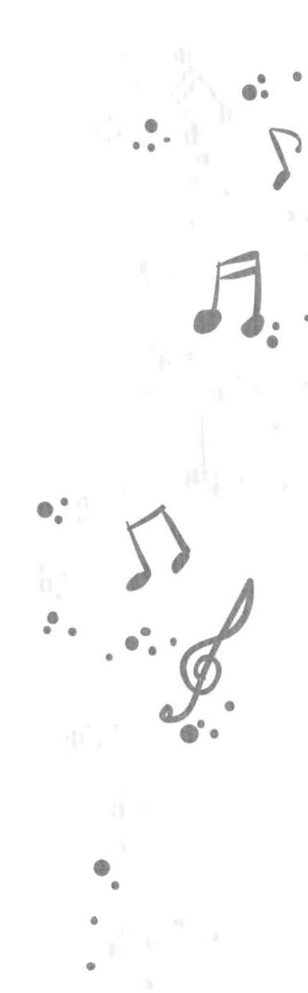

孕妇紧张的情绪，对大人来说或许无关紧要，但对生长速度快、发育过程复杂的胎宝宝来说却是举足轻重的。医学已经证明，当孕妇感到恐怖、愤怒、不满时，她的血液和体液就会呈酸性，体内的平衡就会受到破坏，从而对健康造成影响，并且这种酸性物质还会流入到胎宝宝的血液里。

你和你的老婆，可能现在还体会不到情绪对胎宝宝的影响，但到孕20周左右，当你的老婆能够感受到胎动的时候，她可能会有这样的经历：感到非常生气或担心的时候，胎宝宝就会踢自己的腹部；而当她闷闷不乐时，平时很活跃的胎宝宝也好像没有力气一样不动了。事实上，不仅你能够感受到老婆的情绪变化，胎宝宝也能感应妈妈情绪的波动。

愉快的情绪可以传递给胎宝宝

愉快的情绪可以使人血液中氧气充足，使孕妇和胎宝宝都处于放松、安静的状态。在这种环境下，胎宝宝就会更愿意接触外面的世界，对一切充满好奇与期待。随着胎宝宝一点一点地长大，你和你的老婆会越来越多地体会到新生命即将降临的那份喜悦和幸福。和你的老婆一起胎教，共同体会幸福，并告诉她“我爱你和我们的宝宝”，将这种幸福感传递给胎宝宝。

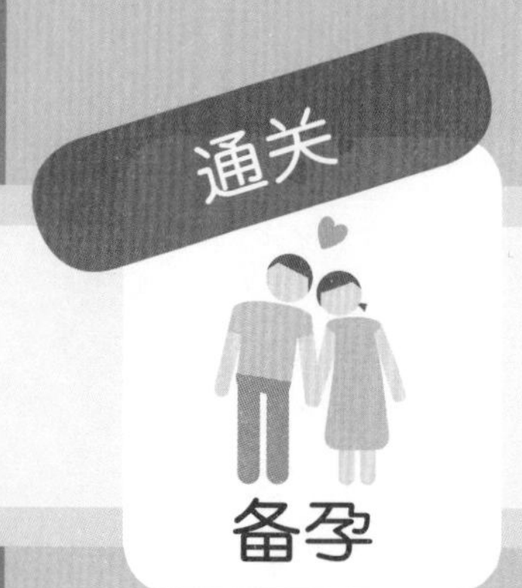

备孕

孕1月

孕3月

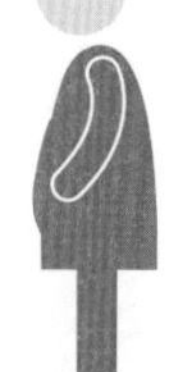

最好的爱是陪伴

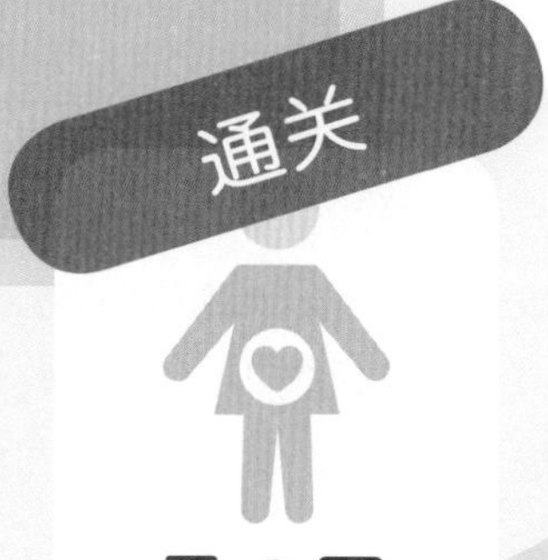

孕2月

孕4月

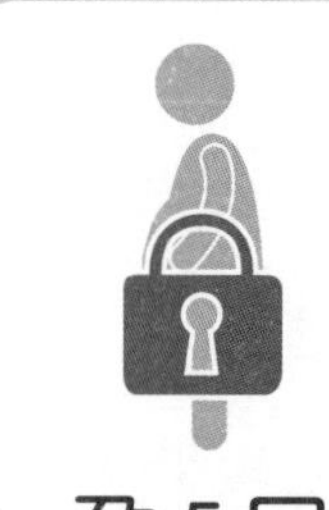

孕5月

孕10月

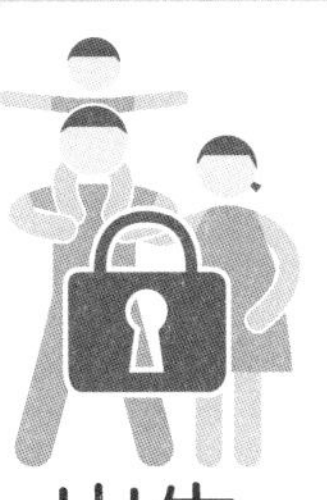

出生

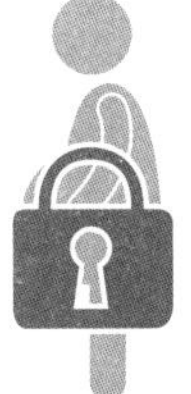

孕9月

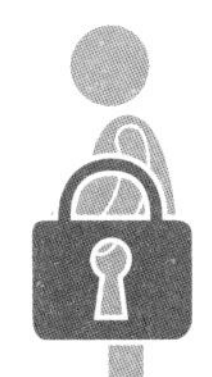

孕8月

孕6月

孕7月

9周 陪老婆度过关键期

老婆的变化：进入第3个月，她的体重没有增加太多，但乳房逐渐膨胀起来，十分柔软，此时需要更换合适的内衣。

胎宝宝的成长：胎宝宝的头部和躯体已经摆脱了先前的弯曲状态，手腕部分开始稍微弯曲，双腿开始摆脱蹼状的外表。

不要再拉着你的老婆长时间看电视，在她面前少玩手机，以及承包家里各种需要用到家电的活。

孕妇此时有多娇贵

孕3月的胎宝宝对致畸因素依然敏感，继续把你的老婆当成“重点保护对象”。

远离辐射电器。微波炉、吸尘器、笔记本电脑……现代科技便利了日常生活的同时，也将我们牢牢地困入一个无形的“辐射圈”。为了你的老婆和胎宝宝的健康，时时提醒她远离各种辐射源。

不随意用药。尽管你的老婆已经十分小心，但有时还会得一些小病，比如感冒、发热、头痛等。此时，提醒她不要随意用药，这样才不会给胎宝宝带来任何伤害。

暂离有危害的岗位。如果你的老婆从事的是化工生产工作、经常接触辐射的工作、医务工作、高温作业、振动作业、在噪声环境中工作、长期站立的工作，此时还是选择离开吧。

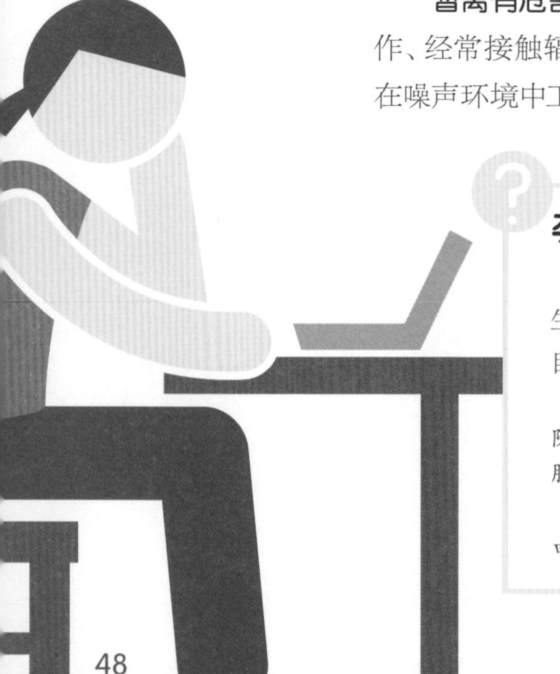

孕妈妈是怎么想的

关于孕期看电视、用电脑或玩手机，产生的辐射对怀孕的影响这个问题，女人总有自己的想法。

“怀孕并不影响我对工作的重视，我会穿着防辐射服保护自己和宝宝，但我不会离开我的电脑和手机。”

“我很担心辐射的影响，刚怀孕时就和领导申请调离之前的工作岗位，也很少使用手机。”

需要就医的情况

不管怀孕期间出现任何症状，你一定要保持头脑冷静，完全没必要大呼小叫：“血！出血了！”这只会吓坏你的老婆。

你现在还沉浸在“怀孕了”的新鲜和兴奋中。不过，不要错以为怀孕是件轻松的事。这部分的内容可能让人不那么愉快，如果你想跳过，直接去读更顺心的内容，完全没有问题。不过，了解一些孕期不开心的事情，清楚需要注意什么、避免什么是至关重要的。

孕早期，胎宝宝对来自各方面的影响特别敏感，一旦发现你的老婆出现以下异常情况，第一时间带她就医。

剧吐。持续出现恶心、频繁呕吐、不能进食、明显消瘦、全身乏力等症状，必须就医。

腹痛。如果腹痛的症状是阵发性小腹痛，伴有见红，可能是先兆流产；如果是单侧下腹部剧痛，伴有见红及昏厥，可能是宫外孕。若孕期出现上述两种腹痛，一定要及时去医院治疗。

见红。少量断断续续的流血称见红，如有见红但无腹痛，可以先卧床休息。如休息后见红仍不止，反而增多，应立即去医院检查。如果出血量超过月经，更是不正常，此时要注意是否有组织物排出，如果有，应立即去医院，并把阴道排出的组织物一并带去。

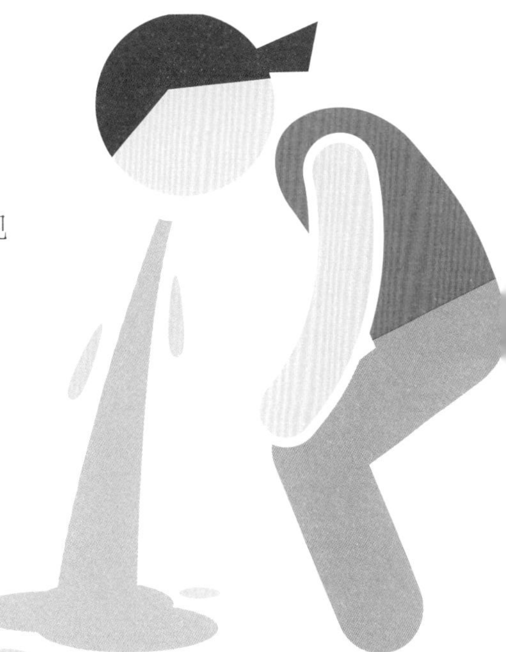

警惕高温

任何让体温持续超过39℃的做法都可能危害发育中的宝宝，尤其是在怀孕的前几个月。——《海蒂怀孕大百科》

怀孕时处于过热的环境中并不是一件好事，这会造成体温过高，而发热是常见的致畸因素。温度越高，持续越久，致畸性越强。因此，孕早期要注意冷暖，少去空气不洁、人员拥挤的公共场所。另外，高温作业、桑拿浴、热盆浴等也是造成体温升高的原因，这些活动均不适合孕早期的孕妇。

千万别想当然地给你老婆滥补营养素，除非营养不良，医生会给出更专业的治疗方案。

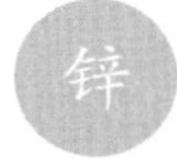

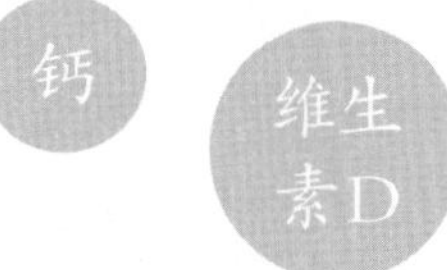

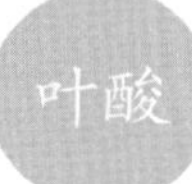

维生素C

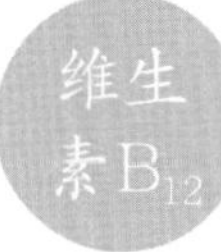

铁

维生素A

铜

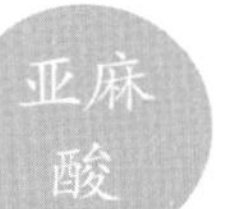

营养补充剂不能乱吃

担心老婆腹中的胎宝宝没有“吃”好？广告商天花乱坠的说辞撩拨着你和她的心，真的需要给胎宝宝补这补那吗？

如果你正打算把自己大把的钱送给广告商，看看下面这些，你可能会有新的想法。

●长期大量摄入鱼肝油和钙，会引起孕妇食欲减退、皮肤发痒、毛发脱落、感觉过敏、眼球突出及血中凝血酶原不足、维生素C代谢障碍等症状。血液中钙浓度过高，会出现肌肉软弱无力、呕吐和心律失常等症状，这些对胎宝宝的生长没有好处。

●过量补锌会干扰铜的利用，并造成铁的代谢不完全，还会造成肝中铁和铜的流失。

●维生素A摄入过量会给胎宝宝带来致畸危险；过量服用维生素D则可引起胎儿高钙血症；过量服用维生素C会影响胚胎发育，影响胎宝宝的生殖细胞发育，甚至使胎宝宝在出生后患坏血症；长期过量服用叶酸会干扰孕妇的锌代谢，影响胎宝宝发育。

营养过剩对胎宝宝不利

想让怀孕的老婆吃得好吃得多，可以理解。但是，过量补充营养，你可能正在愚蠢地为孩子“挖坑”！

不要认为生一个大胖宝宝是一件值得骄傲的事，如果孕期营养过剩，你的宝宝出生时体重就有可能超过4千克（8斤），被称为巨大儿，成年后患肥胖、高血压和糖尿病的概率较其他人大。

而且，如果你的老婆由于营养过剩而导致过胖，在分娩后，易造成哺乳困难，不能及时给宝宝喂奶。那么，你到时只会束手无策，看着干着急。

什么情况下考虑“药补”

如果你的老婆妊娠反应强烈，或者出门在外，不方便进食，可以在医生的指导下服用营养补充剂。

只要在医生的建议下合理、正常饮食，一般不会营养不良，没有必要再额外地补充营养剂。如果你的老婆经常遇到下面提到的一些症状，每1种可以得到1分。很多症状出现的频率都可能超过1次，因为这些症状是由多种营养素缺乏引起的。如果出现了加粗标明的任何一种症状，则得2分。

营养缺乏情况检测表

维生素A	维生素D	维生素E	维生素C	维生素B_1	维生素B_2
口腔溃疡	**关节炎**	性欲低下	**经常感冒**	脚气病	**眼睛充血灼痛沙眼**
夜视能力差	**骨质疏松**	**易皮下出血**	缺乏精力	肌肉松弛	**对光亮敏感**
痤疮	背部疼痛	静脉曲张	**经常被感染**	眼睛疼痛	舌头疼痛
频繁感冒	龋齿	皮肤缺乏弹性	牙龈出血	易怒	白内障
皮肤干燥	脱发	肌肉缺乏韧性	牙龈过敏	手部、脚部刺痛	头发过干或者过油
有头皮屑	**肌肉抽搐**	伤口愈合缓慢	易皮下出血	记忆力差	湿疹或皮炎
	痉挛	不易受孕	流鼻血	胃痛	指甲开裂
	关节疼痛	**轻微锻炼便筋疲力尽**	伤口愈合缓慢	便秘	嘴唇干裂
	关节僵硬		皮肤出现红疹	心跳快速	
	骨质脆弱				

维生素B_{12}	叶酸	α-亚麻酸	钙	铁	锌
头发状况不良	湿疹	皮肤干燥或有湿疹	**抽筋或痉挛**	**肤色苍白**	**味觉减退**
湿疹或皮炎	嘴唇干裂	头发干燥或有头屑	**失眠**	**舌头疼痛**	**嗅觉减退**
易怒	少白头	有炎症	**神经过敏**	**疲劳**	**经常发生感染**
焦虑或紧张	焦虑或紧张	过度口渴或出汗	**关节疼痛**	**情绪低落**	**有生长纹**
缺乏精力	记忆力差	水分潴留	**关节炎**	**食欲缺乏**	**痤疮**
便秘	**缺乏精力**	经常感染	**龋齿**	**经血过多或失血**	**油性皮肤**
肌肉疼痛	抑郁	记忆力差	**高血压**		**两个以上的指甲有白癍**
脸色苍白	食欲缺乏	高血压或高血脂			
	胃痛	乳房疼痛			

在现有得分的基础上，根据具体的营养素情况加上一定分值，才是最终得分：

维生素D+1　维生素B_{12}+2　叶酸+2　α-亚麻酸+2　钙+2　锌+2

根据这种原则计算每种营养素的总分值，所得的分值越高，说明对这种营养素的需求越大，就应当增加这种营养素的补充量，必要时服用营养剂。

10周 做老婆的“厨神”

老婆的变化:由于孕期激素的影响，她的情绪起伏很大，易激动或流泪；也可能寡言少动，对事物过于敏感。陪她多说话、拥抱她，帮助她度过情绪低谷期。

胎宝宝的成长:现在的胎宝宝，身体所有的器官都已经初具规模，包括胳膊、腿、眼睛、生殖器以及其他器官。但是这些器官还处于发育阶段，都没有充分成熟。

你需要承担起做饭工作，这件事做起来比听起来更有男子气概！

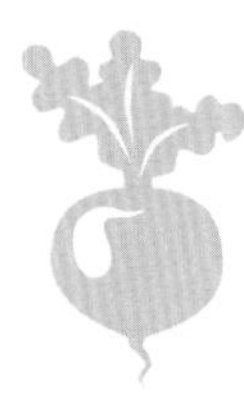

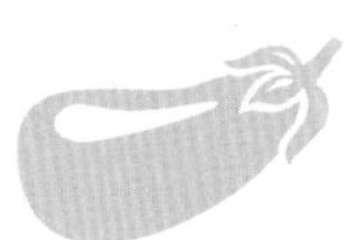

制作孕期餐的常识

想为老婆做好孕期餐，但日常食物有千百种之多，不论你是厨房新手，还是家里的大厨，学会正确搭配这些食物，才能有效吸收营养，利于母体健康和胎宝宝的成长，有效调整体重。

主食。讲究粗细搭配，提高粗粮比例。一是指适当多吃粗粮，即除去大米、白面这些细粮以外的谷类及杂豆，包括小米、高粱、玉米、荞麦、燕麦、红豆等；二是指一些加工精度低的米面。

蔬菜。吃蔬菜的理想方式是：颜色深的蔬菜大部分熟食，颜色浅而质地脆嫩的蔬菜生吃。温度不要过高，烹调方式应清淡少油。绿叶蔬菜应作为餐桌蔬菜主力，红黄颜色或紫色蔬菜可作为补充，食用菌类可使餐桌搭配更丰富。

肉类。注意荤素搭配，少吃烤的、炸的、腌熏的肉类。冻肉要注意“快速冻结，缓慢解冻”的原则，减少营养素的流失。每个星期所摄入的肉类中最好能包括200~300克的鱼肉。烹调方式最好是蒸或者炖，以最大限度地保留鱼的营养。每周至少吃一次虾，但过敏体质的孕妇不宜食用。

调料。每日的摄盐量以6克为宜。酿造酱油是以大豆、小麦等为原料生产的，营养价值相对配制酱油较高，推荐孕妇食用。

老婆不爱吃肉怎么办

为你的老婆提供营养替代方案，比强迫她改变不吃肉的习惯，更易被接受。

对于女人不爱吃肉这点，大部分男性的第一反应往往是“为了体重和身材真是狠”！当然，不能否认有些女性是因为讨厌肉的味道，或者是素食主义者，如果你之前在老婆不爱吃肉的问题上，无法干涉和改变，现在，你可以充分发挥“话语权”。毕竟，她肚子里正孕育着一个小生命。

不爱吃肉。不爱吃肉可能会缺乏蛋白质和B族维生素，这类孕妇可以多摄取奶制品，每天喝250毫升牛奶、125毫升酸奶，也可以吃2~3块奶酪。此外，常吃豆制品，以及选择全谷物粮食、鸡蛋和坚果，可预防营养素的缺乏。

不爱吃鱼。也有很多女性不能接受鱼的腥味，而长期不吃鱼可能会缺乏蛋白质、脂肪、矿物质及维生素D、维生素A。如果你的老婆恰恰是这类，就需要补充DHA含量大于80%的鱼油，最好选用专为孕妇配置的鱼油。

素食主义者。如果你的老婆是素食主义者，在她可以接受和适应的情况下，怀孕后可以吃些荤菜；如果不喜欢，完全没有必要强迫，但饮食结构还是要调整。

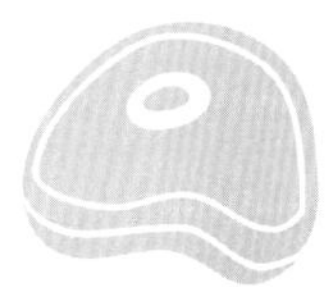

如果你的老婆是在怀孕后，口味发生了变化，变得不爱吃肉，除了进行饮食调整外，“动之以情，晓之以理”：胎宝宝通过羊水品尝味道，他/她会认为“妈妈给我吃的东西都是安全的”，所以，如果妈妈偏食，胎宝宝也会被动地讨厌某些食物，导致出生后偏食、挑食。

交替使用多种植物油

怀孕的身体需要补充脂肪，除了提供孕妇足够的体力外，补充一些特殊脂肪（必需脂肪酸），则有助于胎儿脑和神经系统等组织的形成与再生。——《西尔斯怀孕百科》

科学吃油是孕妇需要掌握的一种饮食观念，胎宝宝所需的必需脂肪酸和维生素E，有一大部分来自于油脂。在平时吃油时应交替使用几种植物油，或是隔一段时间就换不同种类的植物油，如大豆油、菜籽油、橄榄油等，这样才能使孕妇体内所吸收的脂肪酸种类丰富、营养均衡，避免单一。

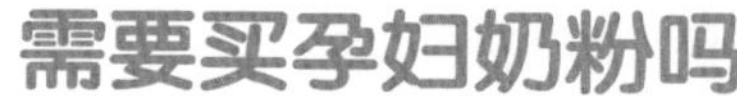

孕妇奶粉味道比较腥甜，如果你的老婆不喜欢，喝普通牛奶或酸奶就好。

需要买孕妇奶粉吗

孕妇的膳食结构很难做到完全合理、均衡，有些营养素仅从膳食中摄取，不能满足身体的需要，如钙、铁、锌、维生素D、叶酸等。而孕妇奶粉中几乎含有其需要的所有营养素，基本上能够满足孕妇对各种营养素的需求。

但是，并不是说孕期一定要喝孕妇奶粉。如果你的老婆饮食均衡，体重等各项指标都在正常值范围内，或者是已经超标，就不需要喝孕妇奶粉，否则可能造成胎宝宝营养过剩，出现巨大儿。摄入热量过多，孕妇也有可能变得肥胖。有以下情况的孕妇，可以在医生的指导下喝孕妇奶粉：

- 早期反应比较厉害，体重增长较慢。
- 贫血以及出现缺钙的症状。
- 孕中期胎宝宝体重偏轻。

购买和储存。在挑选和购买孕妇奶粉的时候，要注意看厂家、挑口味、看保质期，最好选择大品牌。当然，回家后别忘记在奶粉桶盖上贴一张小条，记下开盖日期，因为开盖后保质期仅3周。

孕中期开始喝。一般情况下，从孕中期开始，孕妇的血容量增加，胎宝宝铁需要量增加，因而要增加铁的摄入量。相当一部分孕妇由于食量、习惯等原因，在孕中期难以获得充足的铁，而孕妇奶粉很好地弥补了这一点。对于营养不良或怀多胞胎的孕妇，可以根据需要，从孕早期就开始喝。

每天不超过2杯。喝孕妇奶粉要控制量，每天不能超过2杯，更不能把孕妇奶粉当水喝，也不能既喝孕妇奶粉，又喝其他牛奶、酸奶，或者吃大量奶酪等奶制品，这样会营养过剩，体重超标。作为早餐，可以先吃一些全麦面包、麦片，再喝1杯孕妇奶粉，健康又营养。

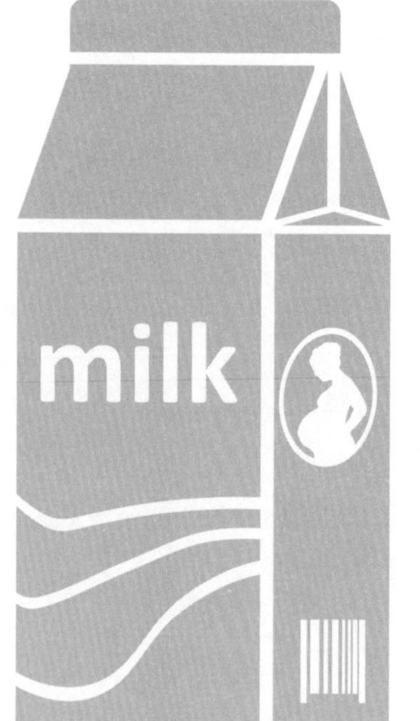

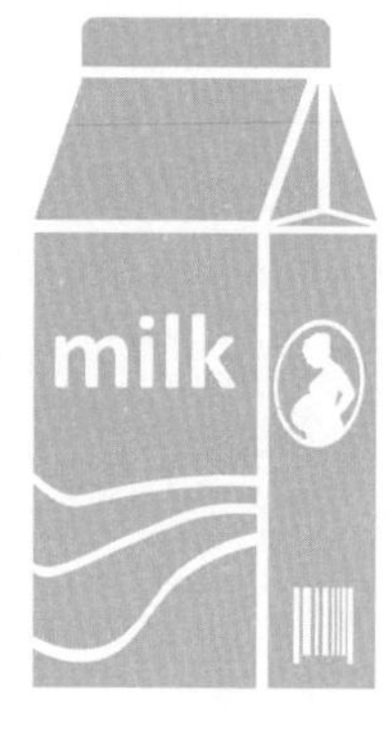

孕期必吃的10种食材

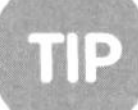

再营养的食物重复吃，你都会腻，换着花样做菜，让你的老婆好受点儿。

在吃的问题上，你的老婆会查询各种相关信息，她有很多获取信息的渠道。不要认为你无事可做，有一点，你可以为她做，而且可以做得比她好，就是对信息进行分析和筛选。别紧张，下面已经帮你列出了孕期必吃食材，直接拿去在你的老婆面前“邀功”！

苹果。苹果天然怡人的香气，具有消除压抑感的作用，能让孕妇吃出好心情。

番茄。番茄被称为“蔬菜中的水果”，其富含的维生素C能够预防妊娠斑和妊娠纹。

香菇。香菇是富含维生素和矿物质的保健食品，能够增强孕妇和胎儿的免疫力。

牛奶。想从日常饮食中摄取钙质，牛奶是最佳的来源。

鸡蛋。鸡蛋不仅富含DHA和卵磷脂，而且被营养学家称为“完全蛋白质模式”。

核桃。核桃是胎儿补脑的佳果，但别吃太多，因为脂肪含量高。

红枣。红枣铁含量高，怀孕时和产后容易发生贫血，红枣就是十分理想的食疗佳品。

玉米。玉米的蛋白质、维生素、膳食纤维、矿物质等营养物质的含量都很高，素有“长寿食品”的美称。

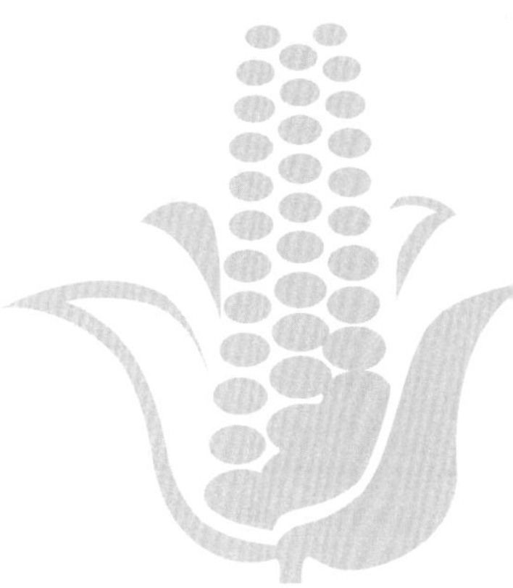

鱼肉。鱼肉中的优质蛋白质含量高，脂肪低，宜多吃。

牛肉。孕妇适量吃牛肉，可补铁养血，增强自身体质。

陪老婆吃孕期餐

老婆怀孕后，想做点让她感动的事？孕期里的女人都比较敏感，虽然心思都放在了胎宝宝身上，但是你的一举一动也都看在眼里。做好一桌营养丰盛的菜，在她妊娠反应严重、没胃口的时候，讲个笑话，做个鬼脸，分散她的注意力，多花时间陪她慢慢吃，她能感受到你的关怀和照顾。

只要你的老婆不拿没营养的东西当正餐，吃一点无妨，天塌不下来。

11周 了解产检知识

老婆的变化：除了乳房在增大，她的腰围也变大了，属于孕妇的美丽弧线，慢慢开始出现。

胎宝宝的变化：本周的胎宝宝开始能做吸吮、吞咽和踢腿动作了，他/她的骨骼细胞发育加快，需要大量补充钙质。

产检往往是在正常上班时间，你需要提前了解相关的请假规定，不妨和老板或部门经理讨论下弹性工作时间的问题。

产检分娩最好在同一家医院

或许你认为产前检查和你没有多大关系，除非你老婆问你什么时候可以陪她一起去；或许你认为老婆需要你的陪伴，即使不是所有检查，至少也是大部分的检查……做好产前检查是怀孕、生育至关重要的一部分。产前检查又称围生保健，能帮助孕妇及时了解身体情况及胎宝宝的生长发育情况，保障母婴的健康与安全。如果你已经做好陪同老婆进行产检的准备，就需要提前了解整个孕期需要进行的产检项目，及时跟进。

一般情况下，第一次产检的最佳时间是在孕12周左右，只要第一次产检结果符合要求，医院就会允许建档（相当于为孕妇建立专门的个人病历）。医院为孕妇建个人病历，主要是为了能更全面地了解孕妇的身体状况及胎宝宝的发育情况，以便更好地应对孕期发生的状况，并为以后分娩做好准备。如果从其他的医院转过来，虽可带着原来医院的化验单，但不全的项目，必须要在新医院重新补做，合格后才可以建病历。

选择同一家医院，也就意味着选择一个固定的妇科医生或产科医生，随时检查胎儿成长及出生情况。这样，医生对孕妇个人的情况会比较了解，能根据情况给一些比较好的建议，即便孕期出现突发事件，也能积极应对。

因此，你最好能够提前确定老婆分娩的医院，并且固定同一位医生进行产检。

现在做B超看什么

每次老婆对产检结果感到担忧的时候，你一定要表现镇定并保持冷静，但你并不是只能把担忧憋在心里，要选择合适的时机表达。

孕妇需要定期去医院进行B超检查。检查完后，你会带回家一张片子，可以"不厌其烦"地向家人和朋友展示了。

在孕12周做的B超，只是老婆妊娠过程中大量检测的一项，主要是为了确定预产期、胎儿个数、胎儿生长情况，以及胎儿是否有生理异常的早期症状。当然，诊断报告上的文字不仅会报喜，也可能会报忧。

宫外孕。正常妊娠情况下，受精卵是在子宫内膜上着床、生长发育的，如果它在子宫体腔以外的地方生长发育，就是异位妊娠，俗称"宫外孕"。

发生宫外孕时，如果输卵管破裂，需要急诊手术。如果治疗不及时，就会因大量出血导致生命危险。

葡萄胎。葡萄胎是妊娠滋养叶细胞疾病的一种类型，指实际上没有胎儿或胎儿发育不正常的情形。分为完全性葡萄胎和部分性葡萄胎两类。

完全性葡萄胎，B超提示子宫明显大于相应孕周，无妊娠囊或胎心。部分性葡萄胎，部分胎盘绒毛发生水泡状变性，宫腔内尚有存活或已死的胚胎。确诊后需要清除宫腔内容物，子宫大于妊娠3个月或术中一次刮净有困难时，可于1周后第二次刮宫。手术后要严格进行护理，在手术后1年时间内必须采取避孕措施，首选避孕套，也可选口服避孕药，一般不选宫内节育器。

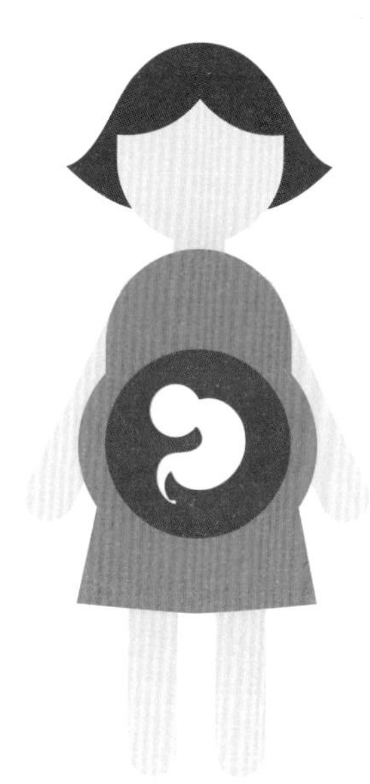

产检时间表

妊娠期定期拜访医生的孕妇会生下更健康的宝宝，出现早产及其他严重的孕期相关疾病的可能性较低。——《海蒂怀孕大百科》

一般情况下，第一次产检的最佳时间是在孕12周左右。4周后才进行第2次检查，在孕28周以前，平均每4周检查1次，孕28周以后每2周检查1次，至孕36周后为每周检查1次。一般来说，常规检查就能辨别孕妇的健康状况和胎宝宝的发育状况，但遇到特殊情况可能还需要增加其他检查。

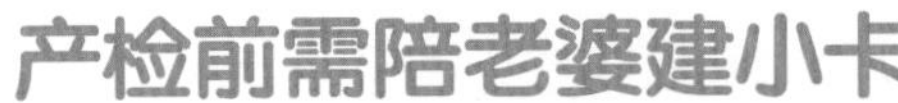

建卡时需要的资料比较多，各地有所不同，要提前去了解本地的政策和医院的相关规定。

产检前需陪老婆建小卡

如果你进行了适当的准备，可以让老婆轻松面对即将进行的一切检查项目，那么，谁是那个对老婆关怀备至的男人就一目了然了。

第一次产检前要先建“小卡”，即《孕产妇健康手册》。建小卡时，一般需要带身份证、户口本、结婚证等证件，先在居住的街道居委会或计划生育办公室（计生办）办理《人口生育联系卡》，然后再去所属医院做常规检查，领小卡。

小卡是建档案，记录一些基本信息，但医生也会在上面记录一些简单的孕期情况，由孕妇自己保存。如果是外地户口的孕妇，还要去户口所在地办理准生证和流动人口婚育证明。

老婆是高危产妇吗

在妊娠期，因某种因素可能危害孕妇、胎宝宝或新生儿及导致难产，称为高危妊娠。如果你的老婆具备以下任何一项，要及时向医生反映。

●有异常妊娠病史，如自然流产、宫外孕、早产、死胎、难产（包括剖宫产）、新生儿死亡、新生儿畸形或有先天性及遗传性疾病等。

●各种妊娠并发症，如前置胎盘、胎盘早期剥离、羊水过多或过少、胎儿宫内生长迟缓、过期妊娠等。

●各种妊娠合并症，如心脏病、糖尿病、高血压、肝炎、血液病（包括贫血）及病毒感染（如水痘）等。

●孕妇年龄小于16岁或大于35岁。

●可能发生分娩异常者，如胎位异常、巨大胎儿、多胎妊娠、骨盆异常及软产道异常等。

●胎盘功能不全。

●妊娠期接触过放射线、化学性毒物或服用过对胎儿有影响的药物。

●患有盆腔肿瘤或有盆腔手术史。

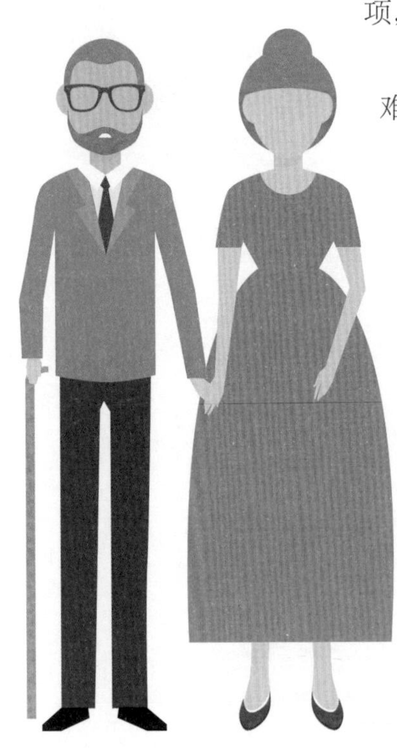

读懂高危妊娠评分

国际上根据高危因素出现的概率，筛选出100条高危因素，在这100条高危因素中，挑选出以下常见的、具有共性的高危因素，你可以以此为参考，了解高危妊娠的评分标准。一般0分表示无危险或轻度危险；5分为轻度高危；10~15分为中度高危，由当地医院决定是否转至二三级医疗保健机构；如果高危评分超过20分，则必须转至三级医疗保健机构。

即使你的老婆属于高危妊娠，也没什么可怕，只要在怀孕期间，按时做好产前检查，密切配合医生治疗，就能安全度过孕期。

高危妊娠评分表

项目	异常情况	评分
一般情况	年龄≤18岁或≥35岁	5
	身高≤1.45米	5
	体重≤40千克或≥85千克	10
过去史	不孕症	10
	高血压病史	10
	心脏病手术史	10
孕产史	人工或自然流产2次	5
	产次≥3次	5
	人工或自然流产≥3次	10
严重合并症	贫血（血红蛋白≤110克/升）	10
	糖尿病	10
本次妊娠异常情况	临产前未接受产检	10
	孕期阴道出血原因未明	10
	先兆流产	10
	多胎妊娠	10
	前置胎盘	10
	妊娠期高血压	10
	巨大儿	10
	孕晚期胎动异常	10
	羊水过多或过少	10
	羊水早破	10
	过期妊娠（孕周≥42周）	10

12周 第一次产检

老婆的变化：从现在开始，你会发现令老婆痛苦的孕吐渐渐消失，而她的皮肤可能有些变化，脸和脖子上会不同程度地出现妊娠斑。

胎宝宝的成长：胎宝宝的手指和脚趾已经完全分开，部分骨骼开始变得坚硬，并出现关节雏形。现在小家伙，偶尔踢踢腿、舒展一下身体，就像是在跳舞一样。

怀孕的女人很脆弱，有老公在身边，就会更有安全感。

老婆做产检，我该干什么

这是你和老婆第一次一起去医院产检，这一天会有许多的检查项目，你们都会对此感到陌生和害怕。但同时，你也能练习一下在未来数月，包括孩子出生后，如何与医护人员打交道。在整个产检过程中，你有非常重要的任务。

●通过网络、电话预约或提前去医院挂号，这样你和老婆到达医院后，可以减少等待的时间。

●记住产检时间，提前查询天气预报，安排好出行方式。

●带好产检时需要用到的身份证、医保卡、人口生育联系卡（办小卡所用）和现金等。

●为老婆拎包，带水和小零食，让她能随时补充水分和能量。

●填写所有重要的纸质文件。

●产检要做的项目较多，为避免漏检，你有必要提前了解产检项目。

●了解检测数值，帮助你看懂产检报告单。

●当老婆接受医学检查或是B超检查的时候，你要担当“首席审讯者”，记录B超检查员的所有意见和观察结果。

●有不明白的地方一定要及时请教医生，医生不会在你没有提问的情况下，提供你所需的所有信息。

●尽可能预约下一次的产检时间。

●保存好检查的单据（报销会用到）、检查报告等。

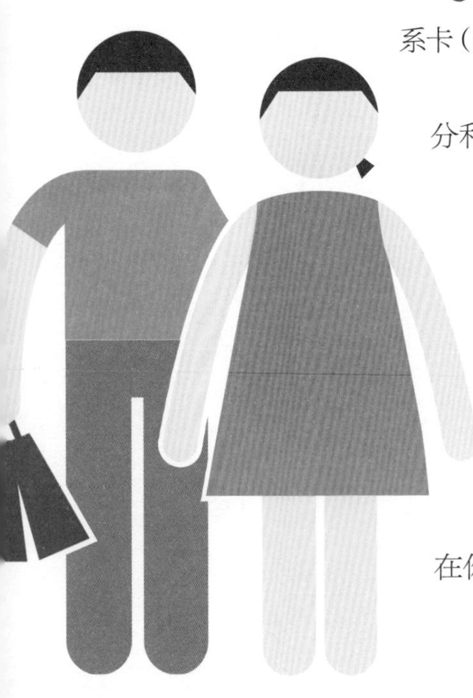

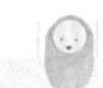

第一次产检有哪些项目

产检当天不可吃早餐，需要空腹抽血，为你的老婆带些牛奶和蛋糕，抽血完马上吃点。如果做B超检查，需要憋尿，最好带上水杯。

估计你会感觉孕妇需要接受的检查比奥林匹克运动员参赛前的检查都多，别担心，大部分检查只需要几分钟就好，陪同不会耽误你太多的工作时间。下面，就从第一次产检开始，看看你的老婆要进行的各项检查有哪些。

常规项目检查

常规检查是第一次产检，以及之后的每一次产检都要进行的项目，包括体格检查（测量体温、身高、体重、血压和心率等）和实验室检查（血常规、尿常规、肝肾功能、妇科检查等），以便了解孕妇和胎儿的发育状况和营养情况，以及孕期出现的异常情况。

特殊检查

●hCG检查：hCG检查对早期妊娠诊断有重要意义，对于多胎妊娠、宫外孕、胚胎发育迟缓、葡萄胎、某些内分泌疾病或肿瘤等，将血液hCG值结合临床情况及其他检查结果综合分析，往往可以得出正确判断。

●B超检查：如果孕早期出现阴道出血、单项hCG值高，可结合B超检查，排除或确定不良妊娠，如葡萄胎等。

●微量元素检查：孕妇检查微量元素，可以及时补充体内缺乏的微量元素，避免影响孕期胎宝宝的体重增长和胎宝宝各个器官的发育。

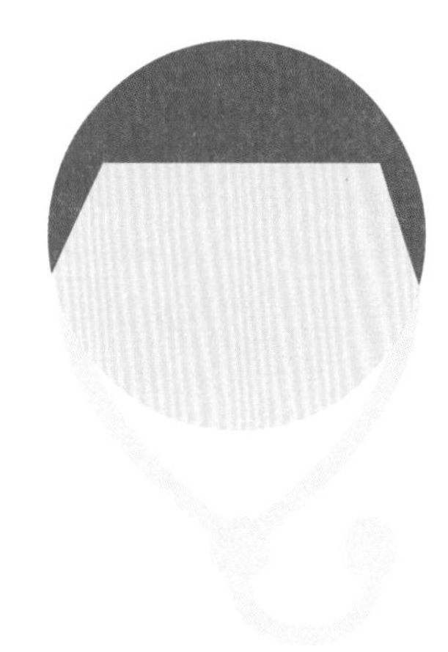

避免做一些不必要的检查

的确也有一些产检技术的检测准确度极高，但它可能对孕妇和胎儿带来更大的危险。——《西尔斯怀孕百科》

产检很重要，但那些对胎儿有害的非常规的高端技术检查，建议孕妇慎做。昂贵的检查不一定是有用的，过于担心胎儿的安全，而进行更多额外的检查，甚至什么检查都做，不仅没有必要，反而可能影响胎儿的健康。

不要错过NT检测的最佳时间，不然你们可能会面临非常艰难的决定：羊膜腔穿刺或是绒毛活检，这两者的风险相对较高。

NT早期排畸检查

NT（Nuchal Translucency）是胎儿颈部透明层厚度的缩写。胎儿颈部透明层厚度，与唐氏综合征缺陷呈正相关，所以这项检查被认为是筛查唐氏儿最有效的早期指标。为了更精确地计算胎儿出现异常的可能性，NT检测会将一些至关重要的信息，比如孕妇的年龄，也一并考虑进去，最终给出胎儿患有唐氏综合征的风险概率。

NT检测并不是孕期必做的项目，可以根据孕妇的情况和医生的建议进行选择。NT检测的图像往往很不清楚，当你和你老婆怀着异样的感觉，茫然地盯着屏幕上一片模糊的检测结果时，会觉得时间仿佛凝固了一样。但是这次检测结果，会对你和你老婆的生活产生无比深远的影响。因此，如果要做这项检查，一定要提前安排好工作，不管检查结果怎么样，哪怕是好消息，你也要陪她一起。

孕11~14周检查最佳

NT检查最好在孕11~14周做，比孕中期唐氏综合征筛查时间更早，NT检查配合抽血化验，唐氏综合征的检出率能达到85%以上。

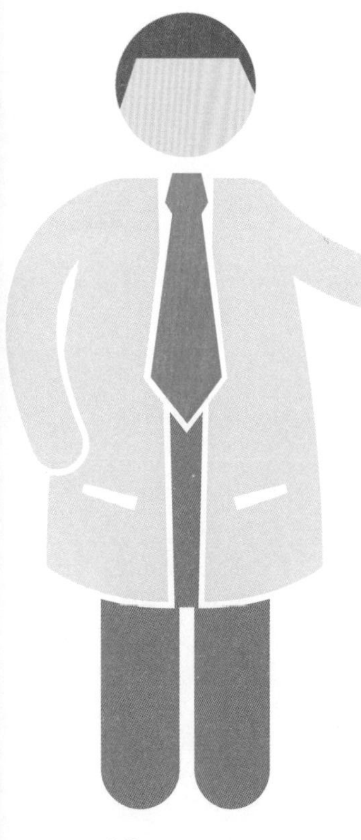

在孕11~14周，98%~100%的胎宝宝可以检测出NT厚度，而过了孕14周，胎儿皮下的积水可能会被正在发育的淋巴系统吸收，降低到11%，导致检查结果不准确。

检查方法：B超

NT检查主要通过B超来进行测定，最终测量值小于3毫米为正常，超过3毫米就要考虑做进一步检查。

检查结果为高风险怎么办

即使检查结果呈现高风险，绝大多数孕妇也会生下健康的宝宝。NT检查的一个好处就是它的检查时间比较早，一旦检查出问题，还可以做绒毛活检，并提早知道结果。如果你们不确定该怎么做，也可以直接咨询医生的意见，等到孕16周后做羊膜腔穿刺，抽羊水做产前诊断。

看懂产检报告单

拿到检查结果的时候，无论医生有多忙，只要你有疑问，就要见缝插针地问一下，总没有坏处。

花几分钟了解报告单上说什么，这会让你全身心地投入到老婆怀孕生子的伟大工程中来，而且这会给她留下比较深刻的印象。

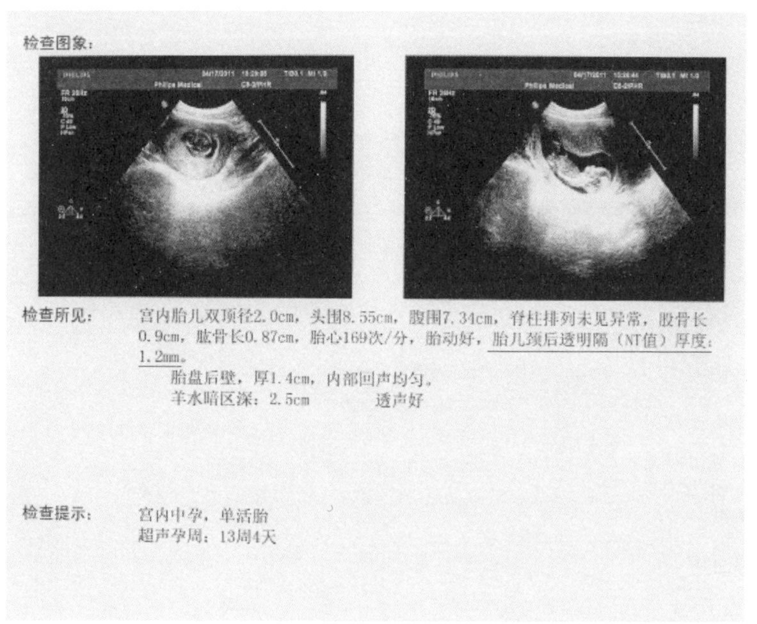

检查图象：

检查所见：　宫内胎儿双顶径2.0cm，头围8.55cm，腹围7.34cm，脊柱排列未见异常，股骨长0.9cm，肱骨长0.87cm，胎心169次/分，胎动好，胎儿颈后透明隔（NT值）厚度：1.2mm。

胎盘后壁，厚1.4cm，内部回声均匀。

羊水暗区深：2.5cm　　透声好

检查提示：　宫内中孕，单活胎

超声孕周：13周4天

在这张彩超检查报告单中，胎儿颈部透明层的厚度为1.2毫米（报告单中画横线处文字），在正常范围内。表示胎儿出现唐氏综合征的风险很低，孕妇可以放心。

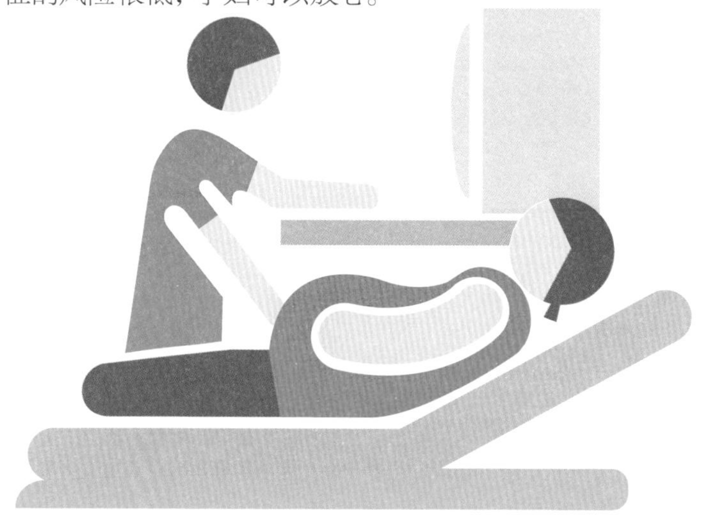

别把疑问憋在心里，医生不会在你没有提问的情况下，提供你需要的所有信息。

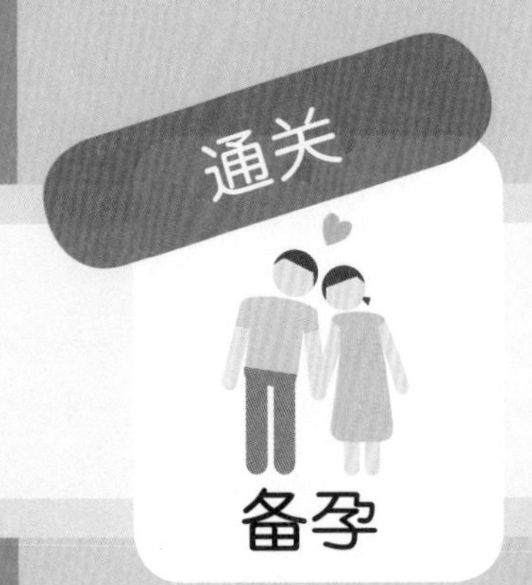

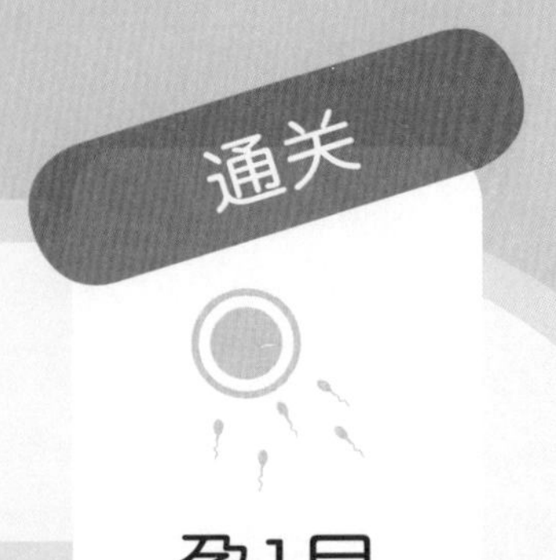

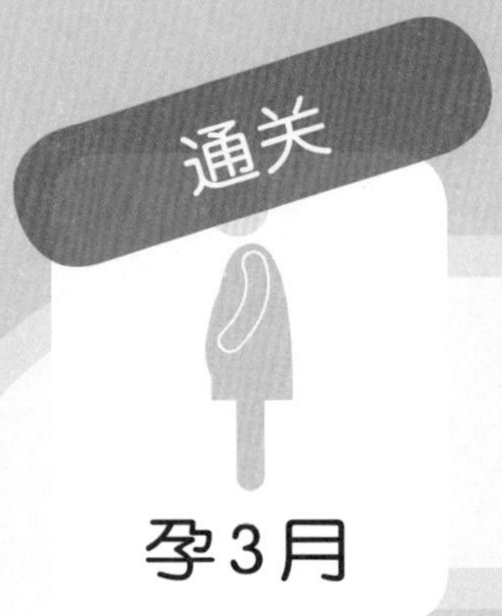

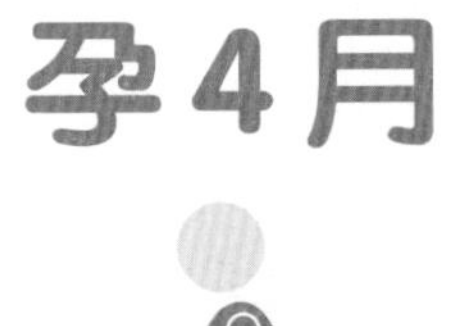

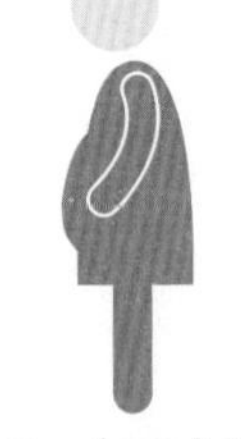

进入轻松的
孕中期

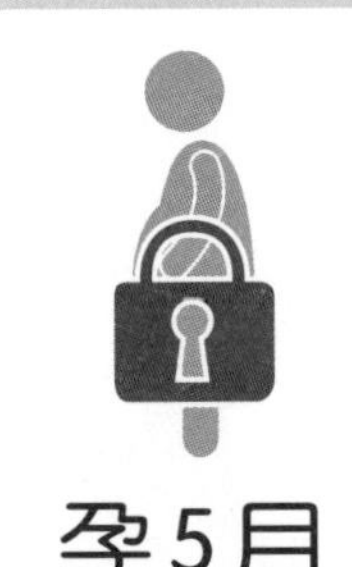

孕10月

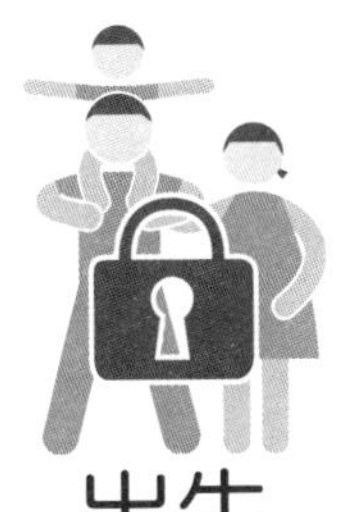

出生

孕9月

孕8月

孕6月

孕7月

13周 参与到胎教中

老婆的变化:本周开始，就已经度过了最危险的孕早期，你和老婆可以稍稍松一口气。她的妊娠反应开始逐渐消失，胃口好转。

胎宝宝的成长:胎宝宝比上周更为敏捷，条件反射能力加强，此时如果用手轻触老婆的腹部，胎宝宝就会在里面蠕动起来，不过你们是感觉不到的。

偶尔下班回家买束花，或者小礼物制造一点浪漫、小惊喜，对老婆来说，是最好的关心。

与老婆“情感升温”

绝大多数人自从在检测仪的屏幕上看到宝宝的那一瞬间，或是将那张模糊却无比珍贵的图像拿到手中的一刻，就发自内心地相信新生命降临了。

当然，这并不意味着你之前可以怀疑老婆：她那些翻天覆地的早孕反应是装出来的吗？像熔岩侵蚀一样的烧心感以及一系列不适感是真的吗？她确实怀孕了——但耳听为虚，眼见为实，不是吗？

从孕4月开始，你老婆的孕相就会慢慢明显，这是怀孕的确凿证据。你会真真切切地感受到自己就要做爸爸了，这会让你对老婆和宝宝的热情都空前高涨。给予老婆更多的关心和包容，她就会感到很满足，不仅有利于胎宝宝的成长发育，顺利度过孕期，还能增进夫妻感情。

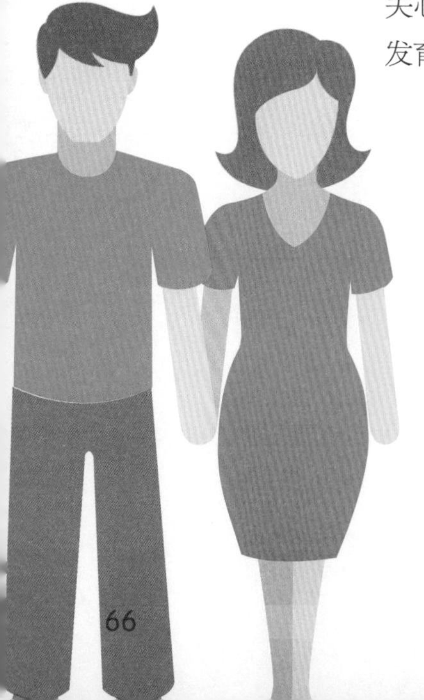

孕妈妈是怎么想的

关于老公参与到胎教中的表现，女人们总有自己的看法,如果你不想得到老婆的“差评”，你最好了解清楚。

“每次让老公做胎教的时候，他都在玩游戏，我真不希望游戏成为他给宝宝做的唯一胎教。”

“我的老公善于根据故事情节，模仿各种声音。听他为宝宝说故事，我都很感兴趣。”

同胎宝宝建立感情

最近流行的育儿袋，能够让新爸爸们骄傲地把宝宝“穿在身上”。但是，在把宝宝带出门的好几个月之前，你就应该开始同未出生的宝宝“建立感情”了。

和胎宝宝建立感情是件大事，孕产书、育婴杂志以及APP会向你的老婆强调这一点，她也会催促你做一些“奇怪”的事，以便你和胎宝宝能够建立深厚的感情。只不过，你可能会觉得这是些很尴尬的事情，甚至会让自己不知所措。

当然，不是每个准爸爸都喜欢这样。有些准爸爸觉得这样很不自然，而更多的人完全不知道该怎么做。如果你正努力想要同胎宝宝交流的话，书里会讲到一些常用的方法，如对胎宝宝说话，你可以继续往下看。

如果你觉得对着老婆腹部说话很奇怪，你也可以做其他事情来帮助自己和宝宝建立感情，如轻轻按摩老婆的腹部。

睡前是胎教的最佳时间

白天忙着工作，并没有时间陪在老婆和胎宝宝身边，所以，晚上睡觉前就成了你进行胎教的最佳时间。

这段时间的胎教主题不需要特别规定，你可以和胎宝宝讲讲当天发生的事，也可以根据自己的兴趣随意决定内容。一天不见，胎宝宝此时听到你的声音会很高兴。不过，因为是晚上，不论是你的老婆，还是胎宝宝都该休息了，所以时间不要过长，胎教的内容也不要太难。

做胎教不要太频繁

当父母尝试把子宫变成教室时，他们很可能会无意识地打乱宝宝天然的睡眠格局，影响宝宝的发育，而不是在培养宝宝（就好像是把一个熟睡的新生儿摇醒，让他陪你玩拼图游戏）。——《海蒂怀孕大百科》

胎宝宝也有作息规律，无休止的胎教会累坏胎宝宝，不利于发育。因此，各种胎教（语言胎教、音乐胎教、知识胎教、逻辑胎教等）应相互交替进行，给胎宝宝一定的休息时间，最好选在傍晚或者睡前的休息时段进行。

靠近老婆的腹部，用温柔的语气和胎宝宝说话，就像恋人之间倾诉爱情那样。

对着老婆腹部说话

对着老婆腹部说话是你和胎宝宝建立感情的一个可靠方法，虽然胎宝宝的耳朵大约要到孕24周时才会完全发育好，但此时已经可以通过皮肤的震动来感受声音。

在刚开始的时候，和胎宝宝对话是让小家伙熟悉你的声音。每天起床后，跟胎宝宝说“宝贝，早上好”，回家时说“爸爸回来了，好想宝贝”，睡觉前“晚安，祝宝贝做个好梦”等。如果你经常对胎宝宝讲话，那么他/她就会通过感受这个声音，对你这个未曾谋面的爸爸产生一种本能的信任感。等到胎宝宝熟悉你的声音后，就可以尝试着对他/她说更多的内容，至于和胎宝宝说些什么，你可以参考以下建议。

讲一讲一天的工作和工作中的趣事。这也是夫妻之间交流的好时机，有利于增进彼此之间的感情。

讲故事。相较于老婆，你和胎宝宝的联系暂时只能是间接的，而不能像她那样可以通过思维的形象化、视觉化将知识传授给胎宝宝。因此，对于你而言，讲故事就是最适合的胎教了。更重要的是，很多故事的题材也的确更适合通过你的声音传达给胎宝宝，因为男性特有的低沉、深厚、粗犷的声音，更能促进听觉功能发育。

讲一些科学、历史类的知识。事实上，由于男人和女人所擅长的事情有很大差异，在养育孩子的过程中发挥的作用也是不同的，胎教也一样。科学的、历史的知识对于你的老婆来说，可能是陌生的，也不愿意多做了解，但是，往往你都可以说得头头是道。你的话题越是能唤起老婆的好奇心，胎教的效果就会越好。

由于讲话的对象是胎宝宝，你不能离得太远，开始说话时语调尽量亲切、柔和，接下来可随着胎教的内容调整语调，避免一下子声音很大吓到胎宝宝。

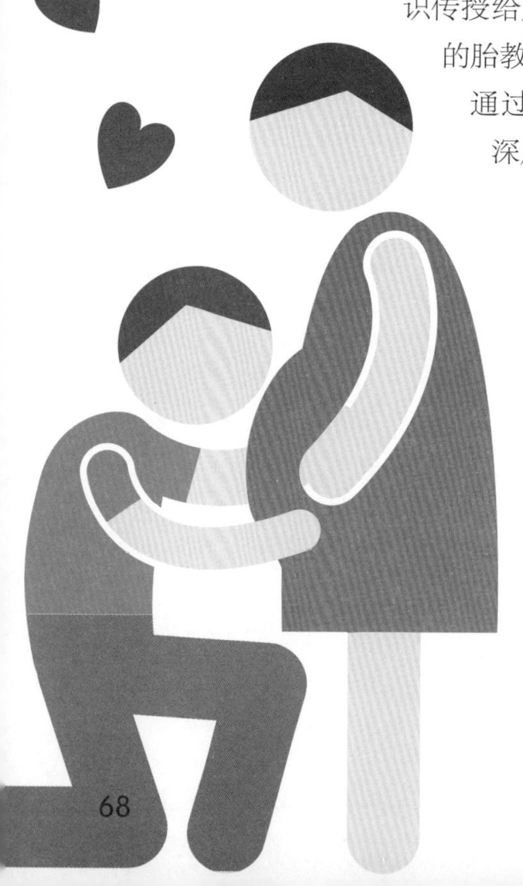

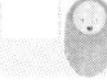

制订整个孕期胎教计划

胎教没有很高的门槛，也不需要特别的条件，只要你和老婆多一些爱，多一些耐心，就能做得很好。

每个家庭的情况不一样，胎教的具体方式也不同，只要按照合适的速度进行即可。如果你和你的老婆生活没有规律，胎宝宝也自然不会有很好的生活节奏。因此，胎教之前制订一个属于自己的胎教计划很有必要。

以下是斯瑟蒂克夫妇（一对普通的夫妻，用胎教培养了4个天才儿童）所制订的胎教计划表，希望对你们制订胎教计划有一定的参考价值。

胎教方法	胎教内容	胎教时间
语言胎教	向胎宝宝问早上好、晚安	早上起床后、晚上睡觉前
	给胎宝宝读胎教故事、童谣，或者你自己创作的小儿歌等	清晨、工作间隙、晚饭后、睡觉前
	读一些书或小文章	休息时或者当你想要换换脑子、平静心情时
	和胎宝宝聊天，包括所有你听到的、看到的、想到的事物	随时随地
运动胎教	做一些散步等运动	清晨、工作间隙、晚饭后
音乐胎教	听胎教音乐，哼唱喜欢、熟悉的歌曲	清晨、工作间隙、晚饭后、睡觉前
美学胎教	进行名画欣赏，以及看一些富有创意的儿童画	
知识胎教	讲自然、社会、科学等百科知识以及自己的见闻、兴趣、工作等	清晨、晚饭后、周末等所有空闲时间
	进行数字加减法以及图形、颜色、英文字母的学习	
逻辑胎教	做一些数独、推理题	

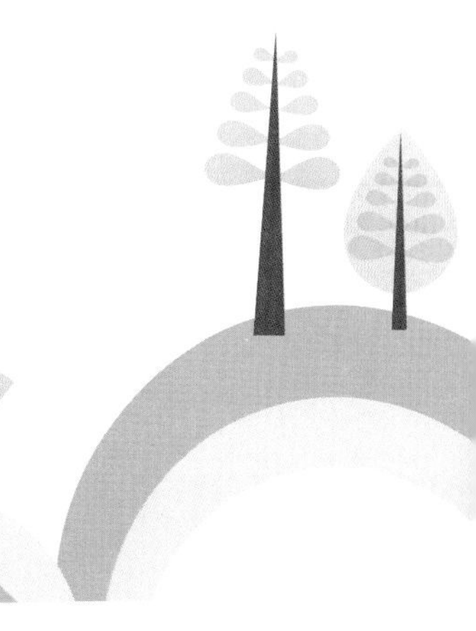

如果你跟胎宝宝说话很多，而且都是你喜欢的球队，你可能无意中培养了一个狂热的球迷。

14周 孕期性生活

老婆的变化：本周，她的早孕反应相对减轻，胃灼热、恶心、胀气、打嗝等症状出现的概率越来越小，你会感觉她又恢复了活力。

胎宝宝的成长：胎宝宝现在的生长速度可谓是惊人，手指上出现了独一无二的指纹印，头发也开始生长了，神经系统的作用也开始发挥到位。

孕中期进行性生活前，你要多和老婆进行情感交流，兼顾性爱前的亲吻、爱抚等。

还能过性生活吗

孕中期胎盘已经形成，胎宝宝此时在子宫中有胎盘和羊水作为屏障，会受到很好的保护，所以不要担心你和老婆之间的“亲密动作”会伤害到他/她。而性生活带来一定程度的子宫收缩，对胎宝宝也是一种锻炼。同时，这个阶段和谐的性生活，可以使你的老婆心情愉快、情绪饱满，有助于开展情绪胎教。

此时虽可以有性生活，但应尽量选择比较舒服省力的姿势，腹部要免受压迫。同时，应当有所节制，并注意以下事项：

- 开始前要排尽尿液，清洁外阴和男性外生殖器。
- 选择不压迫孕妇腹部的性交姿势。
- 动作轻柔不粗暴，不宜过深，频率不宜太快，时间以不超过10分钟为度。
- 孕妇在房事后应立即排尿并洗净外阴，以防引起上行性泌尿系统感染和宫腔内感染。
- 过程中，孕妇如感到腹部肿胀或疼痛，应休息一会儿，等肿胀感消失后再继续。
- 如果一种体位让孕妇不舒服，应更换其他的体位。
- 时刻关注孕妇的反应，双方亲密配合，才会让孕期性生活更快乐。

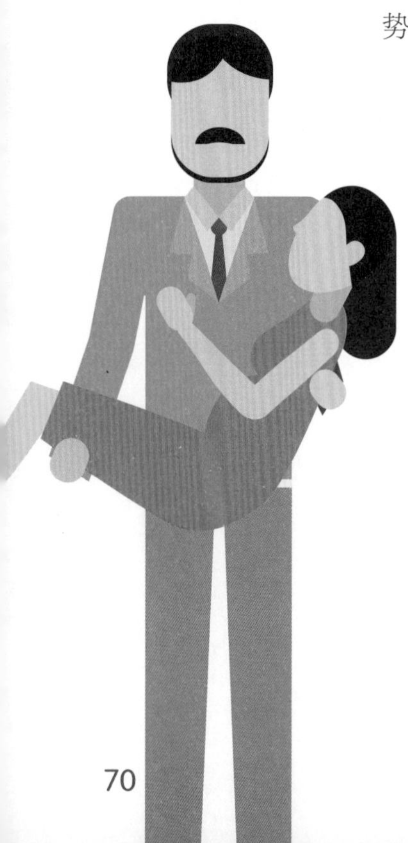

停止担心，好好享受性生活

如果你的老婆毫无“性”致，不要勉强她，保持交流和接触就好，亲吻和拥抱的作用同样不可低估。

怕伤害胎宝宝是夫妻这段时间“性致阑珊”的头号原因，但是，除非医生明确禁止，在孕中期，你和老婆还是能安心地享受性生活的。

性生活不会伤害胎宝宝。在正常妊娠中，性生活不会产生危害——胎宝宝在子宫里被羊水很好地保护着，宫颈口还有黏性栓塞，可以将子宫同外界隔离开。如果孕期不能同房，医生会告诉你相应的理由，如果医生没有相关警告，不用避免性生活。但是享受性生活的同时，你们不能忘了，有了宝宝，一切要适可而止，不能过于随心所欲。

胎宝宝看不到也感觉不到。虽然胎宝宝喜欢性高潮时子宫收缩引起的轻微摇晃，但他/她不会看到你在做什么，也不知道是怎么回事，更不会对此有记忆。胎宝宝只会对激素和子宫的变化作出行为反应（在你和老婆性爱时，胎宝宝会缓慢地运动，随后是激烈的踢腿和扭动，而在高潮后，胎宝宝的心跳会加快）。

性高潮不会导致流产和阵痛。高潮之后子宫确实会收缩，有些孕妇甚至收缩感非常明显，在性爱后可能会持续半小时。但这种收缩并不是分娩迹象，对正常的孕期也没有什么危害。但有早产风险或者有胎盘问题的孕妇，医生一般会建议，尽量不要进行过于激烈的性生活。

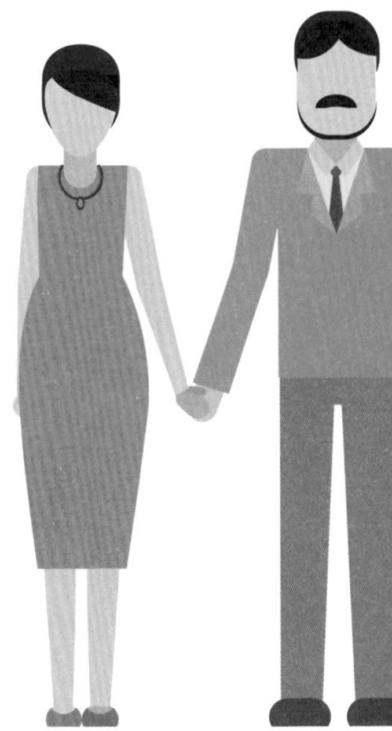

这些情况，严禁性生活

孕妇有早产风险、胎盘前置在孕晚期持续存在或血管前置，应建议避免性生活。——《妇产科学》

孕中期可以进行适当的性生活，但要讲究方式方法，不可过于频繁。对于有流产史、本次妊娠流产危险期还未过去、有先兆流产表现、阴道发炎、发生早期破水情况的孕妇，禁止性生活。

你的老婆可能会发现乳房酸胀并且非常敏感，如果你被命令“不能触碰”，不要感到奇怪。

老婆，请保持傲人曲线

看着老婆的乳房一点点变得丰满挺拔，最是惹眼，如果不想让老婆“挺”起来的魅力昙花一现，你需要行动起来。

告诉老婆该换胸罩了。孕期和哺乳期，孕妇体内分泌的雌激素能促进乳腺分泌乳汁，这些激素促使胸围变大。这期间，她应当选用全罩杯、大小适中、方便穿戴的棉质舒适内衣(如果穿戴时用手将乳房周围的赘肉聚拢到文胸内，她的乳房看上去会更加丰满、挺拔)。

孕期帮老婆按摩乳房。这可能是你在孕期能够触碰老婆乳房的唯一机会，每晚睡前或是早上起床前，让老婆躺在床上，将你的一只手的食指、中指、无名指并拢，放在乳房上，以乳头为中心，顺时针由乳房外缘向内侧画圈，两侧乳房各做10次。配合孕期乳房保养、按摩专用的护胸产品，效果更好。你必须注意的是，手法要轻，如果你的老婆感觉疼痛，立即停止按摩。

产后提醒老婆做美胸操。通过按摩手法给胸部向上牵引力的美胸操，能有效提升胸部，防止下垂。仔细看看下面的按摩手法，我想，你也很有兴趣为老婆做。

STEP1:将按摩乳均匀地抹在整个乳房上，薄薄一层即可。用右手手掌托住右侧乳房，手指并拢，再将左手轻轻放在左侧乳房上，右手沿着乳房的线条，用掌心向上托。

STEP2:双手交替轻轻抚摸左右侧乳房，一共抚摸3分钟，抚摸可以是旋转的、纵向的、横向的，可以三者交替进行，也可以无特定线条任意抚摸。

STEP3:双手交替分别给左右乳房做向上提拉按摩2分钟。

STEP4:双手张开，按住乳房两侧向乳峰挤压，分别对左右乳房按摩20分钟。

STEP5:双手从乳房根部按住左右乳房，由外侧向乳房中间略微向上挤压按摩。

STEP6:双手分别托住乳房，向上挤压按摩2分钟。双手再放在乳沟，沿着乳房根部打圈按摩20下。

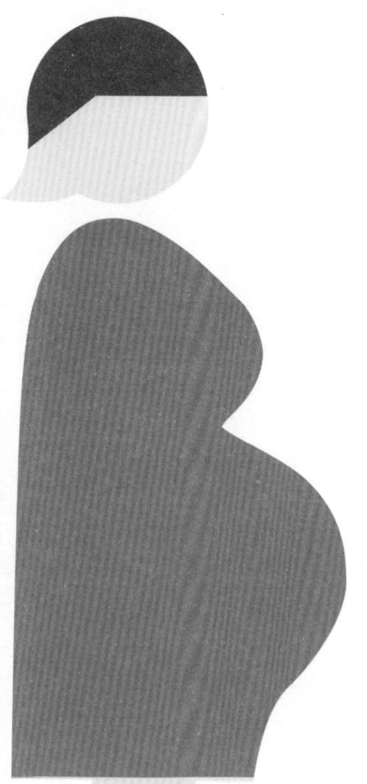

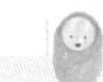

为老婆挑选合适的内衣

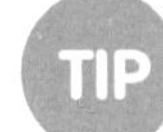

如果你的老婆咨询你的购买意见，不要回答得模棱两可，更不要敷衍，认真帮她做出选择。

老婆怀孕后，你们的日常时间安排、社交生活以及性生活都会受到影响。现在，她身体上的变化是最明显的（是的，胸围变大是变化之一），作为老公，这时候送她一套合适的文胸、内裤、托腹内裤是个不错的选择。现在可以研究一下如何挑选了。

	材质款式	选购原则	建议购买数量
文胸	应选择较为透气、吸汗、舒适且具有一定伸缩性的棉质文胸，避免选购可能会引起皮肤过敏的化纤材质	带有钢圈的文胸不适合孕妇，而无钢圈文胸或运动型文胸较舒适，更适合孕期穿着	2~3 件
内裤	棉质布料的内裤，一般分为高腰、低腰两种款式，底部多了一层棉布，透气且可吸收阴道分泌物或渗漏的尿液	需根据怀孕时腹围大小的改变来选购，也可购买纽扣式的内裤，可适用于整个孕期	4~5 条
托腹内裤	托腹内裤是将托腹带的设计加在内裤上，可以预防并减轻腰酸背痛。要注意选择布料为棉质的、可调节型的，棉质物品吸汗且透气性好	选择弹性好的托腹内裤，可随着腹部的不断增大而保持良好的弹性，不变形，不使腹部受到挤压	2~3 件
弹性裤袜	和一般裤袜不同，孕妇裤袜在小腿、脚踝部位都有弹性设计，有托腹、修饰及减轻腿部疲劳的功能	选择弹性较强的裤袜，以穿着舒适为原则，不要太紧	2~3 双

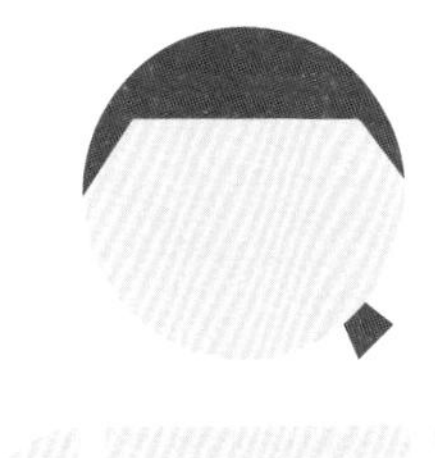

15周 重要的产检项目

老婆的变化：你可能会发现，她刷牙时有出血现象。这是由激素分泌增加，牙龈组织的血管扩张、敏感度增强造成的。帮老婆替换软毛牙刷，可以缓解牙龈不适。

胎宝宝的成长：胎宝宝身上长出了一层细细的绒毛，会做许多小动作：握拳、眯眼斜视、皱眉头、做鬼脸、吸吮大拇指等，这些小动作会促进胎宝宝的大脑发育。

建大卡要准备夫妻双方身份证、《孕产妇健康手册》(小卡)，如果你的老婆总是丢三落四，你要提前为她做好准备。

建大卡是怎么回事

通常，第一次产检之后，过1个月要进行第二次产检（一般在孕16周，也就是下周）。做第二次产检时，可去选定的生产医院建“大卡”。如果你的老婆一直容易犯“迷糊”，利用手机或笔记本帮她做好提醒，千万不要忽略建卡的手续办理，因为如果没有在医院的期限之内办理，孕晚期出现意外的时候，医院不能保证有病床留给孕妇，医生也无法根据以往检查状况及时地进行治疗。

提前了解孕期产检内容

第一次产检时的新鲜感和神秘感已经消失了，之前的担忧和恐惧也消失了。这次产检，医生会检查你老婆的体重、血压、血糖以及精神状态等。为了防止胎儿出现畸形，医生会给你老婆做非常重要的一项检查——唐氏综合征妊娠中期筛查，这项检查在一定程度上能规避生出先天愚型宝宝的风险。所以，不要跳过这次检查，即使你再忙也要陪老婆一起。

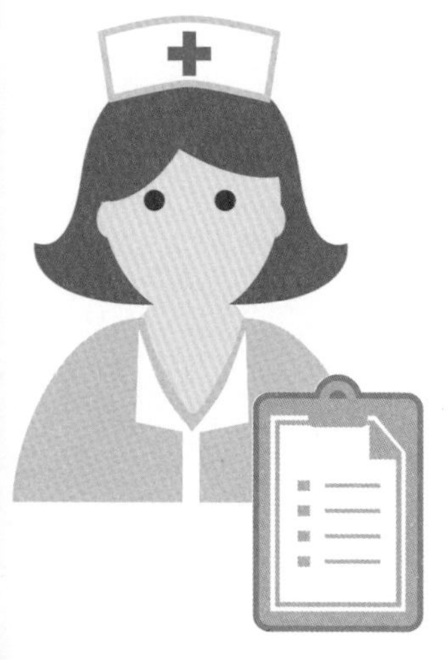

怀孕期间有太多的检查，你未必每一次都能陪老婆去。孕36~40周这段时间，老婆每周都要去检查。如果出现一些特殊情况，比如怀孕引起的糖尿病、高血压，那她到医生那里检查的次数会更多。问题是，你不是总能知道哪些检查是非常重要，或者确实需要你陪同一起去的。所以，你需要提前看看整个孕期重要的检查项目有哪些。

唐氏综合征产前检查

唐氏综合征即三体综合征，是常见的一种染色体病。患上唐氏综合征的胎儿被称为“唐氏儿”，智商（IQ）只有同龄正常人的1/4~1/2。

唐氏综合征与哪些因素有关

●年龄因素：35岁以上的孕妇是高危人群。如果你的年龄超过40岁，风险也会高于正常人。

●其他因素：有“唐氏儿”家族史；环境污染、接触有害物质；如果你或你的老婆有吸烟、喝酒等不良嗜好，也容易使精子或卵子发生畸变，导致染色体变异。

报告单怎么看

●AFP：是孕妇血液中的甲胎蛋白，AFP浓度的校正MoM（中位数倍数）参考范围为0.7~2.5。

●hCGb：为人绒毛膜促性腺激素，即β-hCG。hCGb浓度的校正MoM参考范围是0.4~2.5。

●uE_3：胎盘单位产生的主要雌激素，游离雌三醇，uE3的参考范围在孕早期是0~300纳克/升，孕中期是1000~8000纳克/升。

●危险度：是一个比值，21-三体综合征的风险截断值应低于1:270，18-三体综合征筛查的正常风险截断值应低于1:350。

●结果：“低风险”即表明低危，可以继续接下来的产检。

TIP

如果你的老婆产检结果为“高危”，在孕16~20周应该进行羊膜腔穿刺术。

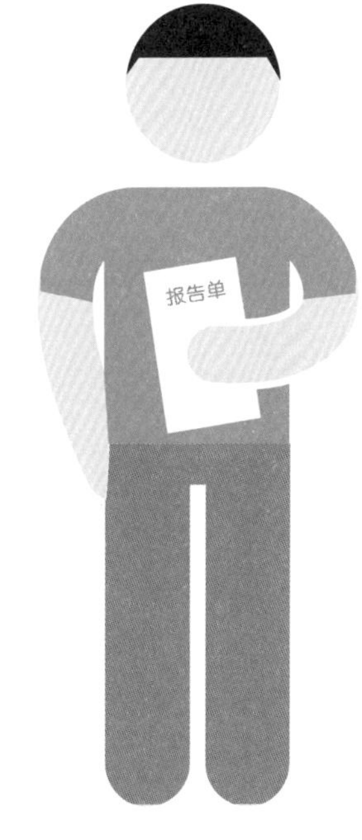

羊膜腔穿刺术

羊膜腔穿刺术后的流产率大概为1/300。——《约翰·霍普金斯妇产科手册》

羊膜腔穿刺术即在B超指引下，将穿刺针通过孕妇腹部刺入羊水中，抽取羊水，对胎宝宝细胞进行染色体分析。有些孕妇或家属可能会对羊膜腔穿刺术的安全性有疑虑，虽然，羊膜腔穿刺术确实存在一定风险，但是据统计，此项技术造成的流产率仅为0.3%。

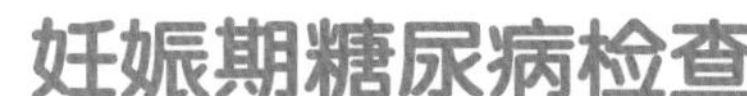

检查前几天有必要适当控制糖分的摄入，但如果你的老婆一点甜东西都不吃，就反映不出真实结果。

妊娠期糖尿病检查

妊娠期糖尿病是指未妊娠前没有糖尿病，怀孕以后出现了糖尿病，常在孕24周左右出现，多见于肥胖和高龄产妇。

孕24~28周进行检查

孕24~28周正值胎儿快速生长期，孕妇胎盘分泌功能越来越旺盛，机体内各种导致糖尿病的因素发展到最明显的阶段，在这一时段进行妊娠期糖尿病检查比较适宜。另一方面，如果此时发现孕妇有糖代谢问题，可以及早治疗，将可能导致的母婴危害降至最低。

超过35岁、肥胖、有糖尿病家族史、有不良孕产史的孕妇要在孕20周左右进行检查。

50克葡萄糖筛查试验

葡萄糖筛查试验（简称糖筛）一般都是被安排在早上，不同的医院测试方法会有所不同，但基本上都会要求检查前空腹12小时。因此，准备去做妊娠期糖尿病检查的前一天晚上8点之后，就不要让老婆吃东西了，也不要让她喝饮料。检查当天的注意事项有：

●将50克葡萄糖粉溶于200毫升温水中，5分钟内喝完。

●做糖筛时，应按要求小口小口喝完糖水，不要让老婆一口气喝完。

●喝完之后，你最好能陪老婆多走动，这样有利于能量消耗，帮助降低血糖的浓度。

●从喝第1口开始计时，1小时后抽血查看葡萄糖的浓度，如果≥7.8毫摩尔/升，需要进一步做葡萄糖耐量试验。

75克葡萄糖耐量试验

具体方法：普遍用75克葡萄糖溶于300毫升温水中，在空腹12小时后口服，测空腹血糖及服糖后1小时、2小时、3小时共4次血糖，正常值分别为不高于5.1毫摩尔/升、10.0毫摩尔/升、8.5毫摩尔/升、6.7毫摩尔/升。如果其中有2次或2次以上血糖高于正常值，可诊断为妊娠期糖尿病。

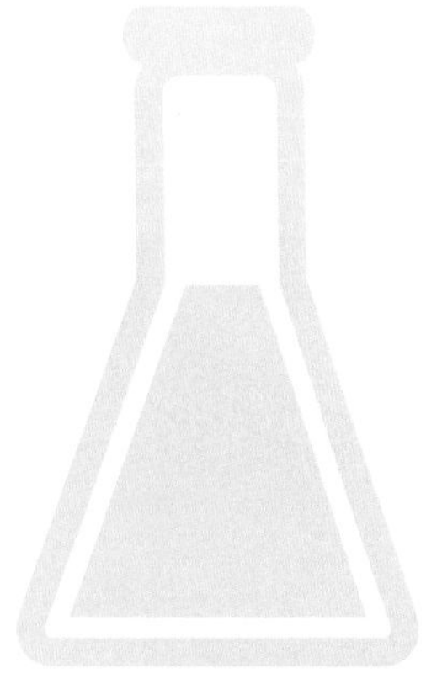

妊娠高血压综合征筛查

妊娠高血压综合征多发生在孕5月以后，如果血压（BP）超过140/90毫米汞柱，或比基础血压高出30/15毫米汞柱，并伴有水肿、蛋白尿，就可诊断为妊娠高血压综合征。如果你的老婆患有妊娠高血压综合征，会严重影响她和胎宝宝的健康。

妊娠高血压综合征分类

妊娠高血压综合征包括妊娠期高血压、慢性高血压、慢性高血压并发先兆子痫、先兆子痫（子痫前期）以及子痫，共5类。在孕20周以后，尤其是在孕32周以后，是妊娠高血压综合征的多发期，孕妇需要做翻身试验、平均动脉压测定、血液黏稠度检查和尿钙测定，共4项筛查。

●翻身试验（ROT）：测定方法是测孕妇左侧卧位的血压，直至血压稳定后，翻身仰卧5分钟再测血压，如果仰卧位的舒张压比左侧卧位的高20毫米汞柱，就提示有发生先兆子痫的倾向。

●平均动脉压测定（MAP）：平均动脉压的计算公式为：MAP=（收缩压+2×舒张压）÷3。当MAP≥85毫米汞柱时，表示有发生先兆子痫的倾向。

●血液黏稠度检查：血细胞比容≥0.35、全血黏度>3.6、血浆黏度>1.6时，提示有发生先兆子痫的倾向。

●尿钙测定：如果有妊娠高血压综合征，尿钙的排泄量明显降低，尿钙/肌酐（Ca/Cr）比值≤0.04，就提示有先兆子痫的倾向。

TIP

每天早晚分别为老婆测1次血压，并做好记录，每1~2周陪她去医院做1次血压检查，听取医生的指导，是监测和控制妊娠期高血压的有效方法。

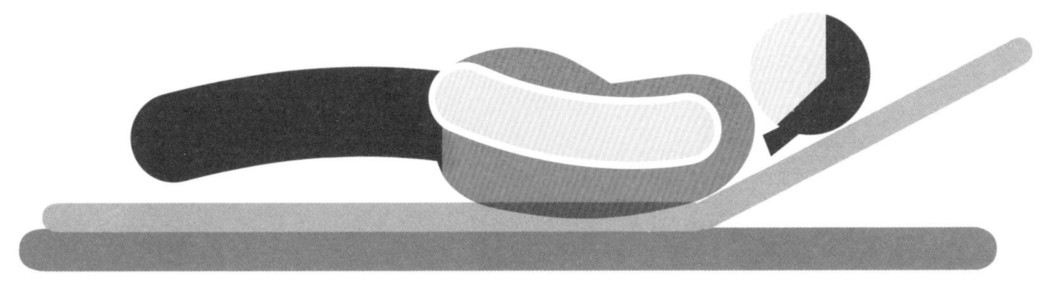

作为老公，你需要陪着老婆进行B超检查，安慰她，向医护人员提问，适时地点头和老婆说一句“太神奇了”，能够缓解她的紧张情绪。

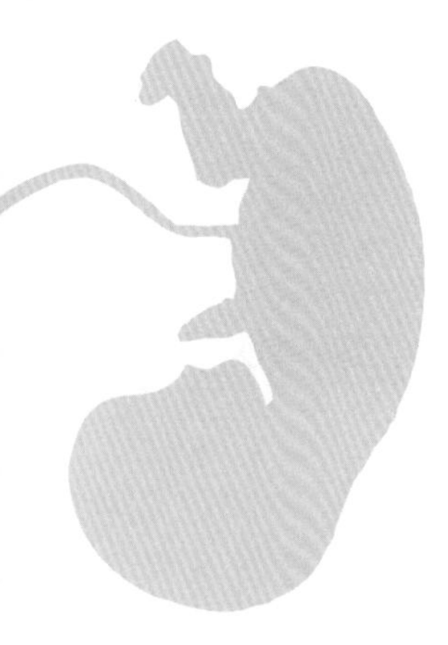

B超大排畸

在孕21~24周，你的老婆要再复查一次B超，通过这次B超监测，能够比较清晰地了解胎宝宝组织器官发育的情况，从而了解胎宝宝是否存在畸形。如有畸形，此时终止妊娠是比较适宜的。

读懂报告单上的数据

● BDP（双顶径）：是胎宝宝头部左右两侧之间最宽部位的长度。孕中期以后，在推算胎宝宝体重时，也需要测量BDP。孕5月以后，双顶径基本与怀孕月份相符合。比如，孕7月时，双顶径约为7厘米；孕8月时，双顶径约为8厘米；足月时应达到9.3厘米或以上。

● HC（头围）：测量的是胎头一周的长度数值，用于确认胎宝宝的发育状态。

● S/D指数：是胎宝宝脐动脉收缩压与舒张压的比值，正常情况下，随着孕周增加，S下降，D升高，比值下降，近足月妊娠时S/D小于3。

● AC（腹围）：也称腹部周长，测量的是胎宝宝腹部一周的长度。

● FL（肱骨长）：上腕骨的长轴，用于推断孕中、晚期的妊娠周数。

● LV（侧脑室）：正常应在1厘米以下，1~1.5厘米算轻微危险，1.5厘米以上就有点危险了。

B超对胎宝宝有影响吗

从原理上分析，B超是超声传导，不存在电离辐射和电磁辐射，是一种声波传导，对孕妇和胎宝宝是安全的。但是根据国外的一些资料显示，照射B超的时间过长或过于频繁，对胎宝宝还是存在一定的影响。因此如非必要，应尽量少做B超，整个孕期，只需做4~5次B超就可以了。

彩超也能排畸

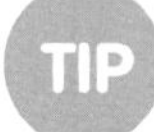

由于预约四维彩超的人较多，如果你和老婆想要做这项检查，一定要提前了解医院从孕几周就可以开始预约，并尽早预约。

三维彩超和四维彩超一样有排畸的作用，它们都是用普通的B超来观察胎宝宝，然后通过仪器中的一个特定的转换软件将观察到的平面图像转换成三维的图像和四维的视频。因此，如果你想看到胎儿的模样和动作，就不要错过陪老婆做彩超的机会。

定期陪老婆去医院进行彩超检查，可以观察到宝宝的成长过程，看到宝宝的面部和生理变化，对你和老婆来说，都是一件感到激动的事情。但更重要的一点，彩超能够帮助你们及早发现胎宝宝发育过程中的不良症状，及时对症治疗。

做彩超对胎儿没有辐射

为了监测胎宝宝在整个怀孕期间的发育情况，从孕早期开始，直到分娩前，你的老婆一共需要做3~4次彩超。彩超对胎宝宝没有辐射，如果你的老婆有妊娠期并发症的话，她需要做的次数会相应增加。

孕24~28周时做三维彩超排畸

孕24周左右，胎儿的身体结构已经形成，而且胎儿大小及羊水量适中，在子宫内的活动空间较大，骨骼的回声影响比较小，B超图像也比较清晰，此时医生会为你的老婆安排一次三维彩超排畸检查。

孕26~30周可做四维彩超

在做B超之前，孕妇需要憋尿才能检查，但是做四维彩超不需要憋尿。

做四维彩超的最佳时间是在孕26~30周之间，这个阶段，胎儿的基本发育已经完整，而且胎儿大小和羊水量都很适合进行四维彩超，这个时候做四维彩超，得到的图像比较清晰。

四维彩超检查时间可能会较长，大概需要40分钟。所以，你要提前想好如何打发时间。

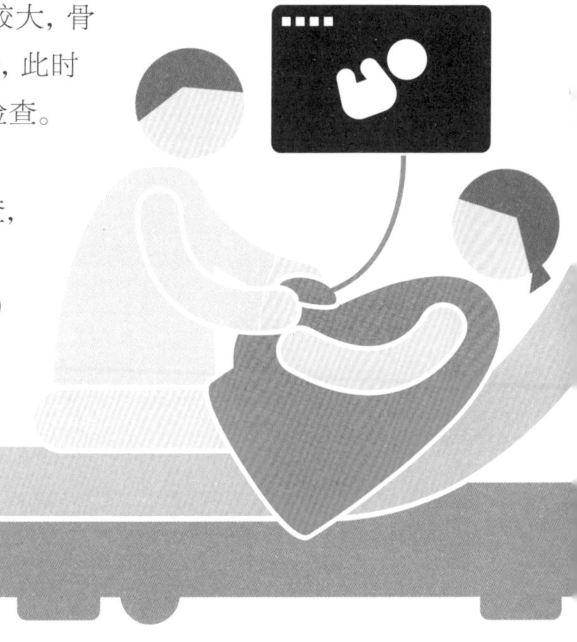

如果你想亲耳听听宝宝的心跳，利用现代智能设备——胎语仪，通过和手机应用连接，在家就可以实现听、录胎音，计数心率和胎动，绘制监护曲线。

胎心监护

胎心监护是胎心、胎动、宫缩图的简称，能记录下瞬间胎宝宝心率的变化，而通过胎心瞬间变化的信号曲线图形，医生能及时了解到胎动时、宫缩时胎心的反应，以此来诊断宫内的胎宝宝有无缺氧症状。

孕期满12周后，也就是从孕中期开始，就可以每月定期监测胎心的变化，你们可以选择去医院进行胎心监护，也可以选择在家做胎心监护。而到了孕35周以后，你的老婆需要每周做1次胎心监护，直到宝宝顺利分娩。每次胎心监护的时间大约是20分钟，如果发现异常，可以适当延长监护时间。

胎心率在正常情况下，波动在120~160次/分钟。胎心率如果低于120次/分钟或超过160次/分钟，未必就表示有问题，医生会根据胎心监护图进行评分，8~10分为正常，7分以下为异常。出现异常时，医生会及时进行下一步处理。

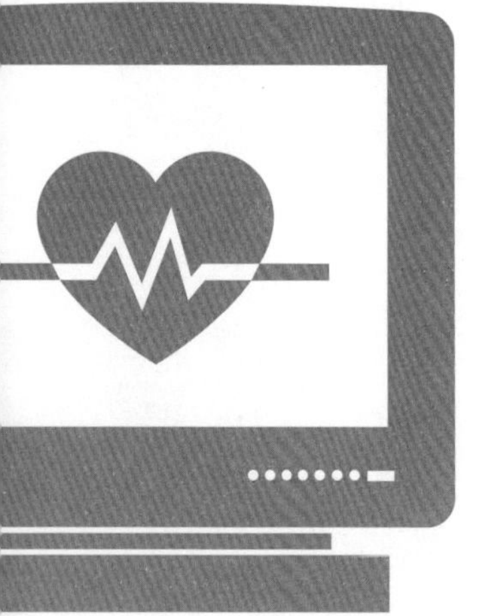

在家做胎心监护

以家用胎心仪为例，介绍胎心监护的方法。

●让老婆平躺，放松心情。

●在老婆腹部涂抹耦合剂。如果没有耦合剂，水或食用油也可以。

●寻找胎心位置。将耳机插到胎心仪的耳机插孔，或直接收听。然后将探头紧贴老婆腹壁，要稍微用一点柔力，防止探头和肚皮间存有空气造成噪音。在孕6月时，以与肚脐平齐为基准，左右下各10~20厘米移动。在孕7~8月时，找胎心的位置，可先在腹部的各左右下方，然后各左右上方，再各左右中。

●听胎心。找到正确的胎心位置，让胎心仪探头接收到稳定连续的胎心信号，此时显示的数值才是可取的。

产检日历

请在你的手机日历上把每一次检查的时间都做好标注。

有没有感觉自己了解得多一些呢？对于男人而言，通过列数据、做表格来获取信息，总来得更加直观和具体，下面是对孕期产检时间以及检查项目的一个整理（重要的产检项目已加粗标明），你可以好好研究一下，不要让老婆错过关键的检查。

产检频率	怀孕周数	检查项目
第1次	孕12周	血压、体重、甲状腺功能、B超、心电图、**NT早期排畸检查**
第2次	孕16~20周	血压、体重、宫高、腹围、多普勒胎心、唐氏筛查、血常规+血型（ABO+Rh）、尿常规、血糖、血脂、肝肾功能+乙肝两对半、丙肝抗体、梅毒反应素、HIV抗体、**唐氏综合征产前检查**
第3次	孕21~24周	血压、体重、宫高、腹围、多普勒胎心、**妊娠期糖尿病检查**、**B超大排畸**
第4次	孕28~30周	血压、体重、宫高、腹围、多普勒胎心、血常规、尿常规、妊娠高血压综合征筛查、彩超排畸
第5次	孕32~34周	血压、体重、宫高、腹围、多普勒胎心、血常规、尿常规、B超评估胎宝宝发育
第6次	孕36周	血压、体重、宫高、腹围、多普勒胎心、**胎心监护**、尿常规
第7次	孕37周	血压、体重、宫高、腹围、多普勒胎心、**胎心监护**、彩超、血常规、尿常规
第8次	孕38周	血压、体重、宫高、腹围、多普勒胎心、**胎心监护**、尿常规
第9次	孕39周	血压、体重、宫高、腹围、多普勒胎心、**胎心监护**、尿常规
第10次	孕40周	血压、体重、宫高、腹围、多普勒胎心、**胎心监护**、B超、凝血四项、血常规、尿常规

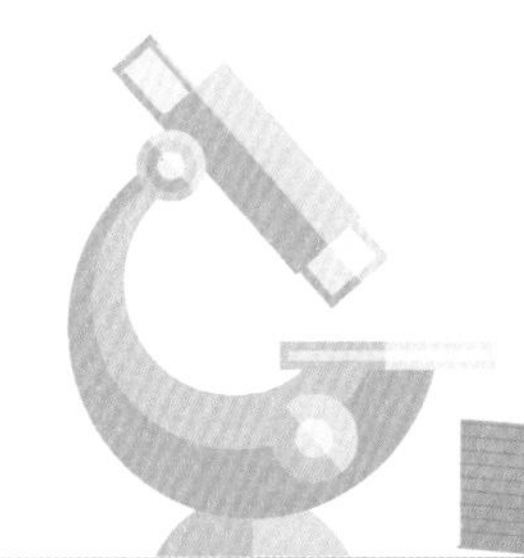

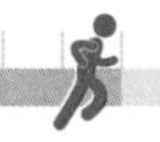

16周 老婆有异常，怎么办

老婆的变化：她的怀孕反应基本上已经消失了，食欲变得特别好，你的老婆还可能会对某一种食物偏爱有加。

胎宝宝的成长：胎宝宝看上去还是非常小，大小正好可以放在你的手掌里。小家伙会不停地打嗝，这是呼吸的先兆。

和你的老婆开诚布公地谈谈，或者和你认识的双胞胎父母聊聊天，让情绪表达出来，可以减轻负担。

我会是多胞胎爸爸吗

如果你和你的老婆被长辈念叨过生两个宝宝，一儿一女凑个“好”字，估计你心里最先想到的是“没钱养娃”“压力山大”。对于你的老婆而言，她可能更多地在担心生两次的痛苦，也许她已经为此和你“计划”过：干脆一次生个龙凤胎得了！不过，你一定偷偷想过：怀一个宝宝已经是巨大的挑战和改变，更何况多胞胎。

为什么一般人只能生一个孩子，最多也只是双胞胎，可是有的人却可以怀上三胞胎、四胞胎？

家族遗传因素。如果你或你的老婆是双胞胎，那么你们生育双胞胎的概率要远高于普通人。研究表明，如果孕妇本人为双胞胎，那么她生育双胞胎的概率为1/58。

年龄因素。由于激素分泌变化增大，特别是促卵泡激素变化巨大，大龄女性排卵时很容易排出多个卵子，如果你的老婆年龄超过35岁，你们生双胞胎或多胞胎的概率就会增加。

肥胖。BMI大于30的女性怀有几个宝宝的可能性比BMI较低的女性更高，如果你的老婆孕前属于肥胖体型，有可能增加多胎妊娠的可能性。

试管婴儿。在越来越多的人利用科学技术怀孕的情况下，通过试管婴儿这类复杂方式怀孕，将多个胚胎植入子宫提高成功率的同时，也增加双胞胎或多胞胎的概率。

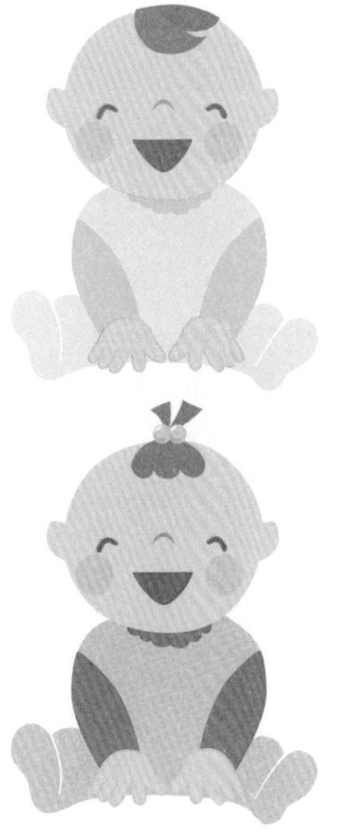

发现老婆怀了多胞胎

TIP

得知老婆肚子里不止一个宝宝，震惊、开心都是正常反应，接受幸福来临的矛盾思想，做好生下多个宝宝的各项准备。

过去那种等到分娩时才发现是多胞胎的日子已经一去不复返了！如今，你们可以早早发现是否怀了多胞胎。

B超检查。证据就是超声图片，如果你需要确定老婆怀了多胞胎，B超检查是最好的办法。应用B超显像仪经腹检查，早在孕6~8周，有时也能检测出孕妇是否是多胎妊娠。不过一般在这个时候，如果发现血液中hCG水平高，或曾经接受过生育治疗，医生就会帮孕妇做常规超声检查。要清楚地看到双胞胎的样子，可能要等到12周以后，更早的超声检查一般很难同时看到两个或多个宝宝。

多普勒胎心仪。这是一种很好的方法，而且越来越普及。在孕12周后用多普勒胎心仪可听到频率不高的胎心音，虽然很难分辨出两个宝宝的心跳，但如果医生经验丰富，确信听到了两个心跳，那你的老婆很有可能怀了双胞胎。

宫高测量值。毫无疑问，孕妇怀的宝宝越多，子宫就越大。每次去医院时，医生会帮你的老婆测量宫高以判断胎儿的发育程度，如果测量值比对应的预期值要大，就意味着你的老婆可能怀了不止一个宝宝。

激素水平。孕激素hCG一般在怀孕后，就可以从你老婆的尿液中检测出来，并在孕早期激增，有时高于正常值的hCG水平可能提示多胎妊娠。

宝宝们长得像不像

两个卵子分别受精形成……故形成的两个胎儿有区别……一个受精卵分裂形成两个胎儿……故两个胎儿性别、血型及外貌等均相同。——《妇产科学》

要看是同卵还是异卵。同卵多胞胎因为都来自同一个受精卵，出生的宝宝会长得十分相似。而异卵多胞胎与此不同，因为胚胎是来自不同的卵子和精子，宝宝长得就可能不像，性别也可能有所不同，龙凤胎就是这种情况。

很多证据能显示多胎妊娠，但B超检查能告诉你最准确的答案。

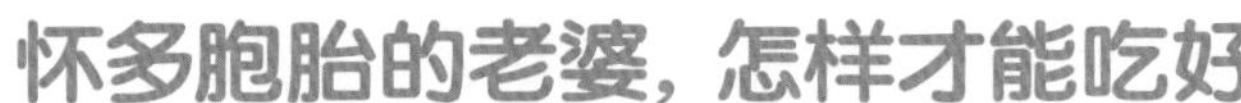

老婆怀上多胞胎也就意味着她要为几个人吃饭，但不必教条地将她的饭量提升到原来的3或4倍，饮食的质量更重要。

怀多胞胎的老婆，怎样才能吃好

扶着大肚子的老婆慢慢坐到餐桌前吧，多胞胎孕妇的日常饮食需要更丰富，来满足胎宝宝的发育需求，尤其是在胎宝宝们成长迅速的孕中期及孕晚期，需要的能量和营养比单胎宝宝要多几倍。这样的情况下，你的老婆就需要调整日常饮食，选择区别于单胎孕妈妈饮食结构。那么，怎样才能保证良好的饮食呢?

提醒老婆少食多餐。肚子越大，每餐应该吃得越少，每餐适量进食，可以更好地完成每日5~6餐健康饮食和零食的指标，保障消化系统不会超负荷（胃部也不会过于胀满）。这样，她还能保持精力，将营养物质输送给胎宝宝。

给老婆高热量且高营养的饮食。研究表明，高热量且高营养的饮食可以让多胞胎孕妇生下健康的足月宝宝。不要让你老婆的胃部空间浪费在高脂肪食物上，这会导致她没有足够的空间摄取其他营养丰富的食物。孕期饮食可选择高热量，且含有足够营养的小分量食物，如坚果类、谷类食品等。

她需要服用一些营养补充剂。虽然多吃食物能够为多胞胎提供充足的营养，但膳食补充剂对于胎宝宝的健康发育也十分重要。你的老婆在怀孕前可能没有做好充分的准备，一旦怀上多胞胎，体内营养素的缺乏就更加明显，所以在得知你的老婆怀的是多胞胎时，就应该迅速补充营养，例如服用一些维生素补充剂。

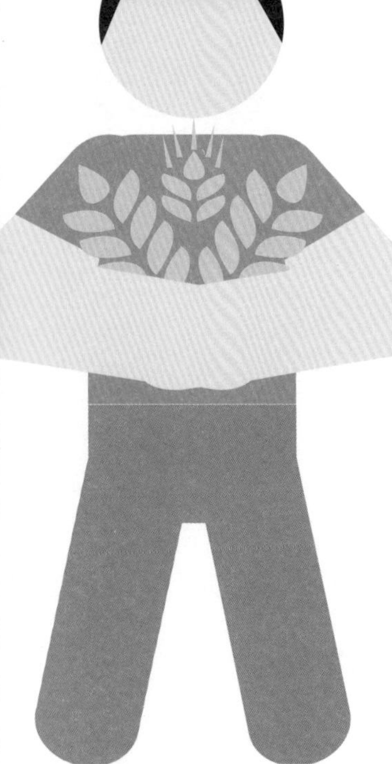

补充铁和钙对她很重要。怀多胞胎的孕妇容易贫血，医生都会建议补充铁元素，但最好从膳食中吸取铁元素，富含铁元素的食物如猪肝、猪血及牛肉等，适合多胞胎孕妇常吃。如果你的老婆平时无法从日常饮食中摄取到足够铁元素，也可以请专业医师协助，摄取营养补充剂。除了铁元素以外，怀多胞胎的孕妇还要吸收更多的钙元素。如果你的老婆不喜欢喝牛奶的话，为她替换成奶酪、酸奶等。

她要多增加点体重

TIP

怀多个宝宝，老婆的不适可能会成倍增加，你需要更用心地为她制作孕期餐，把必要的营养素分配在一天多餐中。

监测老婆的体重变化吧，她可能需要多增加点体重才行。一般来说，怀了多胞胎的孕妇整个孕期需要增重15.8~20.4千克，比怀一个宝宝多重约4.5千克。看上去小菜一碟，但事实是，怀了2个及以上的宝宝时，你的老婆会有各种各样的挑战，增加足够的体重并没有想象得那么容易。

孕早期她可能体重下降。阻止她增重的第一道大山就是孕早期的恶心，让你的老婆很难吃下足够食物，甚至造成体重下降。即使她的胃口不好，但你还是要提醒老婆吃一些让她感觉舒服的食物，把孕早期的增重目标定为每周增加450克左右。

孕中期她需要补充营养。孕中期是补充营养的好时机，如果你的老婆在孕早期完全没有增重，或由于严重的恶心呕吐，体重甚至减轻了，医生会建议她在孕中期补回来。怀双胞胎的孕妇每周应该增重680~900克；怀三胞胎的孕妇，每周应该增重900~1100克。

孕晚期慢慢减少增重。一旦进入孕晚期，从第8个月开始，增重计划就应该控制在每周增重680~900克。到孕32周时，每个胎宝宝约有1.8千克重，他们挤在一起，让老婆的胃没有足够的空间来放食物了。然而，即使她觉得肚子里已经挤得不行，但宝宝还在继续长大。所以，饮食要注重质量，而不要拘泥于数量，同时慢慢减少增重。

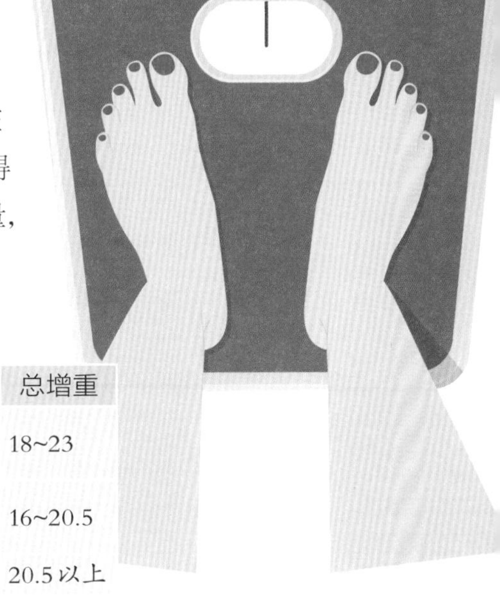

怀上多胞胎时的增重计划（单位：千克）

老婆怀孕状态	孕早期增重	孕中期增重	孕晚期增重	总增重
怀双胞胎体重偏瘦	1.8~2.7	8.5~10.5	7.5~9.5	18~23
怀双胞胎体重正常（或偏胖）	1.4~1.8	8.5~10	6~8.5	16~20.5
怀三胞胎	1.8~2.3	13.6以上	5~6.8	20.5以上

生多胞胎意味着你要买更多的尿布和其他婴儿产品。

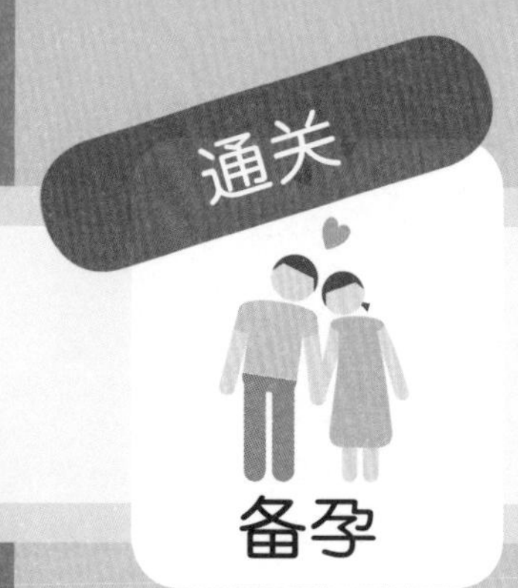

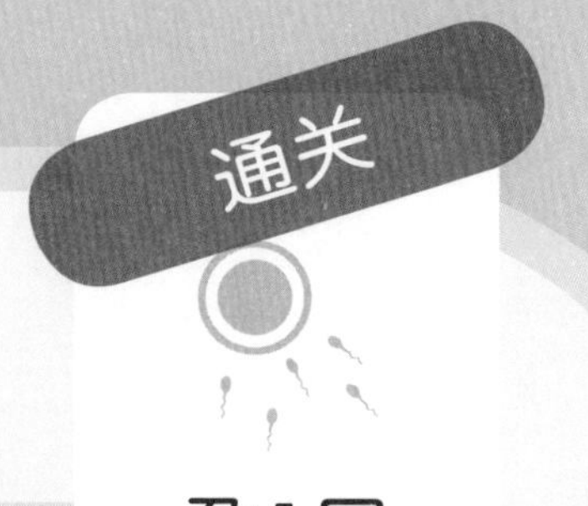

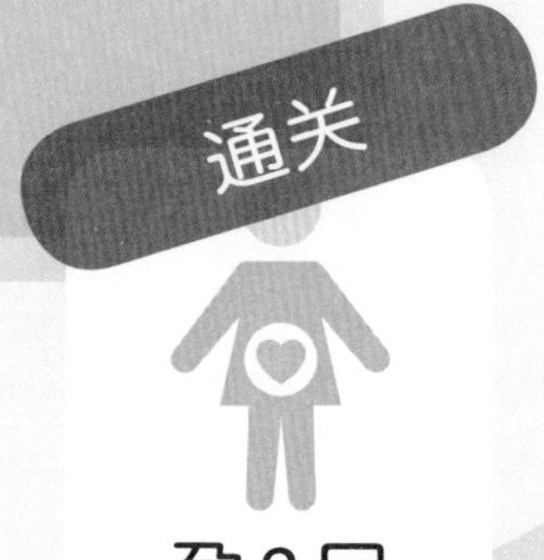

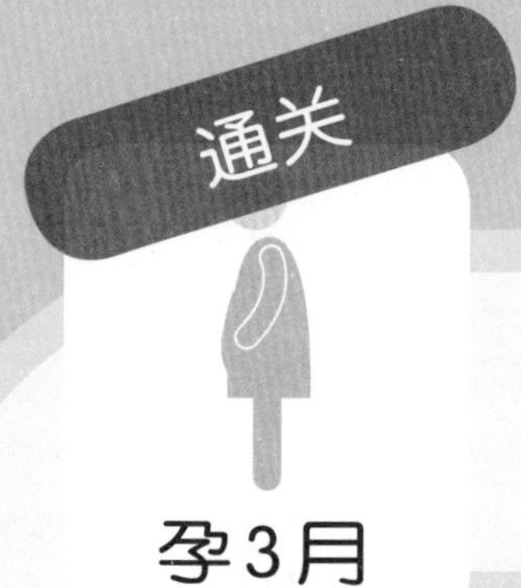

通关

孕4月

孕5月

老婆总有小不适

孕10月

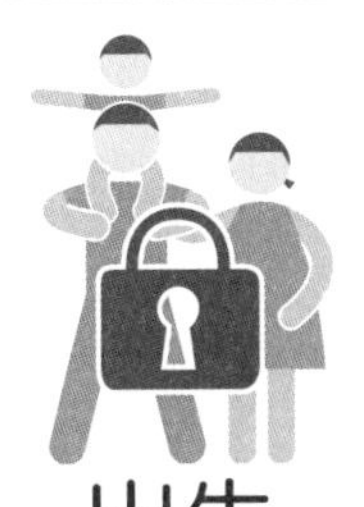

出生

孕9月

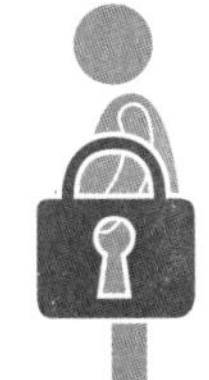

孕8月

孕6月

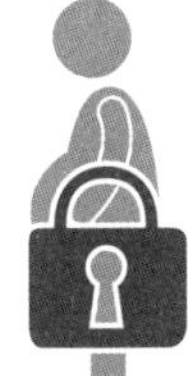

孕7月

17周 预防腿抽筋

老婆的变化: 老婆的大肚子愈加明显，你可能会发现她的行动有些不便了，提醒她，现在开始要注意休息了。

胎宝宝的成长: 这个时候的胎宝宝看上去像一只梨，不但不断地吸入和呼出羊水，还经常用手抓住脐带玩儿。

腌制、加工食物中的磷会阻止钙沉积到骨骼中，如果你的老婆爱吃这类食物，制止她。

老婆被疼醒，你被吵醒

就像之前已经讨论过孕妇会出现孕吐的情况，你的老婆还将经历很多变化，各种不适也会逐渐增加，虽然这些变化发生得比较慢，但已经开始。

随着子宫不断扩大，她的身体也相应发生变化，腿部出现抽筋、刺痛和麻木，尤其在晚上睡觉时，她会突然被疼醒，你的睡眠也会被打断。请记住，被打断睡眠虽然会让人很烦躁，但千万不要让你的负面情绪影响到你老婆，毕竟她比你还要痛苦。

一般来说，孕妇出现腿抽筋多是缺钙所致。特别是在孕中晚期，钙的需求量更是明显增加。当你的老婆钙摄入量不足时，胎宝宝就会争夺她身体中的钙，致使腿抽筋、腰酸背痛等症状。

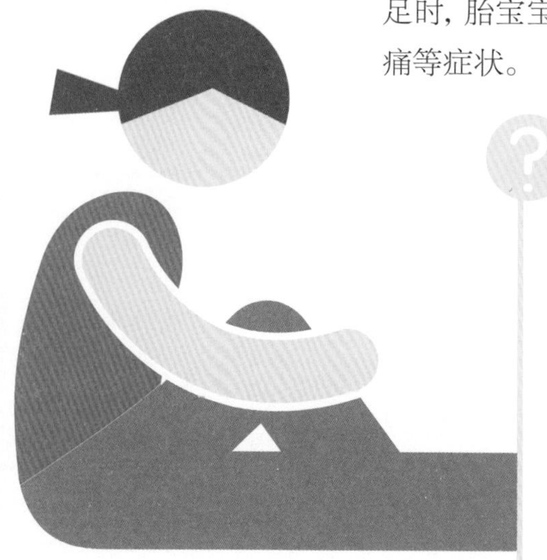

孕妈妈是怎么想的

孕期腿抽筋可不好受，孕妇们总会在不同的情况下遭受它的“突袭”。

“虽然我平时已换成舒适的平底鞋，但工作需要，偶尔会换上高跟鞋，我现在甚至拿起高跟鞋就在担心腿抽筋的感觉再次出现。”

“经历过两次严重的腿抽筋，在起床伸懒腰的时候，我会想是不是用力过大、腿伸得太直的缘故?”

缓解老婆腿抽筋，我能做什么

尽你最大的努力，替老婆做一些你能够做的事，尽管会很辛苦。

老婆会坚持忍受各种不适的原因只有一个——为了你们的孩子。现在，她可能正忍受着腿抽筋的痛苦，你难道不应该积极主动地照顾老婆吗？你可以为她做以下这些。

按摩老婆小腿。当你的老婆发生腿抽筋，你可以帮助她轻轻按摩小腿，或者让老婆坐在床上，伸直双腿，一手握她的脚踝，一手握她的脚板，向上弯曲，使脚跟向外，可缓解腿抽筋。或用双手使劲按摩老婆的小腿肚，也能见效。

为老婆准备泡脚水。睡前用生姜水泡脚不但能缓解疲劳，还能促进血液循环，帮助入睡，特别是对孕妇而言。你可以把生姜切片，加水煮开，用手感受水温，当温度降到脚可以承受时（40℃左右），用来给老婆泡脚最合适。需要注意的是，泡脚的盆要深一些，水要多一些，最好超过脚脖子，可起到舒筋活血、预防痉挛的作用。

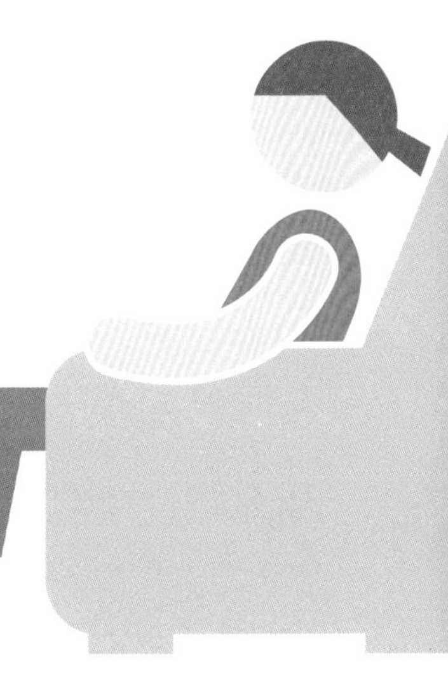

帮老婆热敷。常用湿热毛巾热敷老婆的小腿，可以使血管扩张，预防和缓解她的腿抽筋。同时，热敷会使脑部和内脏器官中的血液相对减少，大脑就会感到疲倦，也有助于老婆睡眠。

为老婆盖被保暖。夏天睡觉时，不要让冷气直接对着老婆小腿吹。在空调房中，最好为老婆准备一床被子，特别要盖住脚部。冬天，可以提醒老婆穿上干净的棉袜睡觉，睡觉时调整好睡姿，采用最舒服的侧卧位。

腿部抽筋多发生在夜间

肌肉痉挛多发生在小腿腓肠肌，于妊娠晚期多见，常在夜间发作，多能迅速缓解。——《妇产科学》

到了孕中期，许多孕妇都有过夜间腿抽筋的经历，这种感觉可不好受。孕妇久坐或由于受冷、受寒、疲劳过度也是导致下肢痉挛的一个原因。妊娠后期子宫增大，使下肢的血液循环运行不畅，也会导致腿部抽筋的发生。如果腿抽筋的情况频繁发生，应就医治疗。

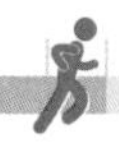

TIP

睡前陪老婆听些舒缓的音乐，给胎宝宝做简单的胎教，形成一种睡前“仪式”，同样有利于你的老婆入睡。

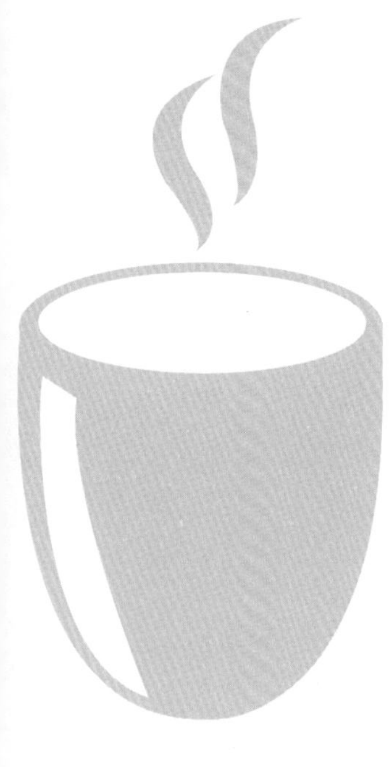

别让老婆失眠成常态

其实不只是腿抽筋会影响睡眠，孕期，你的老婆会因为各种原因出现失眠问题。肚子里多了一个胎宝宝，加上体内激素分泌的影响，以及情绪焦虑，想要稳稳地睡40分钟可能都成问题。

可能怀孕的最初阶段，你的老婆常处于瞌睡状态，但到孕5、6月后，你会发现她出现了失眠，由“睡不醒”转为“睡不着”。有些孕妇为了免受失眠的困扰，会选择服用安眠药，这是绝对禁止的事情。因为大多数具有镇静、抗焦虑和催眠作用的药物都会对胎宝宝产生不利影响。对于老婆失眠，你并非无计可施，可以试试以下方法。

听老婆倾诉。如果你的老婆是由于反复思考工作上或生活中的一些问题而失眠（这你很容易察觉，她总是走神发呆，一副心事重重的模样），那么，主动和她沟通，听她说心中的焦虑，帮助她解决问题。

为老婆准备热牛奶。睡前吃得太多或太少都会影响睡眠，促进睡眠的传统做法是喝热牛奶。所以，每天临睡前，为老婆递上1杯热牛奶吧，你也可以在牛奶里泡一点葡萄干、一块饼干或一些燕麦片。

更换舒适的床上用品。对孕妇来说，孕期再多的枕头都不会嫌多，在任何需要的时候，她都可以用它们支撑身体。你也要确认床垫是否舒适，必要时更换床上用品（具体内容可见下页）。

保持室内空气新鲜。除了最冷或最热的天气（可以用风扇或空调调节气温），你都应该打开窗户，要知道，室内长期不通风，会减少吸入的氧气，增加体内二氧化碳含量，这很容易导致你老婆头痛，当然，你也一样。

不要设定闹钟。看到闹钟的指针不停地往前走，或是听到指针走动的声音，会让本来就容易焦虑的她更有压力，拿走它们。也不要和你老婆说你设定了几点的闹铃，这只会让你的老婆想着“一会儿它就要响了”，更加难以入睡。

更换床上用品要趁早

更换床上用品这活儿，由你代劳，是最简单也最安全的做法。

这段时间你得忍受老婆在夜里辗转反侧，这感觉就像你已经筋疲力尽，但大脑依然在不断“刷屏”一样难受。尽管你得忍受她的失眠，或者听各种埋怨和抱怨，或者得到客厅里睡一会儿，这都不是最糟糕的，最糟糕的是这些事情一起发生在你身上。

在别的房间睡觉可不是个好选择，你既然要当爸爸了，那就要接受随之而来的一切，所以，还是待在老婆身边吧。

上文已经提到过帮助老婆入睡的一些方法，创造良好的休息环境是首要，既然是睡觉，直接接触并且最长时间待的地方就是床上，舒适的床上用品，能够帮助怀孕的老婆睡个好觉。当然，这类出力的活需要由你“承包”，你可以根据以下列出的建议，考虑是否需要更换床上用品。

床	适宜睡木板床，可铺上较厚的床垫，避免因床板过硬，缺乏对孕妇身体的缓冲力，从而辗转过频，多梦易醒
枕	枕头以9厘米（平肩）高为宜，过高迫使颈部前屈而压迫颈动脉，颈动脉受阻时会使大脑血流量降低而引起脑缺氧
被褥	理想的被褥是全棉布包裹棉絮，不宜使用化纤混纺织物做被套及床单，以免刺激孕妇皮肤，引起瘙痒
蚊帐	夏天使用蚊帐更有利于孕妇睡眠，不仅可以避蚊防风，还可吸附飘落的尘埃，过滤空气

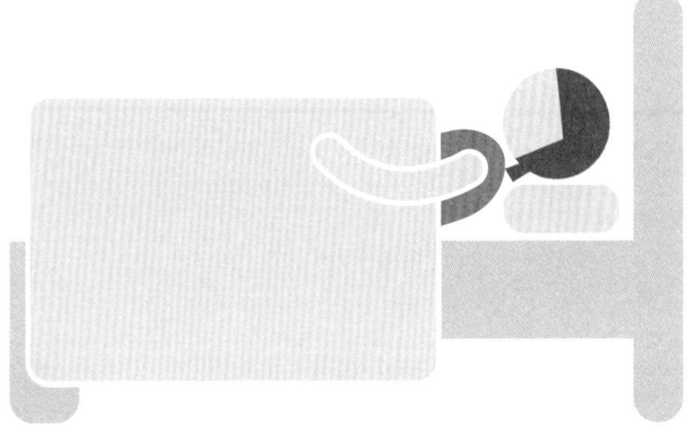

18周 能不能旅行

老婆的变化：因为身体已经适应了怀孕的感觉，她的精力在不断恢复，现在，她的食欲大增，吃饭特别有胃口。

胎宝宝的成长：在这一周，胎宝宝原来偏向两侧的眼睛开始向前集中。面部发育得更像人的样子，有了最早的面部表情。

孕期旅行计划要有弹性，尽量轻装上阵，万一老婆的身体出现什么状况你也可以随时应对。

"孕月"旅行

一旦孩子出生，旅行就再也不同于以往——所有用得着的东西你都得带着：奶粉、奶瓶、尿布、婴儿袋以及各种玩具，这些装备足以把一次度假搅得手忙脚乱。

如果你们打算自驾出游，装车、卸车，你忙活儿的样子就像疯狂的大工蜂。当你巧妙地把塞得满满的后备车厢"砰"地一声盖上，转身你又会发现还有个"重量级"的折叠式婴儿车或其他装备组合被遗忘在一旁。

对那些有勇气乘坐公共交通工具（飞机、高铁之类）出游的，打包还只是你要经历的一连串考验的开始。一路上，你那心爱的宝贝时不时地啼哭，可能招来其他乘客的牢骚和抱怨，那时你可能恨不得自己立刻从车上消失，到哪儿都行。

综上所述，如果你们能在孕中期出游一次，那就最好不过了。在这段时间，你们不必担心流产的风险，不用忍受早孕反应的折磨，你的老婆又不会像最后3个月那样辛苦地挺着大肚子。如果你的老婆身体状态好的话，在她的身体还没有变得笨重前，赶紧计划下出去旅游吧。不过，现在可不能像孕前那么随心所欲了，很多事情都要注意：出行的方式、目的地的选择以及旅途中的各项安排，你可以继续往下阅读。

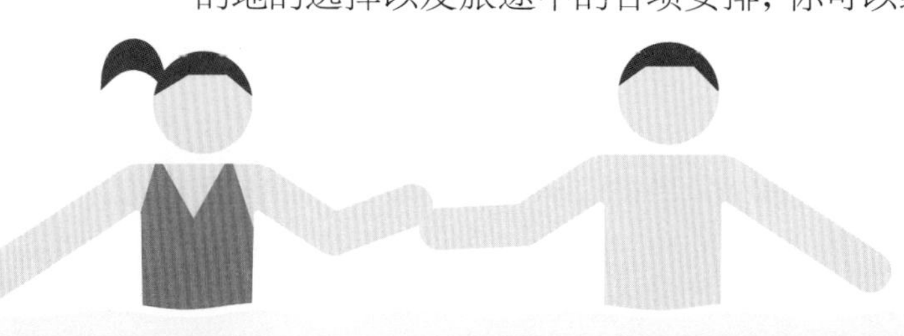

老婆还能坐飞机吗

国外有些机场采用X射线安检，在这样的机场乘坐飞机时，你应向工作人员说明情况，让老婆走绿色通道。

如果你预定了一个出国游，或者想给老婆一个惊喜而短途飞行到外地，以下的一些事情你必须了解。

出行前她要做孕检。孕中期属于相对稳定的时期，如果你的老婆精神状态也比较好，在身体健康的情况下，可以和其他人一样乘飞机旅行。为防患于未然，最好征求妇产科医生意见，医生会让你的老婆先进行一次孕期各项检查。你们最好将体检报告随身携带，若是途中你的老婆身体不适，在外接受治疗时，可以让新医生对你老婆的身体状况有比较清楚的了解。

孕妇坐飞机有限制。许多航空公司接受孕妇乘客，但是有孕期限制。一般而言，怀孕超过32周，但不足35周的孕妇乘机要办理乘机医疗许可。怀孕35周（含）以上者，预产日期在4周（含）以内者，预产期临近但无法确定准确日期者，已知为多胎分娩或预计有分娩并发症者，产后不足7天者，航空公司一般不予承运。你和你的老婆最好提前和选定的航空公司联系，查询他们的规定，因为不同航空公司有不同的规定。

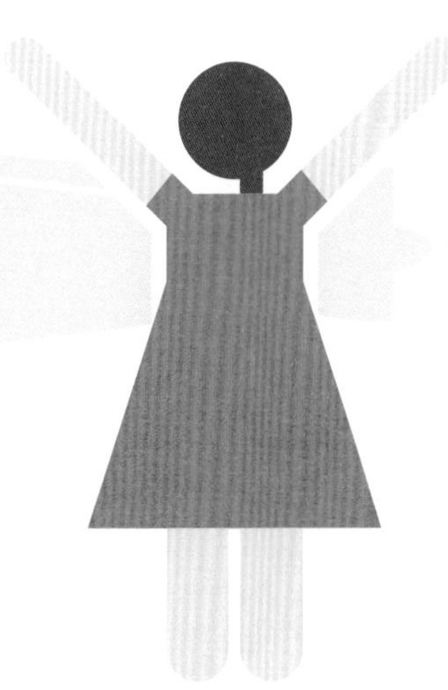

提前了解飞机餐。提起飞机餐，很多人忍不住摇头，即使你觉得提供的餐食还不错，也要考虑到它是否适合老婆吃。最好随身携带食物（全麦面包、饼干、水果、牛奶等），因为飞机上提供的食物可能分量很小，而且还会有飞机延误造成增加等候时间的情况发生。

旅途中避免久坐

由于孕期长时间坐位会增加静脉血栓形成和血栓静脉炎风险，应该避免。

——《约翰·霍普金斯妇产科手册》

久坐会限制腿部血液循环，所以要经常走动。如果是短途，坐汽车出行，要系好安全带，每2个小时在服务站或安全的地方下车休息，活动一下；如果是长途，则最好选择动车、高铁或飞机，至少每1~2个小时起身走动一下；自驾旅行时，每2个小时停下车出去走走或伸展一下身体。

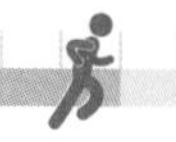

TIP

你未必能精准把握老婆的小心思，制订出最合乎她心意的出行目的地，但只要你能用心打算，就是值得嘉奖的。

哪些地方不要去

对你的老婆来说，只有一个目的地的旅行要比在6天里逛遍6个城市更合适，你自己安排的行程也会比旅行社安排的更好。虽然现在你的老婆精力充沛，但爬山或是找刺激的行程绝不是好的选择。谨记以下注意事项，你们大可自由安排目的地。

●如果你想带老婆去国外度假，尽量不要选择那些与你所在地区时差太大的国家，到达目的地后，尽可能遵照当地作息时间。

●旅游目的地的医疗水平是你要考虑的关键因素，许多疫苗都不适合在怀孕期间注射。如果你们要去的地方容易感染疟疾，那么起程前最好慎重考虑。怀孕使女性比别人更容易感染疟疾，也增加了发病的风险。另外，孕妇感染疟疾也会使流产、早产以及新生儿体重偏轻等情况出现的概率增加。

●由于怀孕后新陈代谢加快，你的老婆可能很难适应炎热、潮湿的地方，如果你们已经选择了这样的地方，那要保证住的宾馆、乘坐的交通工具都有空调。

●海拔高的地方（高于2000米）可能有危险，因为氧气减少对你的老婆和宝宝来说，都是严重的负担。

●怀孕后，受雌激素和孕激素变化的影响，你的老婆皮肤变得敏感，容易长妊娠斑，暴晒则会使症状严重，海滩、草原、岛屿等并不是合适的旅行地点。

减轻时差反应

出发前就应该倒时差，把你的手表和日程安排调整成目的地模式，以便你和你的老婆更好地适应当地时间。到达目的地当天，一定要到户外走走，即使天气不好，没有太阳，也至少要在白天活动活动，阳光照射可以帮助调节生物钟。

这次旅行，我该注意哪些

相对于以前你们一起度假，这次你和老婆都要改变一些行为习惯，你要随时在老婆左右。

对你和老婆来说，怀孕中期的旅行将会久久保留在记忆中，你们相依相伴，谈论着即将发生在两人生活中的巨变，那种温馨美好的气氛简直堪比第二次蜜月。在作为新父母的忙乱而劳烦的日子来临之前，这真是一段惬意的时光。

当然，这次旅行和以前的旅行方式、节奏不同，你需要对吃饭的时间、地点以及能让老婆舒服休息的地方进行一定的计划。

制订旅行计划。即使身体状况很好，孕妇也不能太过疲劳，所以在行程安排上，你一定要为老婆留出足够的休息时间。在出发前，你要查明到达地区的天气、交通、医院等，若行程是难以计划和安排的，有许多不确定的因素，重新修改计划或是直接不去。

带上老婆的孕期食谱。你们在度假放松，而胎宝宝却在一如既往地生长发育，他/她需要的营养供给没有变化。一定要认真选择饮食，让你的老婆既可以品尝到当地的美味，还能满足胎宝宝的营养需求。不要为了省钱，去吃一顿奢侈的晚餐，就放弃早饭或午饭。

老婆的“孕期救护队”。如有必要，为老婆带上足够的营养补充剂，以备整个旅程之用；如果你的老婆晕车晕机，带上防晕止吐腕带，以及医生推荐的有利于旅行者肠胃的药物；如果是在夏天外出，带上防晒霜和不含有毒制剂的驱蚊剂。

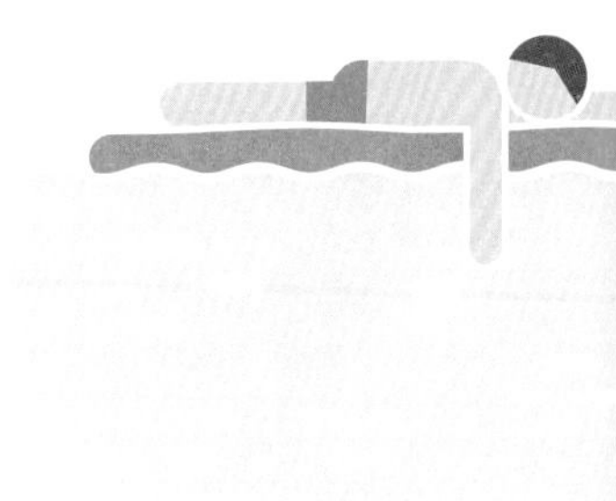

注意饮食卫生。寿司、牛排和溏心蛋不适合孕妇。奶制品、海鲜等食物容易变质，若不能确定是否新鲜，最好不要让她吃。提醒老婆多喝开水、多吃水果。

时刻关注老婆状况。不要只顾着自己一个人游玩，旅途中，如果你的老婆有任何身体不适，如下体出血、腹痛、腹胀、破水等，应立即带她就医。此外，如果老婆有感冒发热等症状，也应该及早去看医生，不要轻视她身体上的任何症状而继续旅行。

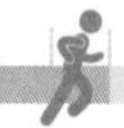

19周 妊娠纹怎么办

老婆的变化：你会发现，她的乳晕和乳头颜色更深了，而且乳房增大迅速，这是在为哺育宝宝做准备。

胎宝宝的成长：现在的胎宝宝动作不但灵活，而且越发协调。交叉腿、屈体、后仰、踢腿、伸腰和滚动，样样精通。

给老婆按摩肚皮是一门学问，"由上至下"只适合前8个月，8个月后就换过来，"由下至上"按摩。

老婆肚子上长出"地图"

你可能也不记得从哪一天起，发现老婆肚皮上出现一些奇怪的"纹路"，有的可能还会出现在胸部、臀部和大腿上。这些在皮肤上出现的红色、粉红色或紫色的条纹，有个专业的名称——妊娠纹，是由皮肤的过度伸展、导致皮肤的弹力纤维断裂造成的。你可能最早会在老婆怀孕5~6个月时发现它们，但大多数会在她怀孕的后半程出现，特别是产前2个月。

在怀孕期间和分娩之后，这些难看的印迹会让你的老婆很郁闷。预防妊娠纹，你可以为她做这些。

坚持为老婆按摩。适度按摩肌肤，尤其是按摩那些容易堆积脂肪产生妊娠纹的部位，如腹部、臀部下侧、腰臀之际、大腿内外侧、乳房、腋下等，可以有效增加皮肤和肌肉的弹性、保持血流顺畅，避免过度牵拉皮肤中的胶原蛋白弹性纤维，减轻或阻止妊娠纹的产生。

橄榄油帮上忙。如果孕妇皮肤干燥或有瘙痒感，产生妊娠纹的概率更大。在给老婆按摩前，涂抹橄榄油，能起到滋润保湿的作用，并且可增加肌肤的柔软度和弹性，使得皮肤组织在脂肪堆积扩张时，能够更加适应。如果能在老婆产后的3个月里，持续对产生妊娠纹的皮肤涂抹橄榄油并施以轻柔的按摩，效果会更好。

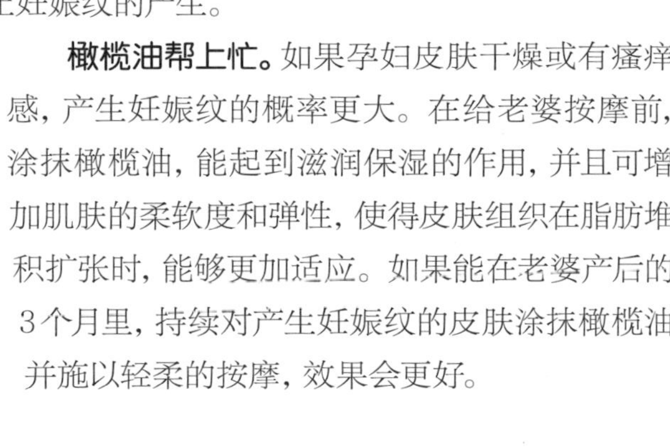

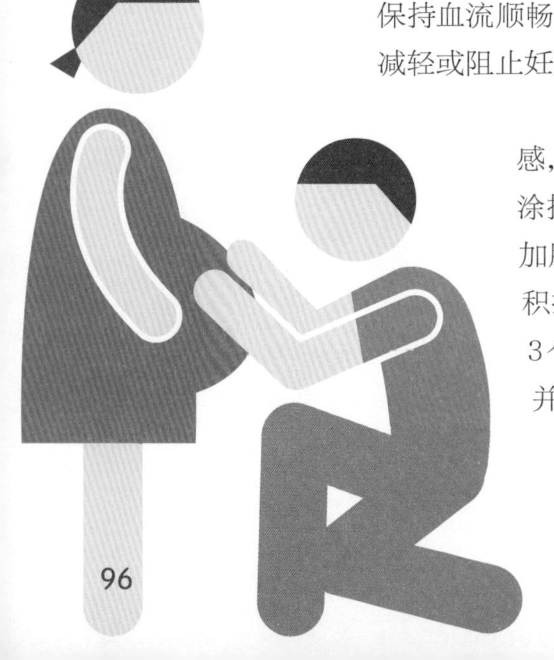

为老婆的好心情“买单”

受孕期激素的影响，老婆的情绪和需求一直处于变化中，你需要采取一切可能的措施减少孕期出现的各种难题。

就算有你充满魔力的指尖按摩，你的老婆还是有可能长出一两道去不掉的妊娠纹。她可能会讨厌自己的身体变化，而且有时会很悲观，从而她的自尊心受挫。不知道怎么让她的心情好起来？让女人开心的事其实也很简单：购物！

怀孕后，老婆的肚子越来越大，你可能会为她的大肚子感到骄傲，但这并不意味着她不想修饰自己的身材。买几件合适的孕妇装，既可以突出肚子，又能让外形看起来更苗条，你的老婆应该想很久了。陪你的老婆去购物，如果她征求你孕妇装的意见，你可以考虑以下几点。

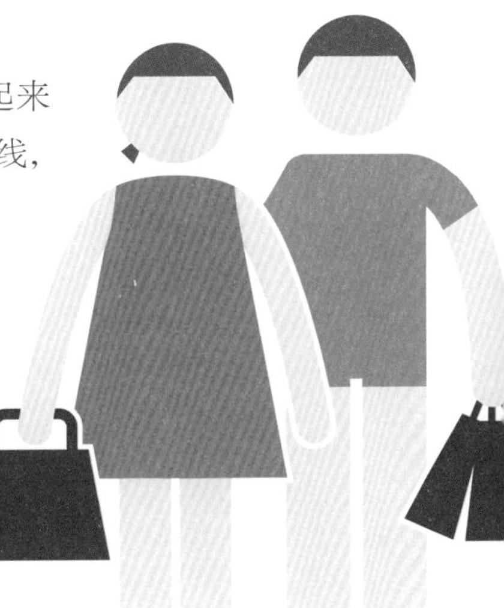

单色系。单色适合所有人——至少能让你的老婆看起来苗条一点。坚持全身穿单色服装（或相近色系），能拉长曲线，让怀孕的女性看起来更瘦。

暗色系。海军蓝、巧克力棕或炭灰色，这类暗色系可以修饰老婆臃肿（这个词就不要在她面前提起了）的身材，让她看起来更苗条。

竖条纹。这是时尚穿着中最经典的一个小戏法，的确很有道理且非常实用。随着你的老婆身材变胖，选择竖条纹衣服可以从视觉上拉长她的体形。

舒适。不要舍不得钱包里的现金，你的老婆需要一些可以随着身材变胖、肚子变大而保持舒适的衣服，购买时要注意选择质量上乘的产品。

控制体重预防妊娠纹

如果增重能保持稳定的速度和适当的数量，就可以在很大程度上预防妊娠纹出现，或减少可能出现的妊娠纹。——《海蒂怀孕大百科》

妊娠纹是因为子宫逐渐增大，使腹壁皮肤张力过大而形成的裂纹，多出现于初次怀孕孕妇的脐下、耻骨联合处、大腿内侧等。孕期体重增长过快，皮下组织会被过分撑开，皮肤中的胶原蛋白弹性纤维断裂，就容易产生妊娠纹。因此，适当控制体重，可以有效防止和减少妊娠纹的产生。

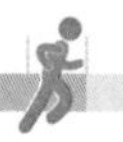

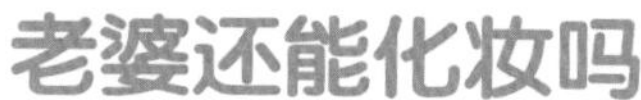

老婆还能化妆吗

老婆喜欢打扮表明她心情很好，是件好事，但你要提醒她，一定要选择对自己和宝宝无害的化妆品。

你可能在想，孕妇不是应该把注意力都集中到肚子里的宝宝身上吗？还顾得了自己整天够不够美，只要不蓬头垢面，能干干净净出得了门不就行了。你的老婆可不这么想！

女人无论在什么时候，她们眼里的“敌人”都是另一个女人，只要有另一个女人的穿着可能博得异性的青睐，她们就总是会在内心暗下决心绝不认输，即使自己是个大肚婆也不例外。

怀孕≠素面朝天。爱美是女人的天性，如果你试图用“素面朝天”“洗净铅华”这些你认为很美的词赞美老婆，希望她不化妆，她可能会用怀疑的眼神“怒目而视”。你想想，那些国际大牌明星，孕期依然风采依旧，即使你的老婆做不到她们那样艳丽逼人，但漂漂亮亮总是件悦己悦人的事。

她可以用孕妇化妆品。要相信，即使是怀孕，你的老婆也想好好打扮自己。她并不是不可以使用化妆品，这期间，可以选择安全性更有保障的孕妇专用化妆品（主要是基础养护类的孕妇护肤品）。

如果你的老婆因工作和社交等不可避免的原因需要化妆，她需要尽量减少彩妆类化妆品的使用量和带妆时间。

尊重老婆爱美的权利。如果你看到老婆在使用化妆品，不要怪她只顾自己漂亮，忽视宝宝的健康，事实上，最关心、最疼爱宝宝的人，是她！在她“臭美”的时候，不要打击她，多鼓励她、认可她。

孕期老婆爱长痘痘

孕期所有的皮肤问题几乎都和“孕期激素分泌”有关，焦急、烦躁只会让痘痘越长越多。分娩后，内分泌恢复正常，痘痘自然会好转。孕期能做的就是选择一套温和清爽、专为针对孕妇痘痘问题研制的皮肤护理用品。

哪些可以，哪些不可以

你可能会被老婆派活儿，去商场帮她买护肤品，如果你一无所知，买错东西，你一定会看到老婆“抓狂”的表情。

“孕期不护肤等于衰老十三年”，如果你不想某一天牵着老婆上街，被问“身边的这位女士是你的姐姐吗”（如果更糟糕，可能会被误认为是你的长辈），你还有什么理由不支持老婆的孕期保养？

可能你觉得那些将女性美容讲得头头是道的男人很“不男人”，但作为男人，特别是丈夫，了解老婆的日常护理还是有必要的，如果你足够了解还有说服力，你甚至可以阻止你的老婆花“冤枉钱”。

头发。如果你的老婆看了杂志或是拿某个明星跟你举例：孕期也可以染发。请一定告诉她：不要染发、烫发，其中的化学物质会影响胎儿的正常发育。还有一个说服她放弃念头的理由：激素的作用可能会使头发在接触染发剂后发生奇怪的反应，她心中迷人的红色或许最终成了不喜欢的紫色。

脸部。满身皱纹的宝宝很可爱，但满脸皱纹的老婆就没那么可爱了。绝大多数脸部护理对孕妇是安全的，但一定要告别部分美容产品：含有维生素A或类维生素A成分、维生素K以及含有水杨酸的产品。含有无机汞盐和氢醌等美白祛斑化妆品也不能用，还等什么，先去检查下老婆的化妆台。对于其他一些你不确定成分是否安全的护肤品，你可以咨询医生。

牙齿。对于牙齿美白产品，同样属于孕妇应该避免的一类。但一定要确保口腔清洁、没有牙垢。怀孕后，老婆的牙龈也会变得很敏感，一定要提醒她小心护理。

指甲。如果你的老婆喜欢到美甲沙龙修指甲，你必须警惕了，吸入那些化学物质绝不是什么好事，那种味道也很容易让怀孕的老婆感到恶心。而美甲时使用的丙烯材料不仅有强烈的刺激气味，还容易诱发甲床感染。

20周 小心孕期便秘

老婆的变化：她的肚子越来越大，行动变得笨拙起来。这个时候，她可能正受着便秘的困扰，提醒老婆多吃蔬果，多喝水，保持适量运动。

胎宝宝的成长：这是胎宝宝感觉器官发育的重要时期，味觉、嗅觉、听觉、视觉和触觉的神经细胞已经"入住"脑部的指定位置。

请你仔细捕捉她的变化，用几个适当的词语及时、准确地给她安慰，你也可以直接给她一个拥抱，效果更好。

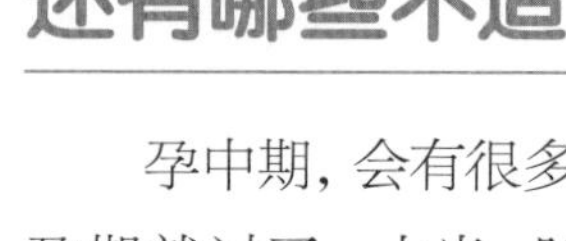

还有哪些不适

孕中期，会有很多让你们开心的事。比如过了这个时期，孕期就过了一大半，胎宝宝情况也比较稳定了。而且，老婆的妊娠反应减轻，精力也在恢复，相对来说，这个时期是她最容易度过的时间段。但也有不好的消息，你的老婆会被各种不适困扰。

便秘。怀孕后，孕妇的胎盘会分泌大量的孕激素，使胃酸分泌减少、胃肠道的肌肉张力下降及肌肉的蠕动能力减弱。吃进去的食物在胃肠道停留的时间加长，使食物残渣中的水分又被肠壁细胞重新吸收，粪便变得又干又硬，不能像孕前那样正常排出体外。

流鼻血。流鼻血是怀孕期间较常见的一种现象，在怀孕的早期、中期和晚期都会出现，尤其在怀孕的中晚期会较严重。

牙疼。据统计，约有50%的孕妇会罹患妊娠期牙龈炎，临床上表现为妊娠期牙龈肿大，尤其是牙缝间开始肿大、色泽鲜艳、质软、容易流血。

水肿。怀孕期间，孕妇常出现双手、双脚水肿的现象，这和孕期体液增加有关。

皮肤瘙痒。皮肤瘙痒的孕妇并不在少数，由于腹部皮肤被增大的子宫撑大，皮肤的弹力纤维被拉开，形成妊娠纹，妊娠纹部位就会有痒感，这种现象在怀孕中晚期比较常见。

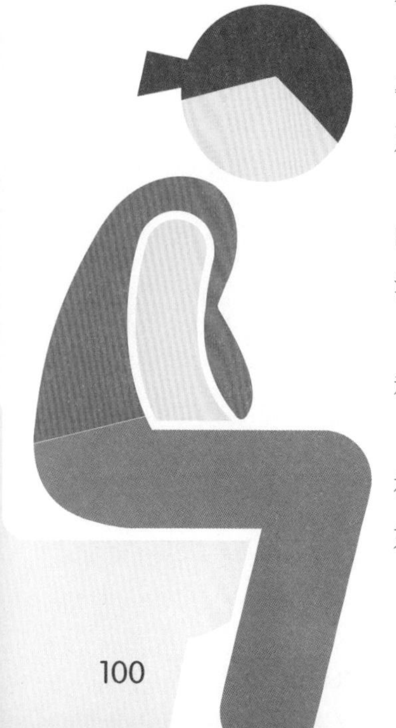

帮老婆打败便秘

监督你的老婆每天喝足1000毫升的水，耐心地告诉她：喝水越多，身体的负担就越轻。

被便秘缠上的孕妇们可真是有口难言，肠道肿胀，运动迟缓，排便异常……那"作恶多端"的激素正一刻不停地阻塞她的肠道，让它"消极怠工"。

老婆正遭受着便秘的困扰和折磨，你不会"天真"地认为给她买泻药，就是"模范丈夫"的最佳体现了吧？恭喜你，又愚蠢了一回！大多数泻药都有引起子宫收缩的可能，易导致流产或早产，你的老婆不能用！

●打败便秘的有力武器是膳食纤维，大量摄入新鲜水果、蔬菜、全谷类食物，可促进排便顺畅。不过，千万别让老婆吃个没完，那会让她腹胀，产生大量"有害气体"。

●孕妇不宜吃辛辣刺激性的食物，在给老婆做饭时，不要使用过多热性调料，如花椒、大料、胡椒粉等。

●水、果汁、蔬菜汁不仅能促进肠道运动，还能软化大便，使孕妇在排便时不会感到那么痛苦。

●为你的老婆准备些含脂肪酸较多的坚果和植物种子作为零食，如核桃、腰果、葵花子等，也可缓解便秘。

●平时多活动可增强胃肠蠕动，提醒老婆不要长时间坐着，每隔1个小时，适当活动。晚饭后，陪你的老婆散散步。

●睡眠充足、心情愉快、精神压力得到缓解等都是减轻便秘的好方法。还等什么，哄你的老婆开心。

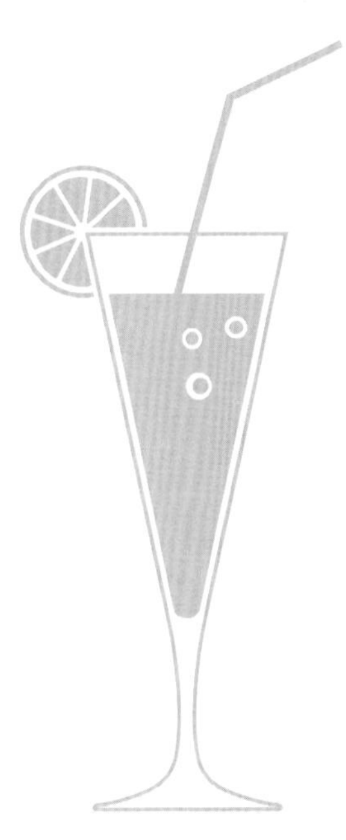

孕期痔疮早就医

肠蠕动减弱，粪便在大肠停留时间延长出现便秘，加之直肠静脉压增高，孕妇易发生痔疮或使原有痔疮加重。——《妇产科学》

虽然痔疮除了不适之外并没有什么危害，但当孕妇有痔疮的症状时，必须根据其症状的严重程度及怀孕的时期选择适当的治疗方法，原则上仍以保守疗法为主。若经医生诊断确需进行手术者，也应尽量在怀孕中期以适当的方法手术治疗，这样不但手术后的并发症少，也有良好的治疗效果。

TIP

让流鼻血的老婆仰头可不是正确的做法，如果血液流向口腔，不慎被咽下，可能会刺激她的胃黏膜，引起呕吐。

流鼻血

把话题从便秘上转移开来，关注一个很少被人关注，但确实会让孕妇们很不舒服的现象：流鼻血。

引起流鼻血的还是熟悉的老朋友——孕激素，它会使血管扩张，容易充血。当你的老婆鼻出血时，你首先要保持冷静，如果你的慌乱引起老婆紧张，就会使她的血压增高而加剧出血。

你可以让老婆微微抬头（而不是躺下或后仰），用拇指和食指捏住她的鼻翼，坚持5分钟，如果还流血，可以在她的额头上敷上冷毛巾，并用手轻轻地拍额头，从而减缓血流的速度。若采取上述措施还不能止血，或者经常出血且情况严重，要及时带老婆就医。

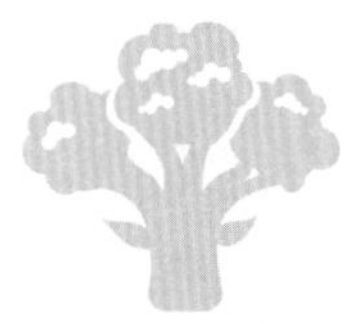

此外，如果你的老婆容易流鼻血，她的日常膳食中，就应该多吃些富含维生素C、维生素E的食物，如白菜、油菜、青菜、丝瓜、黄瓜、番茄等蔬菜，苹果、杏、桃、芒果、红枣等水果，以及瘦肉、豆类、乳类、蛋类等，增强血管弹性。

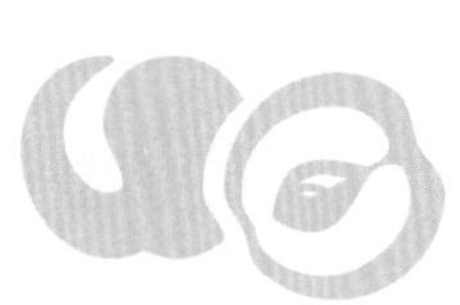

牙龈告急

怀上宝宝后，你们的大部分注意力都集中在肚子上，就连你的老婆都容易忽视口腔，直到问题出现才引起重视。

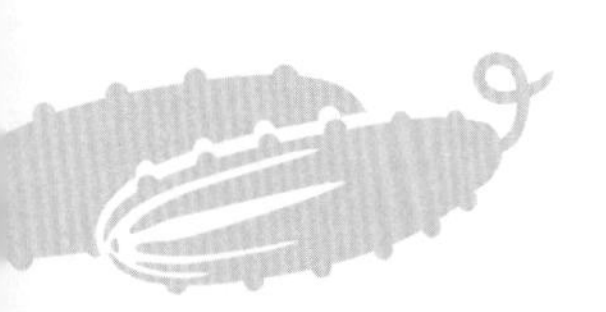

下面这段内容，是和你的老婆说的，当然，你可以转述给她听，或者直接把书拿给你的老婆阅读。为了保证孕期的牙齿健康，可以尝试以下做法。

●进餐后要漱口，每天至少要刷2次牙。

●使用牙线作为辅助方式，清洁牙齿上的牙菌斑和食物残渣。

●如果有智齿，使用抑制细菌的牙膏，或服用适量的维生素D。

●少用含氟牙膏，防止氟影响胎宝宝大脑神经元的发育。

老婆的“小粗腿”

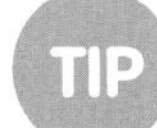

如果你老婆的小腿看起来像白萝卜一样，并逐渐上升至大腿、腹部至全身，立即向医生描述她的症状。

这段日子里，肚子并不是你老婆唯一鼓起来的地方，肿胀也常会出现在她的肢体末端。虽然这些肿胀的部位看起来一点也不漂亮，但手部、踝关节和双脚的轻微水肿完全正常。总的来说，水肿不会对你的老婆有什么危害，只会带来一点不适，以及对时尚的一点妥协——她再也不能把肿起来的脚踝放进那双时髦的皮靴里了。好了，认真点，下面是一些可以帮助你老婆缓解水肿的方法，你要做的——同上（转述或把书递给她）。

●每天应卧床休息至少8~9小时，中午最好平卧休息1小时，采用左侧卧位的姿势有利于减轻水肿。

●经常到户外散步，用适当的运动来促进下肢血液循环。

●孕期水肿和饮水量并没有直接的关联，更不能因为水肿而减少喝水，多喝水，以便更多地排出身体内的水分。

●以清淡的蔬菜、水果为主，若水肿是由摄入盐分或糖分太多引起的，应减少食盐的摄入量，不要吃咸菜。

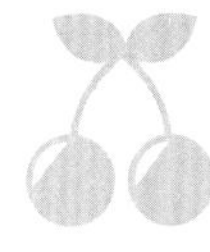

皮肤瘙痒

这种现象在怀孕期间非常普遍，以肚皮发痒为多见，这是因为肚子变大，皮肤被快速撑开，导致皮肤丧失水分。一旦你的老婆出现肚皮发痒的症状，千万制止她那双想抓挠的手，为她涂抹一些保湿乳液并加以按摩，就可缓解发痒的感觉。

如果你的老婆是油性发质，她可能还会有头皮出油及发痒的现象。尤其在炎热的夏季，皮脂分泌量会增加，使得头皮出油的情况加重。若头皮出油再加上灰尘、污垢、汗水，更会引起头皮瘙痒。你可以为她更换止痒去屑、适合油性发质的干爽型洗发水。

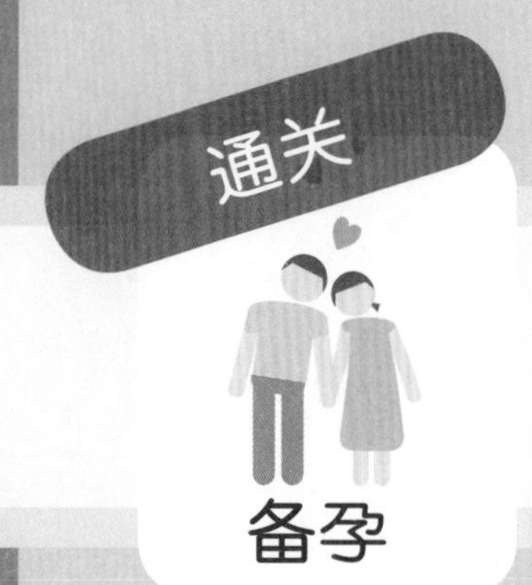
通关
备孕

通关
孕1月

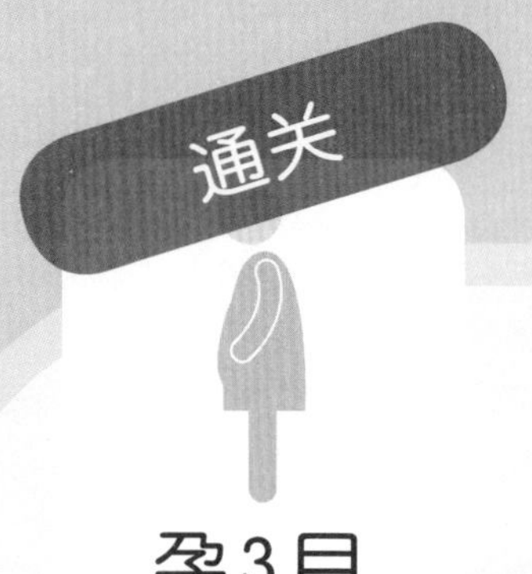
通关
孕3月

通关
孕2月

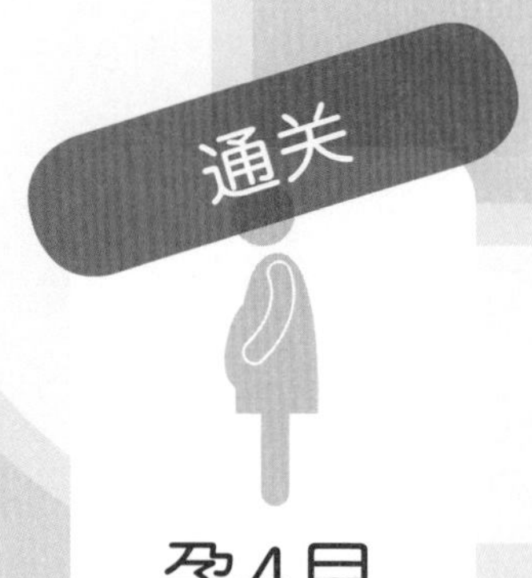
通关
孕4月

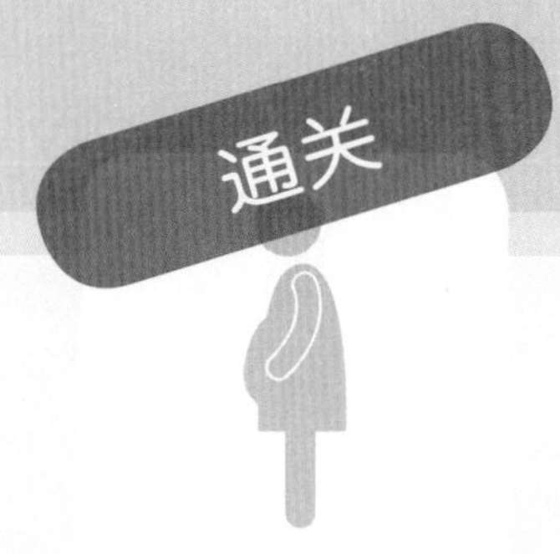
通关
孕5月

孕10月

出生

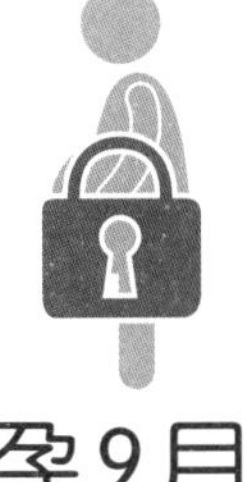

孕9月

孕8月

孕6月

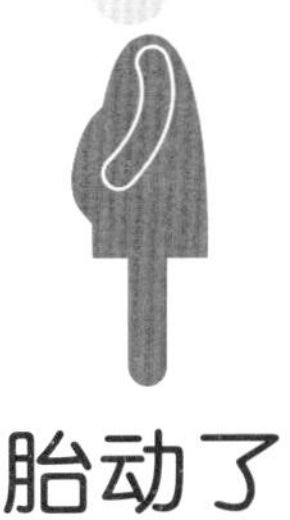

胎动了

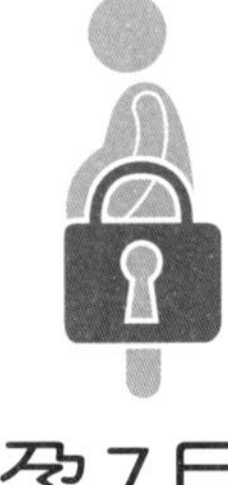

孕7月

21周 摸得到的胎动

老婆的变化：一般在这周，隔着老婆的肚皮就能感觉到胎动。这时候你可以和她一起数胎动，直接与胎宝宝交流情感。

胎宝宝的成长：现在的胎宝宝，听觉变得很灵敏，如果正在睡觉，外面较大的声音会把他/她吵醒。当胎宝宝醒着时，听到喜欢的声音，也会做出反应。

当你的老婆和你说，她感受到第一次胎动时，欢呼庆祝吧，这说明你们的宝宝很健康。

第一次胎动

在本周或更早些，你的老婆开始感觉到胎宝宝在动，这就是“胎动”。你当然无法亲身体会这是一种什么样的感觉（是不是有点羡慕你的老婆），这种感觉就像是捧着一只蝴蝶在手中，感觉它的翅膀在颤动一样。慢慢地，胎宝宝动作的频率在增加，力量也在一天天加大，最后变成真正的拳打脚踢了。

如果对你来说，在检测仪的屏幕上看到胎宝宝的那一瞬间，就发自内心地相信新生命降临了。那么，你的老婆一定是在被小家伙一脚踢醒的那一刻，真正意识到肚子里的小东西是不容忽视的。在随后的日子里，你的老婆可能会在睡梦中被胎宝宝的一脚猛踢或一记猛拳惊醒。

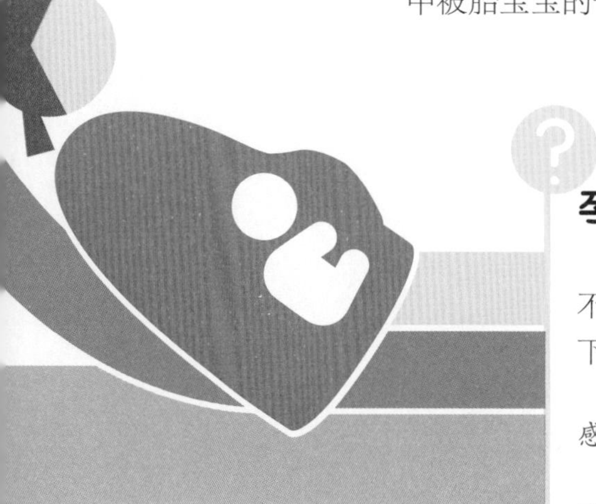

孕妈妈是怎么想的

第一次胎动的感觉对每个孕妇来说都是不相同的，你可以听听她们的说法来“体验”一下这种感觉。

“我是在某一天的工作时间感受到胎动的，那种感觉就像是我的肚子里正在冒气泡，非常神奇！”

“我被这小家伙吓到了，那是一种爆米花在肚子中爆开的感觉，后来我才意识到，这是大家说的胎动。”

准爸爸也想感受胎动

早晨和晚上的时候胎动会比较明显，这时候和胎宝宝说说话，讲胎教故事效果更好。

等着胎宝宝踢肚子会让人心急如焚，尤其对于你来说。其实，在一天当中，胎宝宝既要有休息时间，也要有运动时间。如果你也想感受这小家伙的胎动，在他/她活动最多的这些时候，陪在老婆身边，将手或头贴在她的肚子上。

吃饭以后。饭后，孕妇体内血糖含量增加，胎宝宝也“吃饱喝足”，有力气了，所以胎动会变得较频繁一些。

晚上睡觉前。通常，胎宝宝在晚上动得最多，这个时候，你们可以静下心来感受胎宝宝的胎动。

听音乐的时候。受到音乐的刺激，胎宝宝会变得喜欢动，这是传达情绪的一种方法。你可以在每晚睡前和老婆听听音乐，既是给胎宝宝做胎教，也能感受到胎宝宝的活动。

对着肚子说话的时候。当你对着老婆腹部和胎宝宝交流时，他/她会用胎动来回应，以传达自己的感受。

肢体运动。胎宝宝进行四肢运动时会伸伸胳膊、踢踢腿，你的老婆会感觉胎宝宝正在腹中跳动或踢动，一般会持续1~15秒。如果你实在无法想象胎动的感觉，可以试试将手指放在口腔里，轻轻弹动，体验这种感觉。

全身运动。胎宝宝整个身躯的运动，如翻身。翻身时会左右转动身体，力量较大，持续时间也较长，一般为3~30秒。你的老婆会感觉肚皮有翻滚、牵拉的感觉。

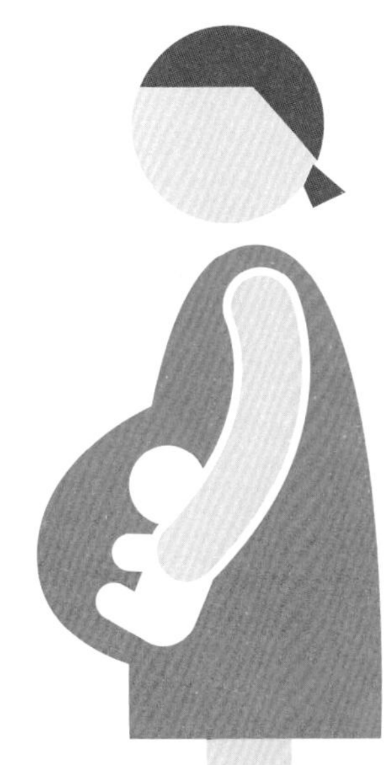

孕38周后监测胎动

胎动计数是用于健康孕妇担心胎儿运动减少感觉的筛查和保证，也可以被用来作为高危孕妇首选监测方法。——《约翰·霍普金斯妇产科手册》

孕晚期，尤其临近产期的孕38周后，对胎动的严密监测就是在监护胎宝宝的生命安全。孕妇应该以24小时作为一个周期，观察胎宝宝的胎动是否正常。当胎动规律发生变化时，胎动次数少于或者超出正常胎动次数，要格外小心。发现异常，比如1小时胎动次数小于3次，要立即去医院检查。

轻轻拍老婆的肚子，胎宝宝如果反应很大，说明他/她还不习惯，你要马上停止，下次再给予适当刺激，让胎宝宝慢慢适应。

和胎宝宝玩“踢肚子”的游戏

当你的老婆感受到有胎动时，你可以和胎宝宝开展“踢肚子”游戏，以增进感情，刺激胎宝宝的反射能力，还有利于胎宝宝的体格发育。

当胎宝宝踢老婆的肚子时，轻轻拍打她被踢的部位，静候胎宝宝第2次踢打。一般在1或2分钟后，胎宝宝会再踢，这时再轻拍几下肚皮，接着停下来。如果你拍的地方改变了，胎宝宝会朝你改变的地方再踢，注意改拍的位置与原胎动的位置不要太远。“踢肚子”游戏每天进行2次，每次数分钟。

在和胎宝宝玩“踢肚子”的游戏时，动作要轻，轻轻触摸、拍打即可，不能太用力。不要用手在老婆的肚子上绕圈，以免胎宝宝跟着转圈，导致脐带绕颈。另外，在老婆感觉胎动频繁时，做游戏也容易造成脐带绕颈，应该避免。

胎宝宝缺氧会“发脾气”

如果你认为胎动只是胎宝宝“贪玩”，而你正好有机会提前感受下“逗娃”之乐，很抱歉，又要说点专业性的东西来扫你的兴！

胎动是胎宝宝生命的征象，同时，也能反映胎宝宝在孕妇肚子里的安危状况。如果胎宝宝在子宫内缺氧，就会通过胎动发出他/她的小情绪。因此，从你的老婆有胎动开始，你们就应该每天数胎动了。

计算胎动，让你的老婆取坐位或卧位，每日早、中、晚在固定的时间内各数1小时，3次相加的数乘以4，即为12小时的胎动数。

每小时胎动3~5次，12小时内胎动约为30次表明胎宝宝正常。但胎动的次数和强弱，个体差异很大，只要胎动变化曲线不大，就说明胎宝宝的发育是正常的。如果连续4个小时没有胎动，或在一段时间内感到胎动变得特别频繁，可能是子宫内缺氧的表现，要立即去医院检查。

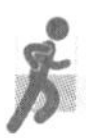

测量老婆的宫高、腹围

随着孕期的进展，孕妇的子宫顺应胎宝宝的发育而增大，通过宫高和腹围的测量即可初步判断孕周，并间接了解胎宝宝的生长发育状况，估计胎宝宝的体重。

一般情况下，产检的时候医生会帮你的老婆测量宫高，但是，定期的产检，远不如在家测量方便。准爸爸们，为老婆提供帮助和表达关爱的机会来了！

宫高大概是从你老婆的肚脐眼到胸部的距离，腹围是指她肚子最高处绕腰部一周的长度。孕20周开始每4周1次，怀孕28~35周每2周1次，怀孕36周后每周1次，在家为老婆测量宫高和腹围，再对照以下的表格，能够估计胎宝宝的发育是否在正常范围以内。

TIP

发现老婆的数据和标准表有出入，先不必紧张，排除误测情况，孕前每个人的胖瘦不同，腹围的增长情况不可能完全相同，有疑问，及时咨询医生。

宫高正常标准表

孕周	下限（厘米）	上限（厘米）	标准（厘米）
满20周	15.3	21.4	18
满24周	22	25.1	24
满28周	22.4	29	26
满32周	25.3	32	29
满36周	29.8	34.5	32
满40周	30	34.5	32

腹围正常标准表

孕周	下限（厘米）	上限（厘米）	标准（厘米）
满20周	76	89	82
满24周	80	91	85
满28周	82	94	87
满32周	84	95	89
满36周	86	98	92
满40周	89	100	94

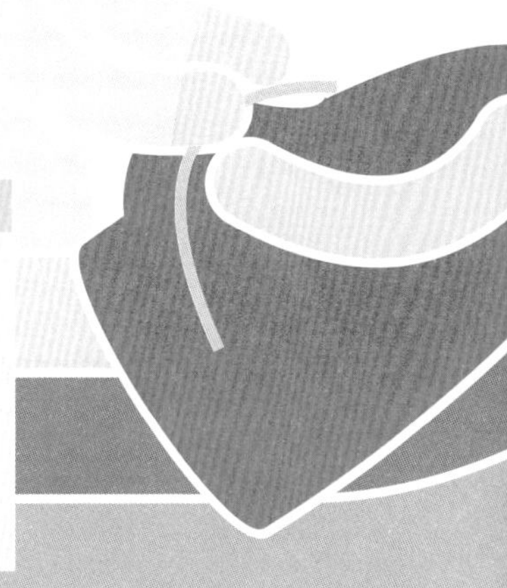

22周 准爸爸可以准备了

老婆的变化:她的体重迅速增加，腹部越来越大，你可能会发现她的肚脐不再是凹下去的，有可能是平的，也可能已经凸出来。

胎宝宝的成长:现在的胎宝宝，皮肤上有了汗腺，但皮下脂肪尚未产生，皮肤依然是皱巴巴、红红的，脸上布满了纤细柔软的胎毛。

你对自己儿时经历思考得越多，就越会对自己孩子的心理健康产生正面影响。

想想怎么做爸爸

就要做爸爸了，对一个男人来说意味着很多。它可以让你为自己的男人气概而骄傲，或者对自己的王国即将有新人闯入而感到某种威胁，或者为如何负担养育孩子的费用而不由自主地发愁。不过，男人们很少将做爸爸之前的这段心理过程拿来讨论，很可能是因为这个话题涉及太多他们内心的感受。

再也没有什么事会比快要做爸爸时，更能让你回忆起自己是个孩子，爸爸是如何对待你的。你会惊讶地发现，所有你以为早已经忘记的场景，此时都一幕幕清晰地浮现在眼前，这是因为你的意识和潜意识都在帮助你面对这样一个事实：你就要坐上父亲的宝座了。

研究发现:回顾自己的童年时代，审视自己与父母的关系，不仅为了模仿父母的做法，更是为了创造属于自己的育儿方式，虽然这并非易事。而用自己的方式，又会培养出有着新的优点和缺点的下一代。

真正思考过自己与父母关系的准爸爸们，将来的孩子会更快乐；而那些面对问题纠结矛盾，或者从未认真计划过如何做父亲的人，将来的孩子则更容易在人际关系方面出现问题，更普遍地表现出焦虑、忧郁的倾向。因此，如果你发现自己最近总是在回忆童年，那么想想也无妨，也许将来你的孩子会因此而受益。

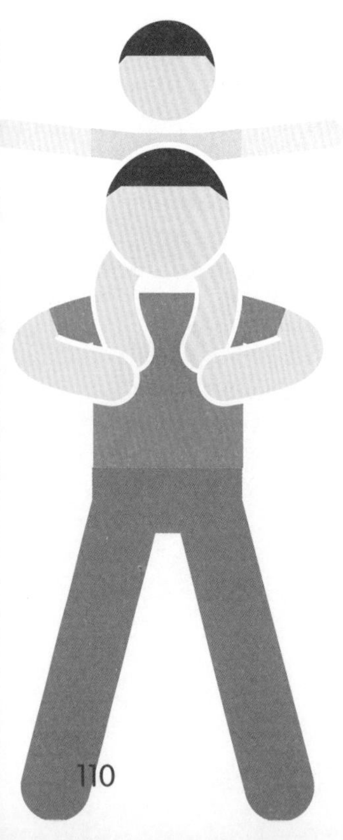

如何在工作和孩子之间寻求平衡

怀孕和生产这件事，想要做临时调整是很困难的，你要提前做好物质和思想上的准备。

当你和老婆商量好公布怀孕的消息后，你就可以告知老板，并及时告知你的部门经理和公司人力资源部门了。其实很多公司对新生儿父亲提出的要求，还是很乐于考虑的（毕竟，老板们也是父母，人之常情嘛）。如果你疑惑如何能够在工作和孩子之间寻求平衡，不妨参考以下建议。

跟有孩子的同事聊聊。问问他们当时是怎么做的，他们可能还知道公司为准爸妈或新生儿父母提供的优惠政策。

保持客观的心态。尽管你休假、请假的要求合情合理，但是有时你只能去处理那些你认为关键的事情。如果你的休假、请假要求与工作出现冲突，保持客观的心态，及时和你的部门经理或主管沟通。

把家人“拉入伙”。让家人们知道你需要去照顾老婆，同时还要兼顾工作，获得他们的支持，这样你有事的时候，他们可以帮你分担一些。等到“新生儿庆生会”的时候，记得好好感谢他们！

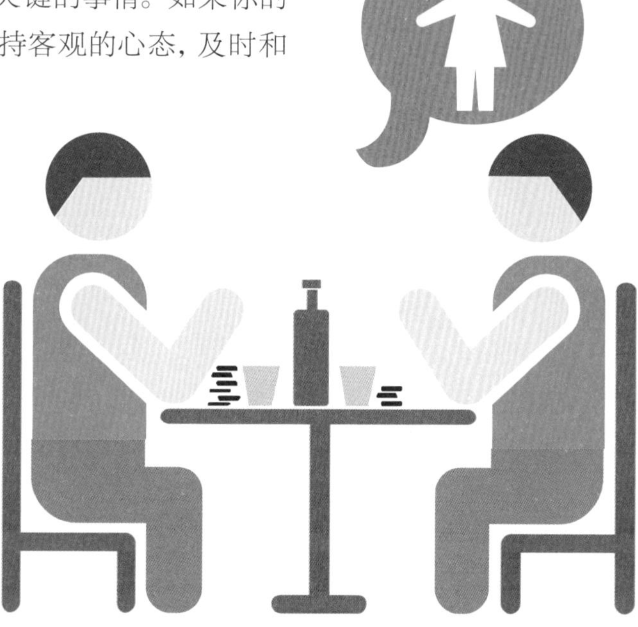

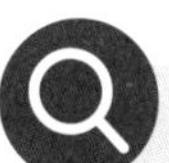

怀孕后也可以继续工作

大多数孕妇在整个孕期均可参加工作。——《约翰·霍普金斯妇产科手册》

怀孕并不一定不能工作，很多女性都成功地在工作和怀孕两方面取得了平衡。只要从事的工作不是很繁重，工作时间不是很长，工作间隙可以适当休息，职场孕妇一样可以继续发展自己的事业，不必辞职待在家里。但如果从事的岗位对胎宝宝的健康有不利影响，那么孕妇必须做出取舍。

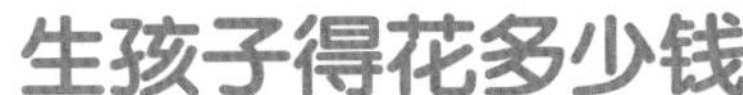

生孩子得花多少钱

明确每个月的固定开支以及可以在哪方面削减一定开支，可以让你在生孩子的花费上更加从容。

接下来，给你说说家用问题。老婆怀孕或休产假期间，你的家庭收入很可能会减少，你需要有心理准备。而且，在孩子出生之前，你早就开始增加支出了。

孕产期的主要费用（仅供参考）

产检	全程约4000元，但大多数生育保险都能报销	
分娩	自然分娩约3000元，无痛分娩约4000元，剖宫产约8000元	
住院	每天150~200元，一周约1500元	
孕妇课堂	大部分城市的医院都开设了这样的课程，一般免费	
宝宝第1年的主要费用	纸尿裤	质量较好的每片1.5~2.0元，前3个月每天消耗10片左右
	配方奶粉	普通配方奶粉的售价每罐（800克）在300元左右，进口配方奶粉售价则在300~400元（如果你们打算纯母乳喂养，可省下这笔费用）
	就医	宝宝可能会出现发热、腹泻，甚至肺炎等病症，治疗、药物、交通等也是一笔开支
	避免浪费	可以到购物网站购买一些八成新的二手用品（婴儿床、摇篮、小推车），更可以从亲戚朋友那里得到一些旧衣服。一般来说，宝宝出生后会收到亲朋好友送的一些成套的宝宝服、纸尿裤等，所以，自己只要准备一些小被褥、奶瓶等物品就行了。可以随着宝宝的生长需要再进行购买，不要准备过多，以免造成浪费
哺乳期妈妈的相关费用	营养品	哺乳妈妈对营养素的需要量较高，因选择的营养补充食品品牌不同，相应的费用支出每月200~300元
	保姆	月嫂的费用为每月5000~10000元，普通保姆的费用为每月3000~5000元（各地有所差异）

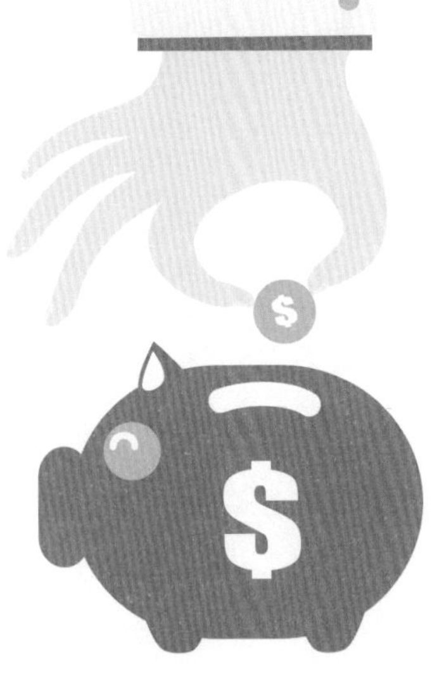

节省不必要的开支

总的来说，生孩子还是不便宜的。如果你总是盯着这些可怕的数字，那么接下来养孩子你恐怕就要躲到床底下了。所以，在购买之前，先听听一些建议。

向过来人取经。在买东西之前，最好向有经验的爸妈取经。如果方便，最好多请教几个，综合他们的意见，买真正需要的东西。

买打折的品牌商品。一些大品牌的商品，会在一定的时间推出打折的优惠，可以趁此机会采购一些，既能保证质量，又能节省开支。

一个品种不要买太多。宝宝长得快，那些小衣服和鞋子很快就穿不上了，小号的奶嘴、纸尿裤也会很快过渡到中号或大号，加上季节更替，一个品种备多了，用不上反而浪费。

一次不必购买太多。不要想着在生产前把宝宝出生以后很长时间的东西都买齐了，备齐老婆坐月子期间需要的物品就行了，如果想从容些，最多备到宝宝3个月用的就足够了。

没必要每件东西都买新的。只穿过几个月的孕妇装，只下过几次水的宝宝装，从同事朋友那儿传过来的这些东西，只要质量好，尽可放心使用，能够为你节省不少开支。

接下来的半年，你和你的老婆会一直争论：哪些东西该买新的；哪些东西应该让别人送；哪些东西应该网购；哪些东西根本就不需要买。

TIP

不论你和老婆采用什么省钱高招，都要统一意见，共同执行。

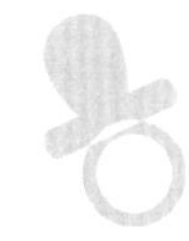

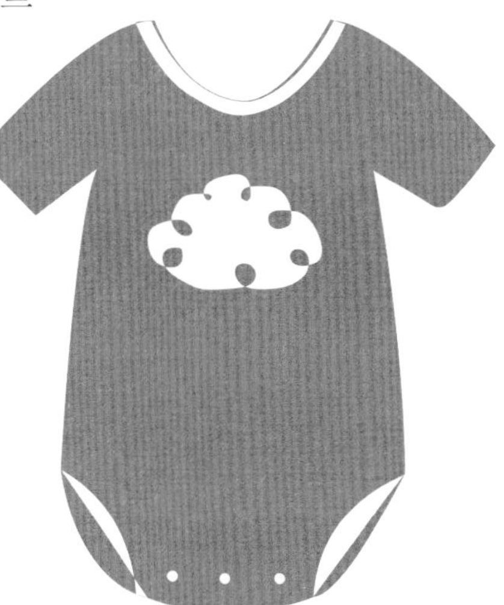

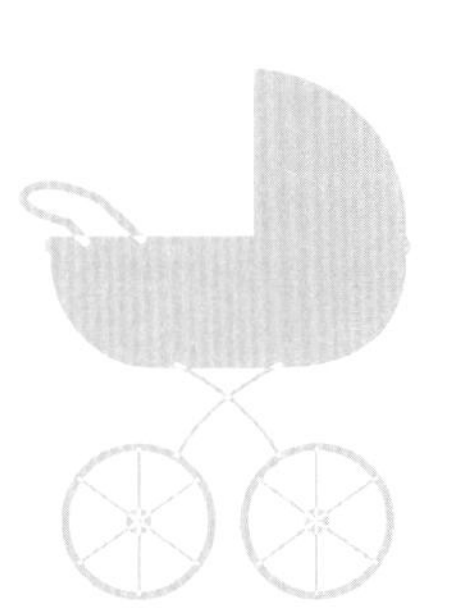

23周 购买清单及挑选指南

老婆的变化:她的子宫升到肚脐上方约4厘米处，并开始压迫膀胱，尿频的情况可能更严重，会经常上厕所。

胎宝宝的成长:小家伙的骨骼和肌肉都已经长成，身材也很匀称，不过皮肤还是皱巴巴的，这是在为皮下脂肪的生长留出余地。

先咨询身边置办过婴儿用品的同事朋友，制订购物清单。

艰巨的购买任务

你可能认为准备婴儿用品真是小菜一碟，一个小孩子能用到多少东西？几个奶瓶，一些尿布，还有婴儿车，就这些，是吗？

答案很简单:不是的。你之前从没有做过有关准备婴儿用品的事情，而且婴儿用品有许多种类，你需要做大量的研究才能选择好。

或许你们已经决定要纯母乳喂养宝宝，但哺乳期间难免会遇到一些特殊情况，那你们就需要准备奶瓶，购买哪种材质的奶嘴呢？是乳胶、硅胶还是橡胶的？哪种对孩子最好？以前没养过孩子的爸爸们肯定不知道答案，举这个例子只是想让你知道选购婴儿用品是多么复杂的事。比如，你喜欢某种品牌的婴儿车，但这个牌子的婴儿车曾出现安全问题，该如何选择？

你是否意识到自己面临的各种问题的复杂程度？选好每一个婴儿用品对任何人来说都是一项艰巨的任务。你只能通过各种途径了解重要婴儿用品的有关信息，下面的内容将为你仔细说明。

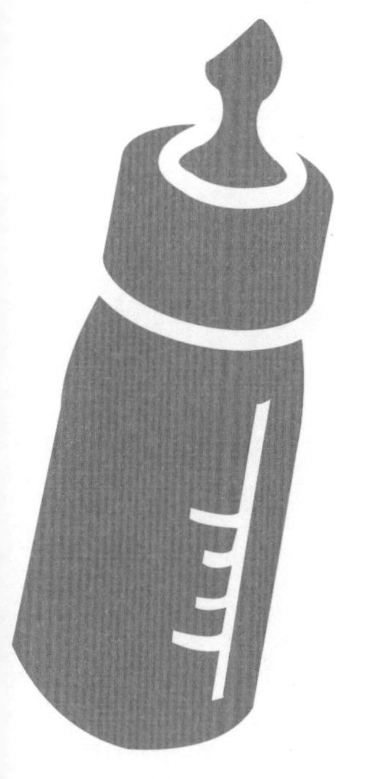

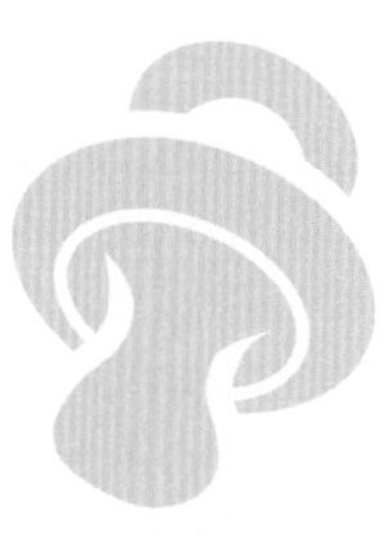

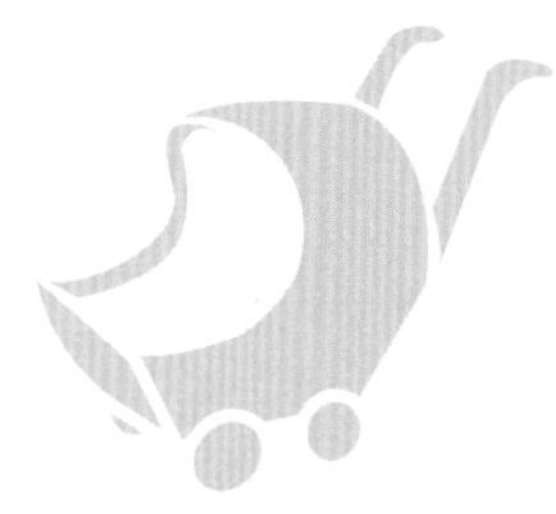

购物清单

你应该多去一些店铺，记得要货比三家，网络购物更要加倍小心。

无论走进哪一家婴儿用品店，你都会为如何挑选伤透脑筋，不过要记住，只有少数物品是必需的，而其他一些东西，尽管充满诱惑力，却不是必要物品。在孩子出生前，你需要备齐以下物品：

服装类。上衣、裤子、围兜、帽子、手套、袜子等。

床上用品类。婴儿床、包被、睡袋、床单、隔尿垫、枕头等。

喂养用品类。配方奶粉、奶瓶、奶嘴、奶嘴刷等。

洗护用品类。婴儿洗发液、婴儿沐浴露、润肤产品、爽身粉、护臀霜、毛巾、浴巾等。

日常用品类。尿布、纸尿裤等。

户外用品类。婴儿车、安全座椅、婴儿背带等。

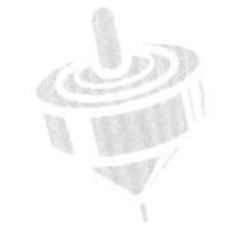

该去哪里买

在品牌实体店购买，比如各大商场的婴儿专区，可以让你亲手触摸到货物，而且如婴儿床、婴儿车以及安全座椅之类，一般都会有销售人员告诉你怎样组装和安装，为你指出不同款式的不同附加功能。

除了实体商场，蒸蒸日上的网上销售业，他们的货物也非常齐全，而且省钱又省事（送货上门），所以也不要忘了去一些育儿网站找找物美价廉的产品。

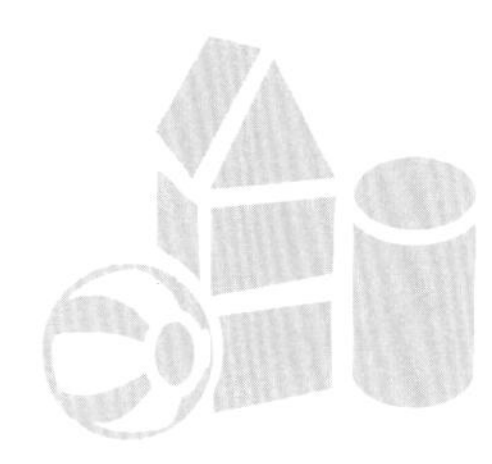

选择合适的奶嘴

选择奶嘴时，你可能要试很多种才能找到婴儿喜欢的奶嘴。

——《美国儿科学会育儿百科》

奶嘴有橡胶和硅胶两种材质。橡胶奶嘴天然环保，富有弹性，质感柔软，近似孕妇的乳头；硅胶奶嘴没有橡胶的异味，容易被宝宝接纳，而且不易老化，抗热、抗腐蚀。如果发现，宝宝喝奶时比较用力，吃完奶后比较疲惫，有时会憋红小脸甚至哭闹，就说明要更换奶嘴了。

对于不是很急需的物品，你可以慢慢购买。

婴儿用品准备攻略

你会觉得很多婴儿用品是被迫（主要是你老婆逼你）买回来的，根本没必要。不过，还是有一些东西是必要的，如果没有的话，今后照顾宝宝会不太方便。你的预算和亲友们的慷慨从一定程度上决定了你会买哪些东西，但是如果你想以自己的选择为准的话，下面列出的是一些要备的婴儿用品。

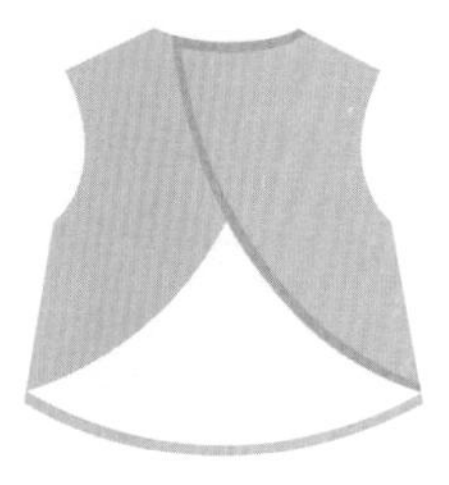

衣服篇

衣服肯定是最先要准备的东西，宝宝不同月龄阶段，衣服款式也不尽相同。新生的宝宝在月子里基本上不出门，衣服以舒服、方便换尿布为主，所以不需要准备的太花哨，和尚服、蝴蝶衣尤为适合；宝宝大一点，可以选择包屁衣、连体衣等。

●和尚服。这是新生宝宝必要的一种衣服，尤其是刚出生以后，可以方便新手爸妈穿脱，而且不会伤害宝宝幼嫩的身体。

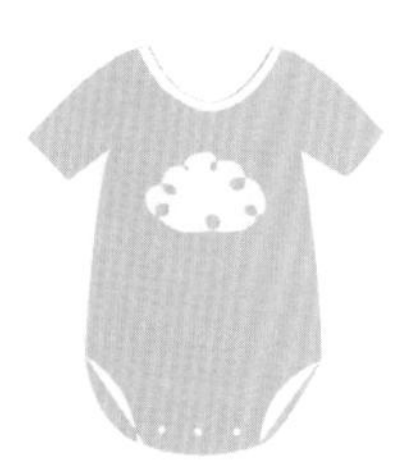

●蝴蝶衣。穿着与和尚服类似，腿部比较宽松，同样适合刚出生的宝宝、

●连体衣。顾名思义，就是上身、下身连成一体的衣服，适合温度较低的情况下穿着。从款式上分，有按扣式和拉链式、露脚式和包脚式。国内很多连体衣有开裆设计，便于把尿，但现在越来越多的医生建议最好不要给宝宝穿开裆裤，避免私处感染，也避免把尿不当对宝宝造成伤害。国外没有把尿的习惯，更没有开裆裤一说，裆部全部用按扣连接。

●包屁衣。就是屁股部分只用扣子扣起来的衣服，适合稍微大一点的宝宝穿着，它的好处就是完全不用担心宝宝的肚子会着凉，换尿片的时候也很方便。

床具篇

被子、床单、枕头这几种东西在每个家庭都有，但是给婴儿使用、准备的时候，记得看看下面的小贴士。

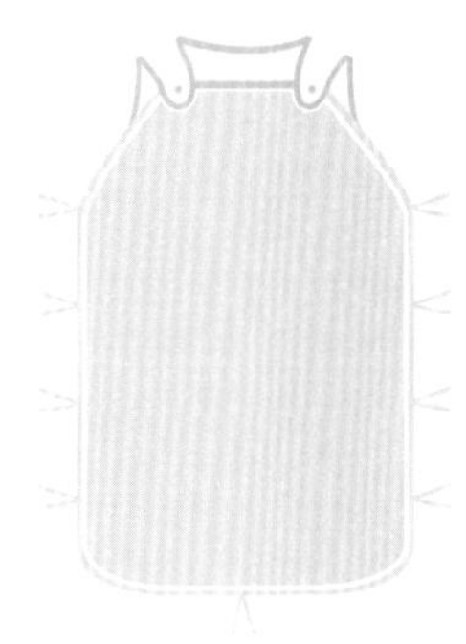

●婴儿床。如果你们打算让宝宝在最初的6个月中睡在你的卧室里，建议选择一款与你的床同高、一侧护栏可以卸下或打开的婴儿床，这样，你就可以把婴儿床紧挨着你的床摆放了（关于婴儿床的选购，在下面还会详细和你说明）。

●包被。准备用来包裹小宝宝的被子，可以选择较薄的那种，既容易包裹，透气轻薄，也会让宝宝比较舒服。

●睡袋。再大一些的宝宝可以使用睡袋，能防止宝宝踢掉被子着凉。

●床单。可以为宝宝准备3~4条棉质床单，以方便清洗、快干、不需整烫为原则。

●隔尿垫。在宝宝床单下垫一层防水的隔尿垫，这样即使宝宝尿湿了床，只需换上新的床单就可以。

●枕头。其实，新生儿不需要枕头。一般到了3~4个月时，可以给宝宝备个小枕头，或用毛巾对折做枕头也不错。

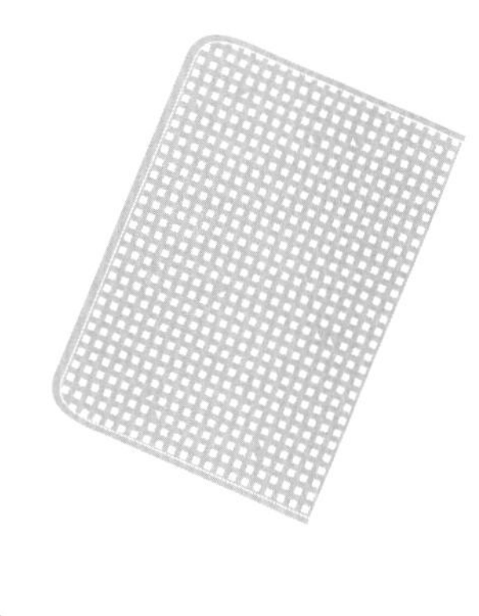

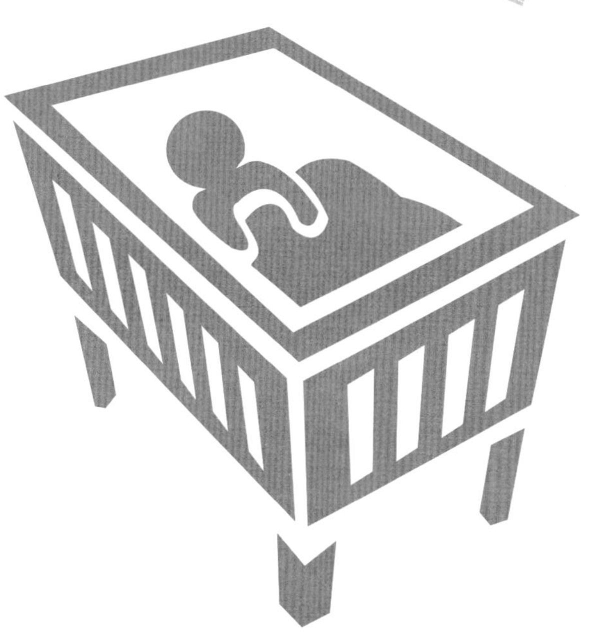

买婴儿车千万不要草率，你需要保证它可以让你的老婆很快就能从家里把它搬出来。

如何选购婴儿车

一般来说，你会根据价格和个人情况来选择婴儿车，但是你还需要考虑一些常被人忽略的因素，以免买回来一个中看不中用的玩意儿。

适合老婆使用的婴儿车未必适合你。你们在商场购买婴儿车之前，两人都应该试着推推——婴儿车最好能够调节到不同高度，以分别适合你们两人的身高。还要注意你的脚步和婴儿车后轮中轴之间的距离是否足够远，这个距离应该适合你的正常步幅。这是因为，不良的推车姿势不仅使人抱怨，还会让你感到腰酸背痛！

购车之前学会如何安全快捷地拆卸婴儿车。不是每次拆卸婴儿车的时候，旁边都有帮手，而且许多情况下，你还得一手抱着孩子。所以，在商场购买时，就要记得多练习几次婴儿车的组装、拆卸和折叠，回家后还要再练。

适应汽车后备厢的大小。别抱有太美好的幻想，几乎没有商场会让你先把婴儿车带到停车场，折起来，试试能不能放进后备厢。所以，要提前量好后备厢的长、宽、高，然后记得测量婴儿车的尺寸。

“城市型”或“越野型”。婴儿车本身没有型号之分，但你还是要根据自己的居住环境选择。有些婴儿车看起来十分坚固，像个小坦克似的，架子下面还有筐子，轮子堪比拖拉机的轮子，对于喜欢带宝宝遛弯的家长比较适用，但是想要搬上公交车就没那么容易了。而有些婴儿车跟羽毛一样轻，十分小巧，是居住在城市，需要上下楼搬运的家长的理想之选。

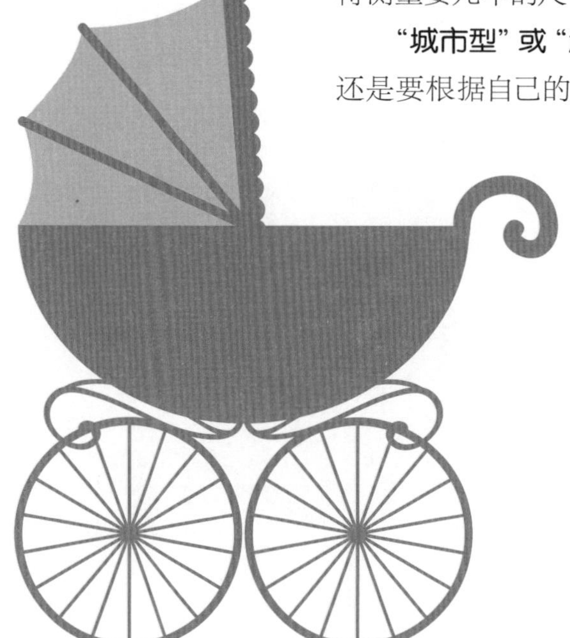

选择儿童座椅的讲究

TIP

最好不要购买一个你不知道使用历史的二手安全座椅，你可以考虑接受好朋友送的用过的座椅，它会非常可靠。

如果你想用私家车把新生儿从医院接回家的话，你必须准备好一个儿童安全座椅。

宝宝坐汽车时，你需要为他/她买一个提篮式安全座椅，它能够保证0~9个月、体重在13千克以下的婴儿安全使用。这个时期婴儿的头骨、颈椎、腹部都非常脆弱，特别需要对婴儿的呼吸机能进行重点保护。但这种提篮式安全座椅，由于使用周期过短（只能9个月以下，并且这个年龄段乘车机会较少），并且价格不菲而遭到我国市场的冷落，所以目前一般会配合婴儿车进行使用。

你也可以买背向式安全座椅，它分为适用于0~4岁宝宝和9个月至4岁宝宝两种。前者能提供两种功能：先用于新生儿到9个月的婴儿，然后改成用于9个月的婴儿到4岁的儿童。这种座椅虽然没有摇摆、便携以及与手推车合用的功能，但可固定在车内并能长久使用。

不同的车型，其汽车座椅、安全带和固定装置都不尽相同，所以没有一款安全座椅是适合全部车型的，如果你不确定到底该买哪种安全座椅的话，可以去专卖店，会有专人带你挑选各种型号的座椅，并且帮你正确安装。

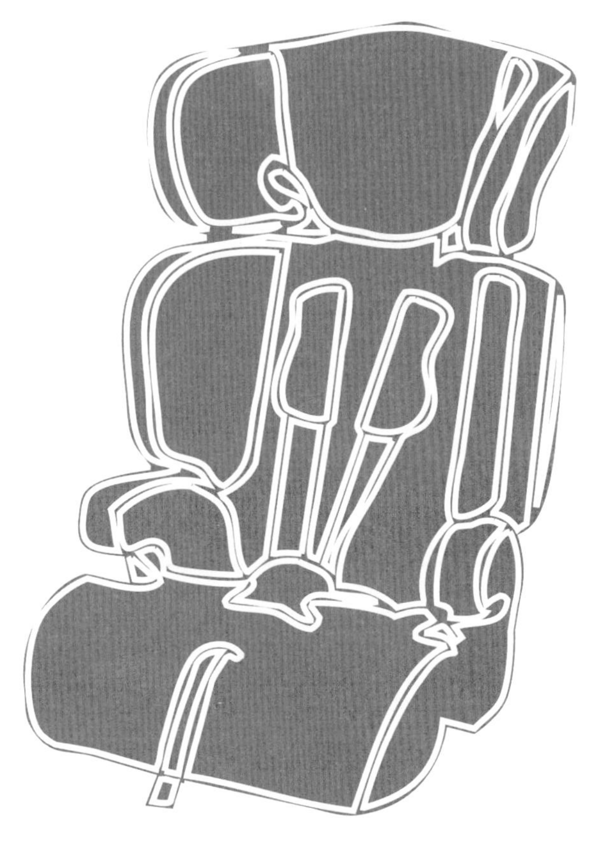

要学会辨别市面上的一些产品，避免购买对宝宝健康不利的产品。

你没必要买的东西

在孩子出生以前，不管你们听了多少建议，还是免不了会走入怪圈，你（尤其是你的老婆）总是恨不得把孩子一辈子要用的东西都一次性储备好。但是，你们一定要避免购买一些不必要的婴儿用品。

防侧睡枕

制造商及商家宣称：这种睡枕能够让婴儿保持特定睡姿，从而避免诸多问题，比如胃食道反流、扁头综合征（头骨一部分受压导致的头部变形）以及婴儿猝死综合征。

然而，事实是：从没有任何研究显示防侧睡枕能够阻止婴儿猝死综合征的发生。相反，它们倒可能提高婴儿突然死亡的概率。宝宝可能无意中会把脸陷在软长枕里，或卡在防侧睡枕和婴儿床床沿之间，或从楔形垫上头朝下滑下来，或把嘴巴和鼻子压在防侧睡枕上……所以，千万别给宝宝使用儿童防侧睡枕，去枕平卧最佳。

学步带和学步车

制造商及商家宣称：一款非常实用的学步带，让你们不再弯腰受劳累，也让宝宝走路不再跌跌撞撞，轻轻松松训练宝宝走路；一款实用的学步车，能够让宝宝利用双手的推力滑动车子前行，锻炼身体的协调性和手部肌肉，同时可以刺激左右脑，提高宝宝智力，还能提高宝宝的神经反射能力，让宝宝行动更灵活。

然而，事实是：长期使用学步带和学步车不利于宝宝下肢发育，甚至有研究表明，使用学步车的孩子走路更晚，容易养成足内翻或足外翻的习惯，而且使用学步车的孩子，平衡掌握得不好，只要他离开学步车，容易站不稳，会降低宝宝的平衡感。

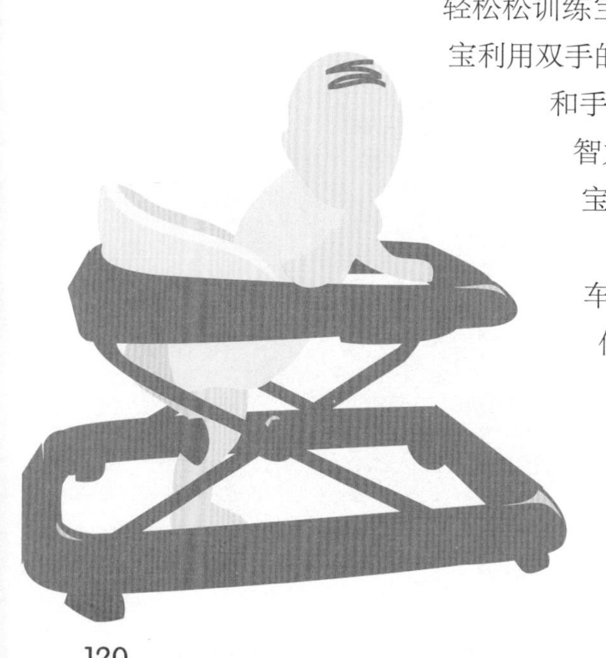

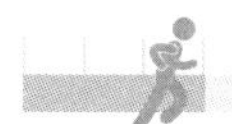

游泳脖圈

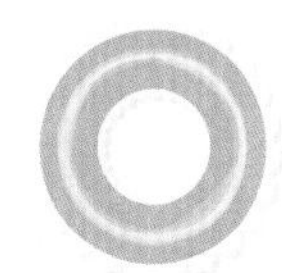

制造商和商家宣称：套游泳脖圈游泳能保证宝宝的安全，避免宝宝耳朵进水。此外，商家还神化了游泳脖圈的其他功能，比如说激发婴儿脑神经发育，增强婴儿消化功能和心肺功能，刺激婴儿骨骼、关节、肌肉发育……

然而，事实是：当宝宝被脖圈套住后，身体所有的力量集中到了宝宝的脖子，那样对宝宝的脊柱发育是不利的。而且，宝宝使用脖圈游泳时，在水中的姿势是垂直的，背离了传统意义上游泳是水平进行的方式，容易给宝宝造成错误的理解。

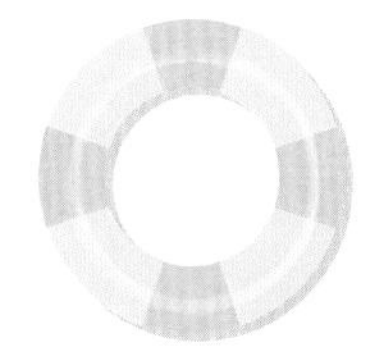

宝宝带脖圈游泳不安全的原因有四，第一，小宝宝脖子很软，套脖圈容易伤害宝宝稚嫩的颈椎；第二，脖圈是塑料的，临床有见宝宝对脖圈过敏或脖圈摩擦过度导致皮炎的案例；第三，脖圈容易压迫气管；第四，也是最最危险的，人脖子上有颈动脉窦，若不小心被压到，可发生压力感受性反射，出现心率减慢、血压下降，严重者甚至休克！脖圈就有这个危险！

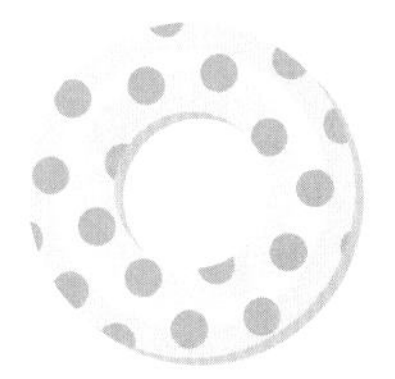

宝宝游泳小贴士

宝宝最好的游泳方式：由大人抱着，用一侧前臂拖着婴儿的臀部。另一只手扶住婴儿的背部，贴紧大人身体下水。在水中，可以试试只拖着宝宝的臀部，或者双手抱住腋下，尽量让宝宝感受玩水的快乐。

宝宝游泳频率：针对婴幼儿的生长发育状况，1岁以下的宝宝，1周进行2~3次的游泳比较适合。因为游泳这项运动对体能消耗较大，频繁地进行锻炼容易让宝宝产生疲劳感，影响其生长发育。

宝宝游泳注意事项：游泳前半个小时给宝宝喂奶，但不宜太多，因为游泳对于宝宝来说运动量较大，而且水对身体有压力，吃太饱后活动容易引起吐奶。游泳后适当给宝宝补充水和食物。

24周 如何布置婴儿房

老婆的变化:现在，她的脸部看起来有点肿。如果你经常听到老婆说头晕，可能是贫血引起的，提醒她注意补铁。

胎宝宝的成长:他/她现在还有些瘦，不过很快就要长脂肪了。对于较大的噪声，如吸尘器的声音、音响声等，胎宝宝会表现出明显的不安。

在宝宝出生后的6个月，最好与你们睡在同一个房间。

为宝宝准备小窝

现在，你要开始准备为即将出生的宝宝布置婴儿房了。而从你为宝宝准备小窝开始，家中的一个房间，将会变成儿童乐园，里面是你为宝宝准备的各种儿童玩具和婴儿用品。

这项工作具体包括什么？你要根据老婆的要求，不停地擦呀，洗呀，直到房子里一尘不染，让宝宝可以安全入住。

你可能认为把婴儿床搬进卧室就完事了，即使里面的空间已经有点拥挤，你也懒得收拾。刚出生的宝宝晚上会经常需要进食、换尿布等，所以最初的几个月，为了方便照顾，这时候的婴儿房最好就是卧室的一部分。

那你可能会疑惑：难道我要和孩子住一辈子吗？其实，等到宝宝晚上的作息时间逐渐稳定下来，基于宝宝成长的需要，你们就应该把宝宝抱到他/她自己房里休息。

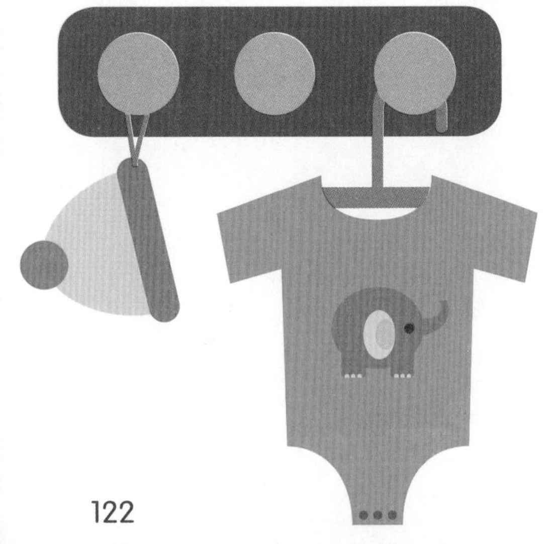

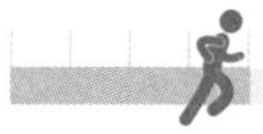

不必要的改动

TIP

婴儿房的布置要以安全为第一位。

对大多数家庭来说，婴儿房其实就是家里原来的空房或客房。如果你是在老婆怀孕后，才着手布置婴儿房，有些改动并不适合现在进行。

地板。你可能也听说过，婴儿房的地面以天然的木地板为宜，但不要想着现在就做改动，铺地板可是个大工程，这会让你家里一团乱。刚出生宝宝还没有完全行动能力，主要活动就是吃和睡。等你的宝宝学习爬走时，你可以垫上一层环保地毯。

墙面。越来越多准爸妈会关注到颜色对婴儿性格的影响，或许你在想，是把墙面刷成鹅黄、淡蓝还是淡粉色呢？如果现在房间的墙面就是白色，保持原状就好，改刷墙面可不是个好主意，你的老婆闻到油漆会作呕，甚至可能危害到她和宝宝的健康。如果你觉得白色的墙面太单调，完全可以用一些装饰物点缀，如简单明亮、令人愉悦的图画和照片，美丽的山水画、风光图、宝宝微笑的照片等，或者一些开心快乐的主题墙纸。

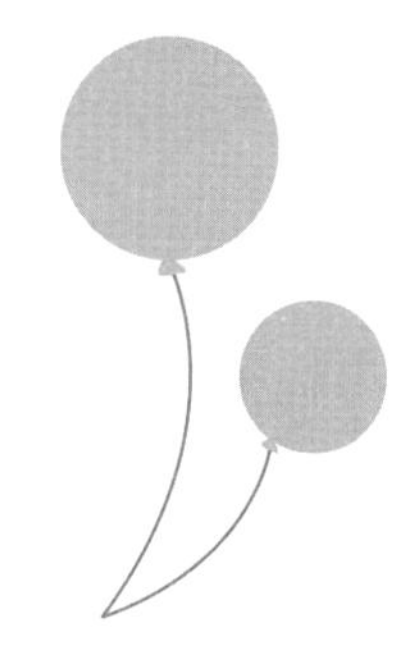

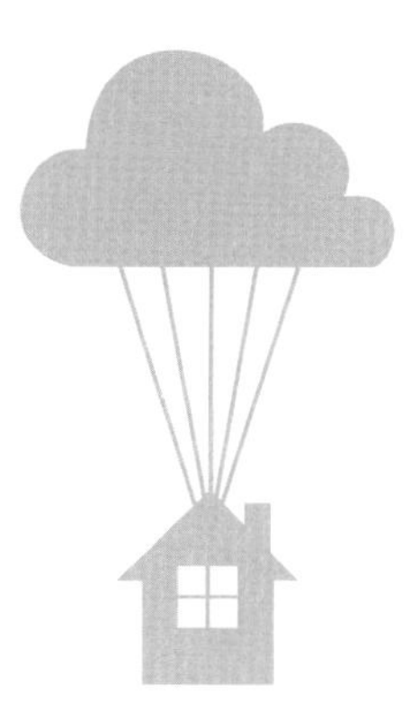

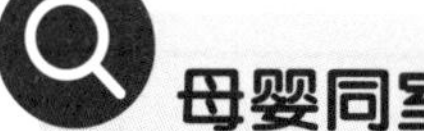

母婴同室

对于哺乳期婴儿，应该主张母婴同室，便于母亲哺乳和料理婴儿。——《儿科学》

现代亲密育儿法提倡母婴同室，宝宝从一出生就要和妈妈待在一起。妈妈要多抚摸、拥抱宝宝，特别是在晚上，最好和宝宝睡在同一个房间，这样方便晚上哺乳，而且如果宝宝晚上醒来，看到妈妈在身边，感受到妈妈熟悉的气息，从而得到一种被保护的安全感，会很快入睡。

布置婴儿房时，搬家具的活儿应该由你完成，你的老婆已经不能搬动家具了。

和老婆一起布置婴儿房

很多准爸妈在孕中期开始，就有目的地为胎宝宝准备婴儿用品了。现在，趁老婆还能帮上些忙，和她一起为胎宝宝布置属于他/她的小房间吧，不然，等你的老婆肚子再大一点，你们就没法一起分享给宝宝布置房间的乐趣了。

婴儿床。给宝宝买床时，安全要放在第一位。要选用天然的原木或松木材质，没有甲醛等有害物质，并且没有棱角，所有的边角都应为圆弧形，边边角角都光滑不刮手。宝宝会不断长大，最好买可以调节长度的床。此外，有些床自由组合后可以变成沙发、书柜等，等宝宝不用时可以再次利用，也是不错的选择。

沙发。为了在照顾宝宝的同时，可以得到休息，你们可以在宝宝的床边放一张沙发，累了可以直接躺在沙发上小睡一会儿，补充消耗的体力和精力。

储物柜。衣橱、衣柜用来收纳宝宝的小衣服，是必须配备的。

书桌。宝宝还小，用不到书桌，可以利用这个小空间，摆放小桌椅，给宝宝进餐，或者摆放尿布台。

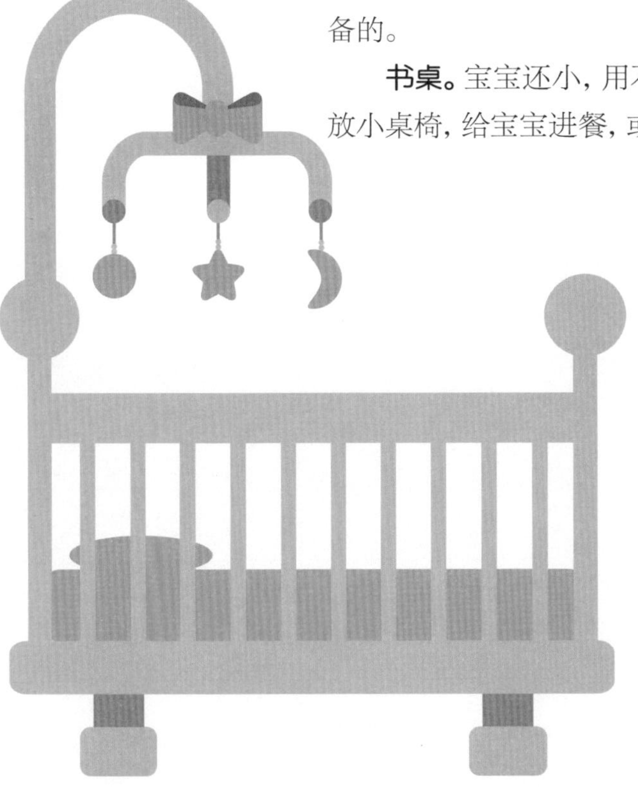

爬行垫。一般在宝宝6个月左右，才需要准备爬行垫。

窗帘。宝宝的房间宜采用双层窗帘：一层纱幕加一层遮光布，两者配合使用，可以满足宝宝在一天各阶段的睡眠遮光。

灯具。婴儿房的灯具应该根据位置的不同而有所区别。顶灯要明亮，壁灯要柔和。顶灯最好用多个小射灯，角度可任意调转，既有利于照明，又有利于保护宝宝的眼睛。最好安装一盏低瓦数的夜明灯，宝宝在1周岁以前的睡眠还不稳定，夜间需要频繁哺乳和安抚，一盏合适的夜明灯可以在宝宝无法睡整觉的阶段，帮助你们完成夜间的照料，方便晚上哺乳或换尿布。

天花板。宝宝会花大量的时间望着天花板，所以颜色鲜艳的天花板会更好，由于现在最好避免给房间涂漆，可以选择用鲜艳的墙纸先装饰。

更开放的选择——floor bed（地板床垫）

除了购买传统的婴儿床，不妨看看更开放和安全的floor bed（地板床垫），这是近年来很多国外家长的选择，建议最晚从宝宝8个月开始会爬之后就换成这种矮床。

安全。如果把宝宝放到传统的婴儿床中睡觉，其实是把宝宝限制在一个大人认为的“安全”空间。一是宝宝醒来必须要通过哭喊大人帮忙才能出来活动；二是从每年宝宝婴儿床跌落事故报告来看，婴儿床还是存在很大安全隐患的。

自由。建议选择至少成人单人床尺寸的床垫，即使在睡眠中，也要给宝宝足够的活动空间。没有了围栏的阻挡，宝宝醒来之后就可以一览周围环境，也可以自由地上下床，在房间内自由探索，从小培养自主意识。

基础空间之外的空间，应随着宝宝的成长和需求而变动。

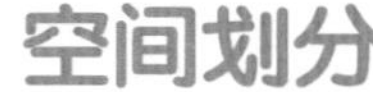

空间划分

宝宝的成长意味着房间的空间划分与功能的改变，这会经历好几个阶段。所以，有一个方便调整的格局，很重要。合理分割空间会让你的婴儿房更加井井有条。

宝宝出生后这一阶段的婴儿房其实是一种临时的、过渡阶段的空间，因此，采取适度的改造方式，不过度增加空间营造成本即可。

基础空间。以婴儿床为主，可以根据需求，在婴儿床的上空或顶部增加悬挂装饰（视觉刺激）、蚊帐等，完善这一基础空间。

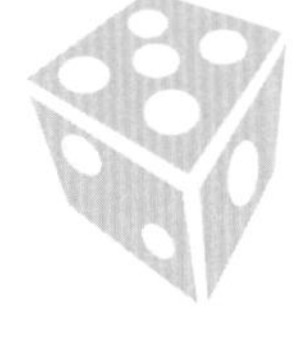

收纳空间。在宝宝刚出生的这个阶段，你们除了利用这一空间收纳宝宝的衣物外，还可能会把尿布和纸尿裤放在这里，以及你们之前购买的婴儿用品，换尿布台或是储物柜都是这一区域的主要配置。

●换尿布台。如果你们准备购买换尿布台，那么，最好是带抽屉和置物架的。除了方便收纳物品外，它最大的好处是，让你们不用为换尿布时的弯腰而腰酸背痛。所以，换尿布台最好选择适合你或者你老婆的高度。

●储物柜。建议你们先用几个收纳柜或收纳箱。一个矮柜也是不错的选择，在宝宝学习走路的时候，可以扶着。

随着宝宝的成长，这一区域的配置可以换成大一点的衣柜或衣橱。

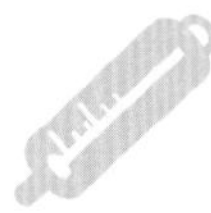

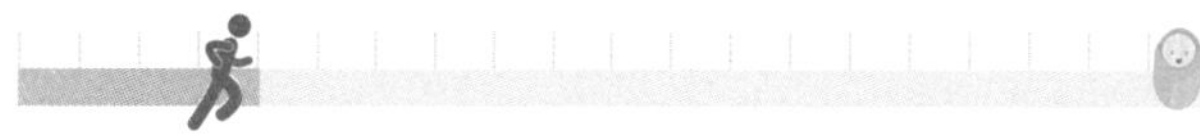

亲子空间。对于哺乳期的宝宝来说，这一阶段的亲子空间，就是专为你老婆和宝宝设计的哺乳区。首先，这一区域应具有一定的隐蔽性，最好能背离婴儿房门直视的视角，以给你的老婆安心喂养的环境。要不然，随便谁来都想瞅一眼宝宝吃奶，对于你的老婆和宝宝来说，都是困扰和打扰。在这一区域，应该放置一把舒适的哺乳椅，要知道，宝宝每次吃奶真的要吃很久，如果没有一把舒适的椅子，喂奶久了，你的老婆一定会腰酸背痛腿抽筋。除此之外，最好有专门的地方可以放吸奶器、温奶器等辅助喂养设备。

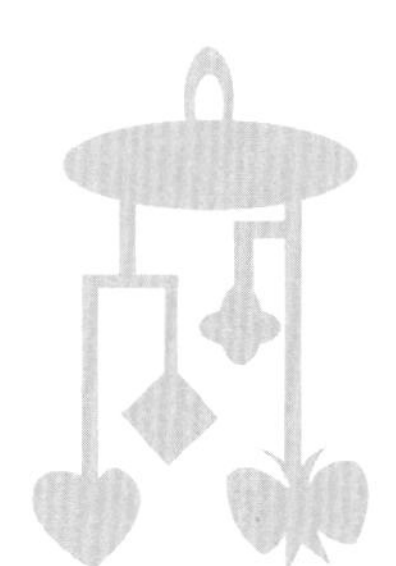

活动空间。在宝宝还不会爬的时候，你就可以在房间里准备活动区域。在地板上铺上一块毯子或垫子，旁边是一面安全的横放的镜子，头顶挂上手工吊铃，还有一些适合宝宝的小玩具。

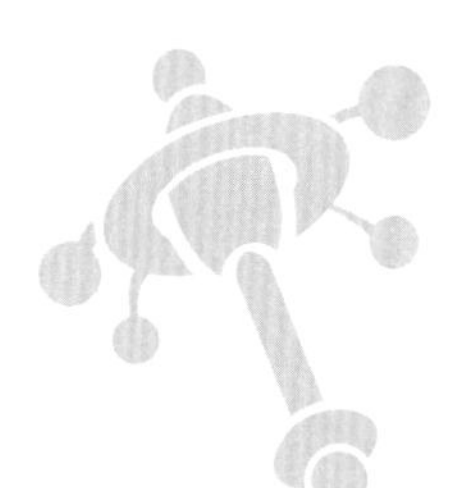

●镜子。刚出生的宝宝，不能灵活地活动头部，但可以通过用镜子，看到周围的环境。

●手工吊铃。想象一下，宝宝不会爬，只能躺在床上，眼睛看着天花板，该有多么无聊，而吊铃便是可以让宝宝有所专注和娱乐的物品了。建议你们在地毯上立起支架，挂一些手工吊铃。之所以推荐手工吊铃，是因为它们是使用纸或者毛线制作的，非常轻，可以靠空气自然转动，不需要电池，也不会发出声音。

●玩具。除了手工吊铃，还可以挂一些小玩具，当宝宝用手抓玩具的同时，也正在锻炼自己的抓握能力。

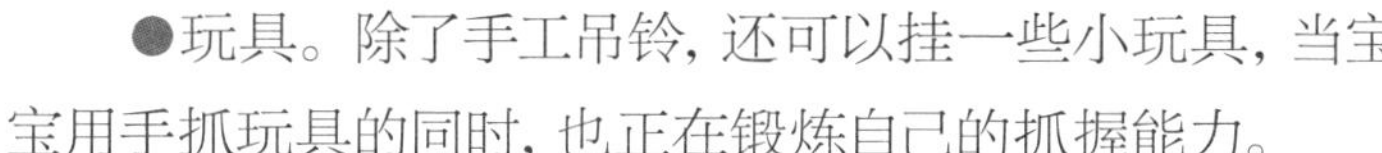

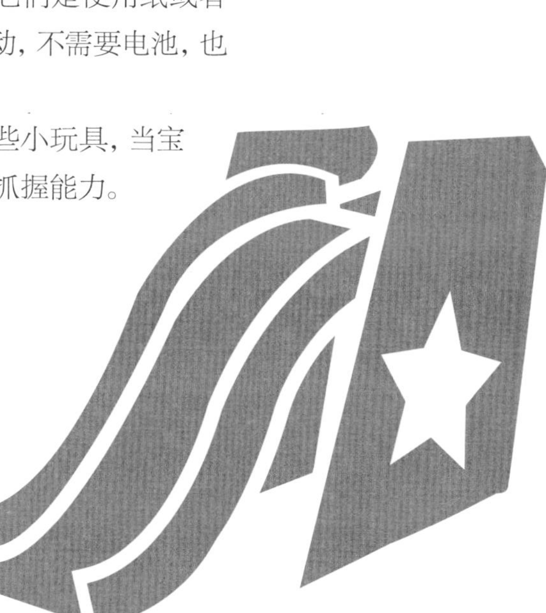

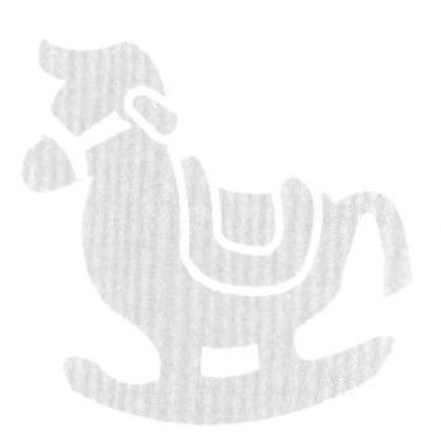

在宝宝出生前你就要考虑提升家里的安全级别了。

如何让宝宝住得更安全

之前提到的安全座椅只是一个开头，这里还要再多说几句关于宝宝在家中的安全问题。别慌，现在离宝宝能在家乱跑还有好一阵子，所以，你还有充分的时间做准备。但是，一旦宝宝能跑能动，他/她会把在婴儿床上“憋”了几个月的精力全用在东摸摸、西瞧瞧上。他/她会好奇地探索每一个角落，每一个缝隙，试图把手插进任何一个小洞里（电插座），摸摸每个门把手……等到了这个阶段，你下班后得拖着疲惫的身体给宝宝喂饭，周末只想多睡会儿懒觉而不是去做家居布置。反正你现在要布置婴儿房，顺便就多做些工作吧。

环保材料。现在家装污染对于人体健康的影响越来越大，特别是宝宝，自身的免疫系统还没完全发育，若是沾染上有害物质，后果不堪设想。因此，在婴儿房家具的质地选择上，床、衣柜、书桌最好选购安全的天然材质制品，家具必须结实圆滑，有足够的伸展空间。地面选材上，最好是环保地毯或实木地板，既温暖柔软，又适合宝宝玩耍。

检查室温。婴儿床不要离暖气太近，也不能受到阳光直射——不要将宝宝的床铺安置在日光直接照射的地方，或光线从正面照射到眼睛的位置。可以把暖气调小并且安装一个百叶窗，这样宝宝白天的睡眠质量也会更好。在屋里安装一个温度计，现在有一种“蛋形室温计”，它在夜里能发光，如果室温过高或过低，还能发出警报。

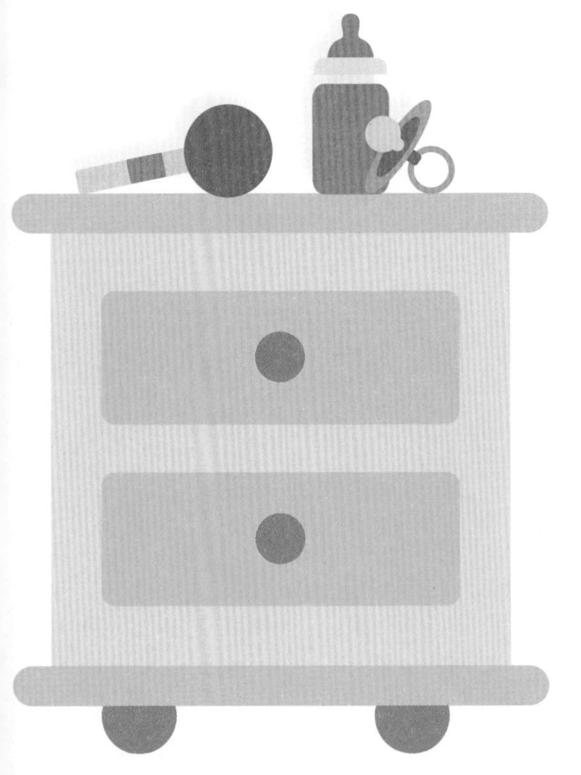

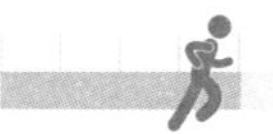

远离电源。0~3岁的宝宝正处于好动、好奇心强的阶段，容易发生意外。所以在设计时，在家具床位摆放和电源设置上，避免把婴儿床放在电源附近。除了在高处或隐蔽处的电器开关外，在插头上还应加上保险盖。

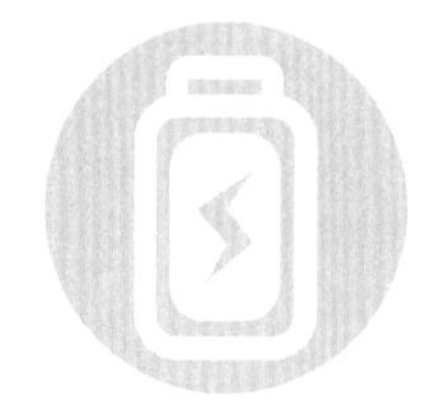

电插座保护帽。把这些塑料保护帽插到电插座上，可以防止蹒跚学步的宝宝把手指接入“国家电网”。

桌角保护器。家里的桌角实在不少，这种塑料保护器，能减轻宝宝跟各种桌角的碰撞——实木椅、电视柜、壁橱角等。

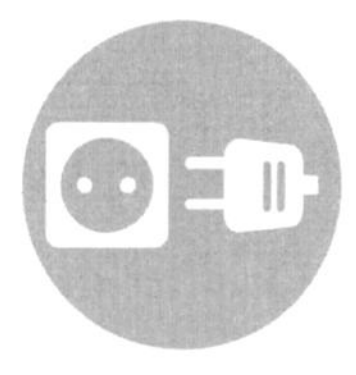

安全锁扣。可锁定橱柜门、马桶盖、冰箱门、抽屉等，防止宝宝随意开关，夹伤手指等。也可以防止宝宝把你的手机或者钱包丢进下水道。

安全小窍门。按照以下准则去做，可以让宝宝的居住环境更安全可靠。

- 晚上应关闭所有电器的电源，除了冰箱。
- 保持地板清洁、清除障碍物。
- 书架和橱柜最好固定在墙上。
- 确保婴儿床的周围、玩耍区域没有绳子之类的东西。
- 确保家中所有器具和电器上的电线、绳索都已捆绑好。
- 把所有药物、化学清洁用品、打火机等都锁进安装了安全锁的柜子，而且最好是宝宝够不着的柜子。

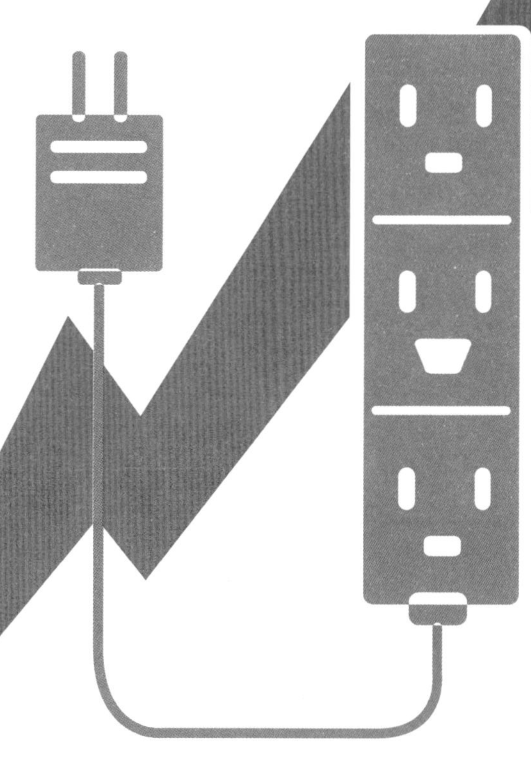

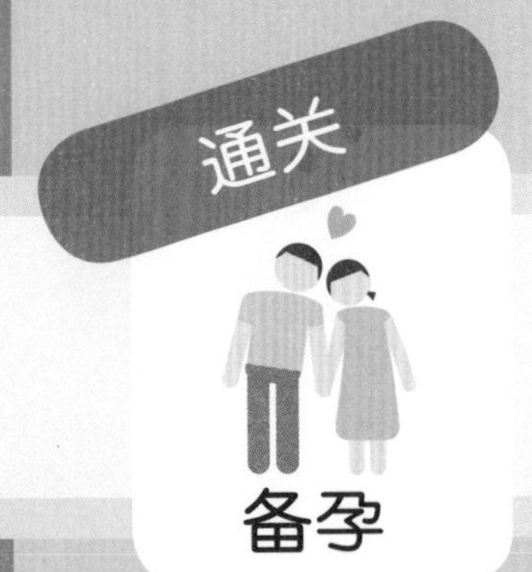
通关
备孕

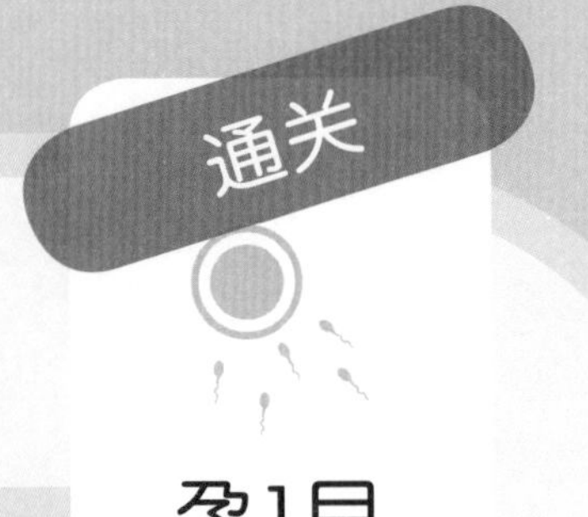
通关
孕1月

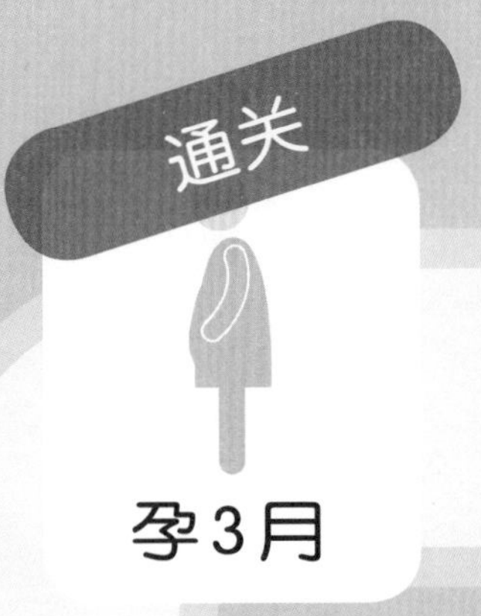
通关
孕3月

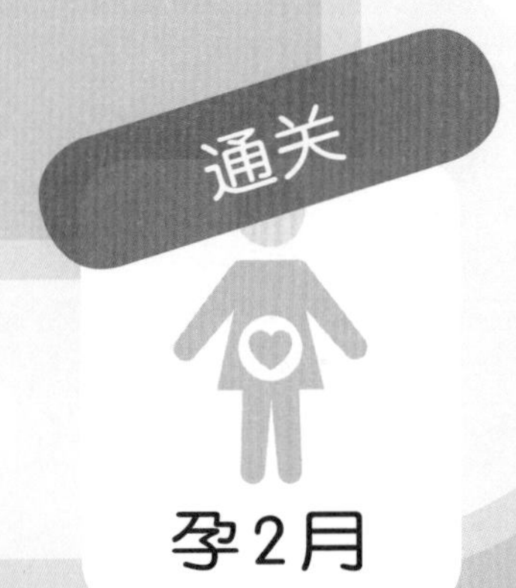
通关
孕2月

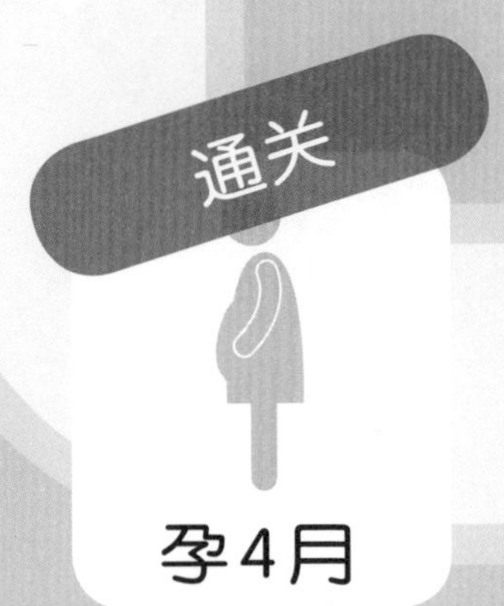
通关
孕4月

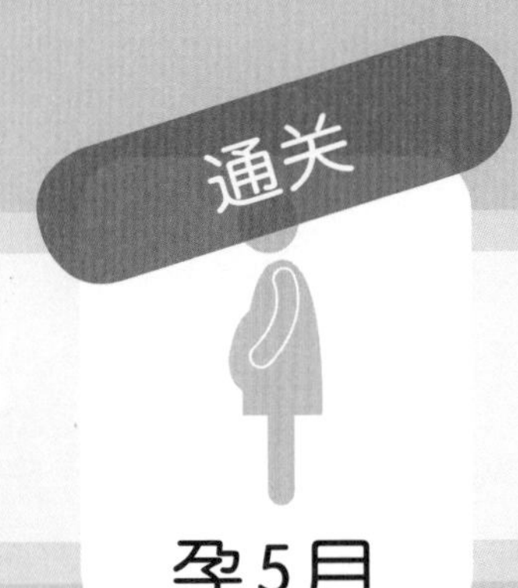
通关
孕5月

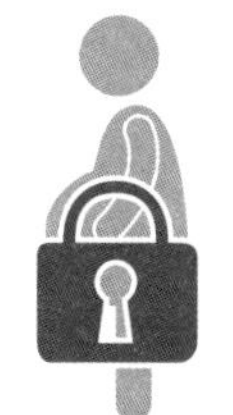

孕10月

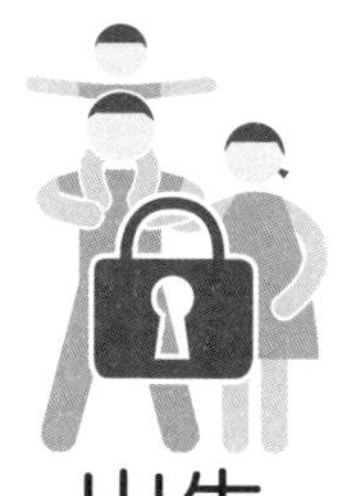

出生

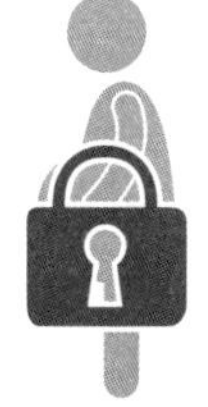

孕9月

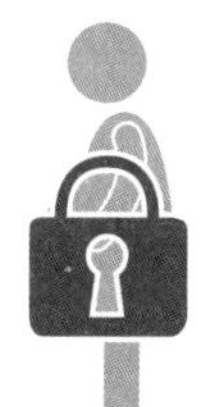

孕8月

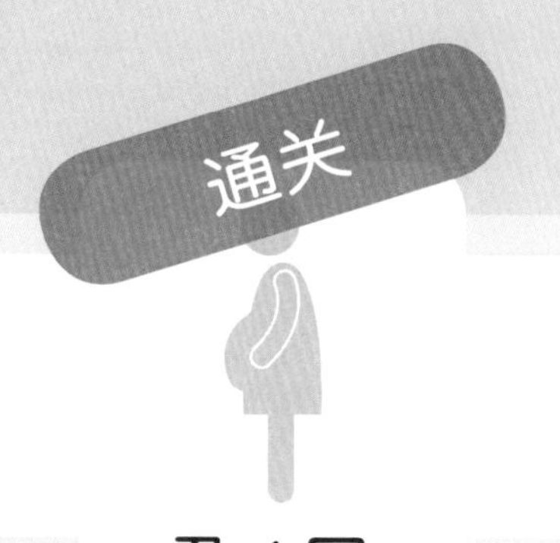

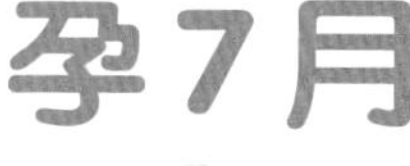

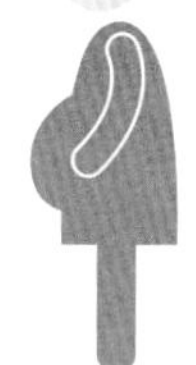

准爸爸也有
“假妊娠”

25周 你的痛苦我也感同身受

老婆的变化:她的子宫又变大了不少，从侧面看，越来越有“孕”味了。你的老婆会感觉又回到了孕早期，头晕、倦怠、尿频。

胎宝宝的成长:现在，胎宝宝的体重稳定增长，看起来饱满多了，不过皮肤还是很薄而且有皱纹，全身覆盖着一层细细的绒毛。

如果你受到“假妊娠”的影响，你会更加理解你的老婆。

假妊娠——生理？心理？

不管你是觉得腹部疼痛，还是在照顾你那体型庞大的老婆时，自己也感到恶心想吐，都是一个非常有趣的现象。

很多研究发现，至少有10%的准爸爸会出现“拟娩症状”，也就是“假妊娠”。据称，那些有此症状的准爸爸会出现腰背酸痛、恶心想吐、贪食、牙痛甚至还有假宫缩！即出现老婆怀孕时相同的症状，就连出现的时间也完全相同。但也有许多人的症状并不太明显：体重似乎增加了一点点，某个部位有莫名其妙的疼痛感。

“怎么回事，难道我疯了吗？”你的心里可能已经发出疑惑的声音，你甚至可能以为这只是自己的心理错觉。别草率下结论，“假妊娠”很可能是真正的生理反应。

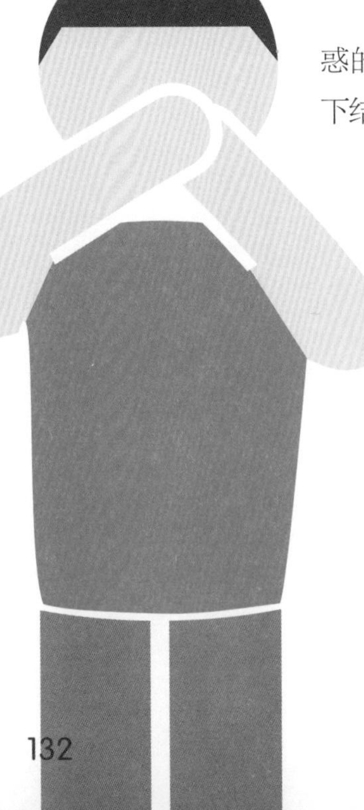

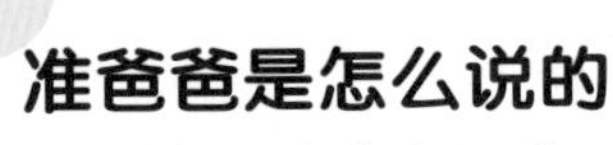

准爸爸是怎么说的

关于“假妊娠”，你可以听听同为男性同胞、已经当上爸爸的过来人的经验。

“我的症状显然和我的老婆一模一样，在最初的几个月，不管什么小事都能让我心烦意乱，我甚至梦到我真的怀了孩子。”

“以前我一直认为男人有妊娠反应纯属胡说八道，直到我老婆怀孕的第2个月、第3个月，我也开始觉得很不舒服。除了早孕反应，我想不出这会是什么。”

是我身体发生的变化吗

TIP

你无法察觉到身体内激素的变化，但你能够感受到父性逐渐在自己身上显现。

万恶的激素，把你老婆的生活搅得一团糟后，现在又来折磨你了。如果用生物学理论来向你解释“假妊娠”症状出现的原因，你可能就不会觉得那么不可思议了。

皮质醇。是孕妇对胎儿紧张程度的最佳指标，体内皮质醇含量高的孕妇更易发生流产。监测发现，在老婆分娩前3个星期，准爸爸体内的皮质醇含量大约是怀孕初期的2倍。

泌乳素。研究发现，在老婆分娩之前的几周内，准爸爸体内的泌乳素升高了大约20%。

雌激素。雌激素虽然是女性激素，但也少量存在于男性体内。在宝宝出生前的几个月内，准爸爸体内的雌激素含量也有明显的上升。研究还发现：雌激素可以让男性成为超级感性的温柔爸爸。

睾丸激素。研究发现：当男性在体育比赛或其他竞赛中获胜时，体内的睾丸激素就会激增。而在宝宝出生后的头3个星期之内，爸爸体内的睾丸激素竟然下降了1/3，看来时机一到，父亲的本能自然而然地就会表现出来。在你需要亲热地依偎在新生宝宝身边，对其喃喃细语的时候，那些原本在你身体里兴风作浪，让你像个傻乎乎的金刚一样猛捶胸肌的物质就会自动减少。

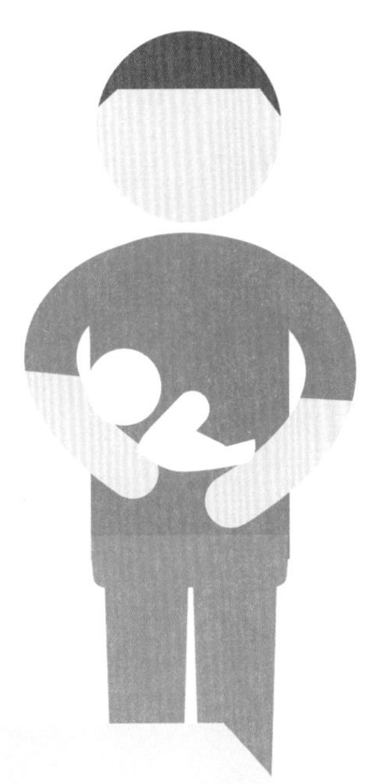

“假妊娠”在老婆产后会消失

有些男人对怀孕的情况十分关注，他们甚至会跟准妈妈一起产生生理上的反应，比如恶心或者体重增加。——《斯波克怀孕指南》

很多准爸爸会在老婆孕期出现一定程度的“假妊娠”：恶心、呕吐、腹部疼痛和情绪波动。包括同情（你希望体会老婆的痛苦，就真的体会到）、焦虑（担心老婆、担心成为爸爸而产生心理压力）、嫉妒（老婆成为家庭的焦点，感觉自己被冷落，你也想分享关注），都可能引起这些症状。除此之外，生理变化也是一部分原因。这不是阴差阳错的母性错乱，而是天性赋予的本能。放心并放松，所有孕期症状都会在老婆分娩后消失。

所有准爸爸都是不同的，如果没有“假妊娠”症状，并不意味着你不关心老婆，你只是以其他方式将自己的情感表达出来了。

还有什么解释

“多花时间与老婆在一起，你自然就会变成准爸爸”，从生理上的变化对此理解，其实就是“准爸爸体内激素的变化情况与孕妇体内的激素变化息息相关”，那些让你的老婆在孕早期呕吐不止的化学物质，同样也会将你变成一位细心体贴的好父亲。

那么，孕妇体内的激素究竟是如何将准爸爸潜移默化的，具体的过程不得而知，但很可能是由于伴侣之间的密切联系与相互交流。几个女人生活在一起，她们的月经周期会慢慢靠近，乃至重合，这是经过科学证实的。由此看来，受亲密关系的影响，以及由此可能引起的激素变化，也许就是许多准爸爸们像老婆一样出现妊娠反应的原因了。正如你的老婆通过脐带将胎儿与自己连接在一起那样，她也正用一根看不见却强有力的纽带将你与她牢牢连接在一起。

更深入地分析，据一些心理学家称，“假妊娠”症状产生的原因是准爸爸潜意识里过于在意老婆怀孕，以至于有些过于“入戏”。“假妊娠”可以理解成一种移情作用的极端形式，你会感受到和老婆一样的疼痛，是因为你的大脑从老婆那里接收到情感信号，然后在自己体内重新转化为感官信号。

总的来说，不要认为怀孕的老婆用了某种神奇的力量将你催眠，换一个角度去看待“假妊娠”这件事：它给了你一些小小的帮助，让父亲的天性得以自然流露。

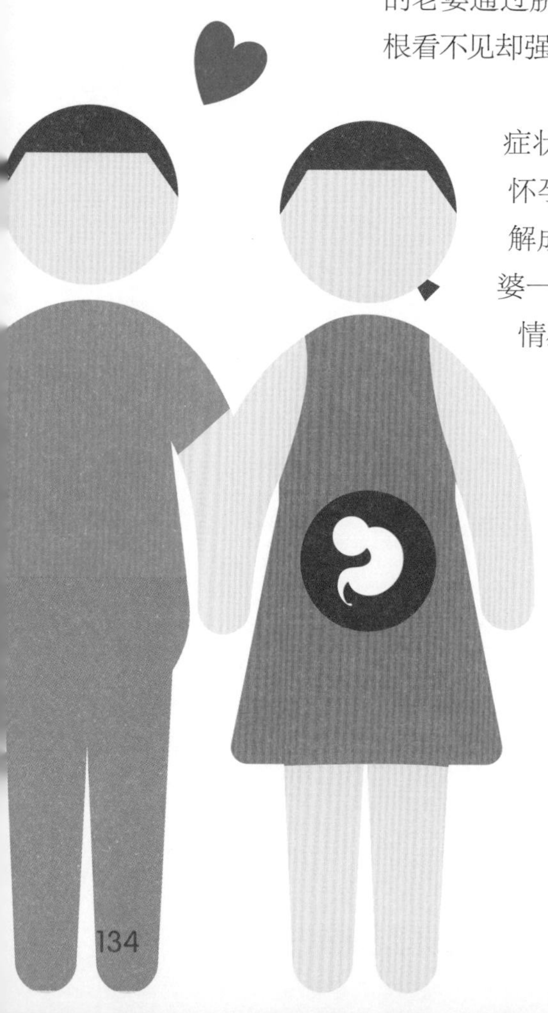

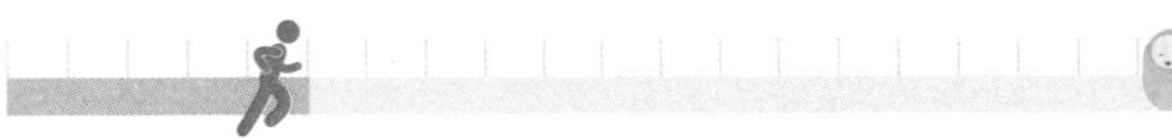

跟老婆一起怀孕

TIP

在老婆怀孕期间，为她和宝宝多做些准备工作，不仅能缓解你的不适症状，也能培养你慢慢进入父亲的角色。

出现“假妊娠”的准爸爸主要是潜意识层面感知老婆，然后他的身体会对这种信号进行重建，这可是真正意义上的“跟老婆一起怀孕”。如果你试着和老婆做以下这些事，你会更加习惯老婆怀孕这件事，对缓解你的“假妊娠”症状也有一定帮助。

建立联系。和老婆建立亲密关系非常容易，你们之间已经建立了亲密联系才能走到今天，但现在的联系更在于情感层面。你们可以讨论下生活的变化对双方意味着什么，讨论一下宝宝出生后的计划，一起怀着小小的梦想，在积极乐观的领域携手同行。

参与其中。和老婆建立新的亲密联系，可以落实在具体行动中，如陪老婆做产检，给宝宝做胎教。总之，任何参与到老婆怀孕过程中的具体行动，都能让你们更加亲密。

了解更多。孕期所有的不安都来自于不了解，对准爸爸来说也是一样。阅读关于生育、父亲角色以及孕期生理和心理的书籍（本书算一本）。阅读孕婴书籍非常有用，它能让你对怀孕这件事更加了解。

做小游戏。在老婆怀孕期间，和她做点小游戏，比如孕期小测验：你先浏览她的书刊，然后让她考你。你会因此熟悉孕婴方面的术语，并且能够对怀孕这件事认识更深，更有掌控力。

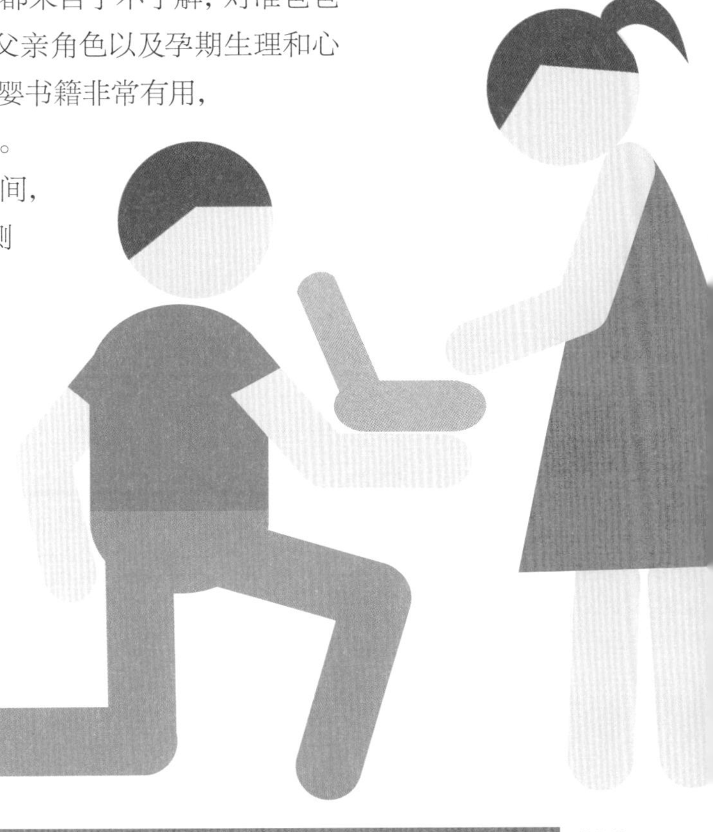

上升的激素水平会督促你把不适的感觉转变为抚养后代的动力。

26周 按摩可以缓解孕妇疲劳

老婆的变化：由于体内雌激素水平上升，延长了头发的生长期，她的头发比从前更浓密、更有光泽。

胎宝宝的成长：胎宝宝的皮下脂肪开始出现，但是并不多。有了皮下脂肪，胎宝宝的皮肤显得更光滑了。

按摩前，去掉戒指和手表，否则它们可能会划伤你的老婆。

让你的手指活动起来

随着你的老婆肚子越来越大，为弥补不平衡的现象，她的站姿及坐姿都会出现异于平常的变化，她会将头向前、腰向后，致使头部、胸部、腰部和腿部特别容易疲惫。身体上的诸多不适，她的情绪特别容易波动，对胎儿成长的担忧、工作压力、家庭琐事也变得异常敏感，对你的脾气也越来越火爆。如果你想赢回一些好感，那就活动活动双手，学学怎么给老婆按摩吧。

按摩前准备。房间环境要舒适，温度适中；选择在沐浴后、睡觉前按摩，有助入眠；播放一些轻音乐，放松心情；按摩时选用性质温和的孕妇专用润肤油或润肤露做按摩油，可减轻按摩时对肌肤的摩擦，亦有助于滋养肌肤。

按摩过程。在老婆保持好姿势后（可以取坐位或卧位），你可以使用轻柔的手法，慢慢地按摩她感到疼痛的部位，及时询问她力度、室温是否合适。一旦你听到老婆说“哎呦，就是这里”，要重点照顾这些部位。用大拇指稍用力、划小圈进行按摩。

按摩结束。将你的身体借给老婆依靠一会儿，待她呼吸平静后，可以轻轻转身或起身，提醒你的老婆不宜立刻走出室外，以免受风着凉。

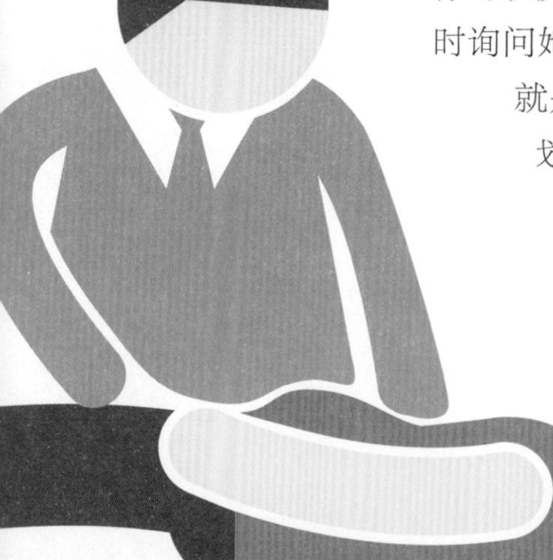

孕期按摩小贴士

在整个孕期，你老婆的身体会出现各种各样的疼痛、僵硬、笨重和抽筋等症状，做好准备，你要时常充当她的按摩师了。如果你对按摩的概念还像绝大多数人一样，停留在刮痧和点穴上，那你要好好看看下面的内容了。

避开穴位按压。普通人一般会采用点按式的按摩手法，这样会增加身体的痛感，但在孕期，应该避免用点按式的手法为你的老婆按摩，采用可以增加身体舒适度和安全性的线状和片状按摩手法。

选择合适的按摩时机。不宜在你的老婆饥饿和进餐后马上进行按摩，最好在她沐浴后、临睡前。

不同阶段的按摩。孕早期的按摩手法要轻柔，一般只做手臂和腿部的放松，不做针对腰背部的按摩，在早孕反应比较明显和严重时，不宜按摩；孕中期是按摩的好时机，可以针对老婆身体不适的部位加强按摩，比如腰背部，这个时期，也是乳房按摩的好时机；孕晚期，你的老婆身体负担加重，不适感也会日益增加，此时腹部和乳房按摩最好由她自己完成，因为这两个部位比较敏感，你可能很难掌握力度。此外，分娩前的1个月，按摩手法一定要轻柔，避免力度过重引起宫缩。

TIP

你或许没时间报名按摩学习班练习基本手法，但你可以上网搜索一些轻柔而有效的按摩手法。

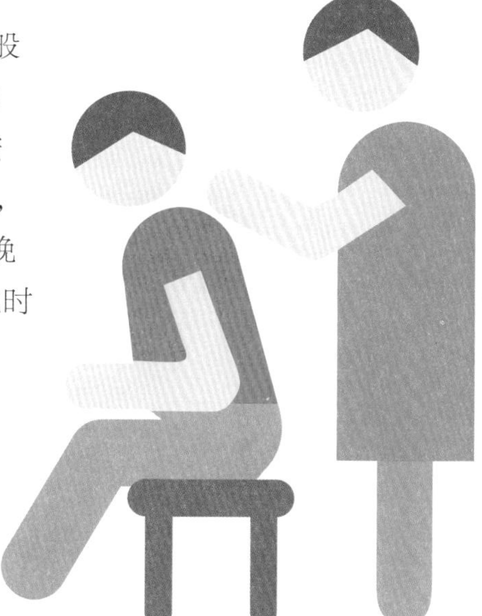

腹部按摩手法轻柔

按摩是为了帮助自己（孕妇）放松，不要做任何感觉不舒服的事情。

——《斯波克怀孕指南》

许多孕妇都发现，做按摩是个恢复精力和放松心情的好办法。通过对孕妇肩部、背部、腿部和脚部等的按摩，可以让她在身体和心理上都达到放松舒适的状态。但是，孕妇的腹部比较敏感，不要轻易尝试。更不要在孕妇的腹部做强力按摩和推拿，这可能会引起宫缩。

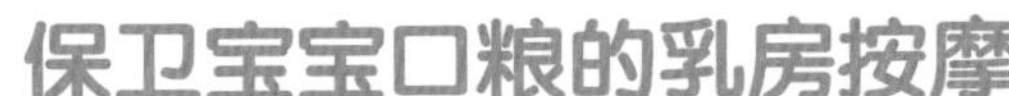

按摩前涂少量的孕妇专用乳液，整个按摩过程不超过10分钟，以皮肤微微发红为宜。

保卫宝宝口粮的乳房按摩

你和老婆一定会有“我俩是怎么打发孕期时间”的趣事，按摩乳房这件事，你一定很感兴趣，但不会和朋友说。

从孕7月开始，医生会建议你的老婆开始做乳房护理，因为在这个阶段，她的乳房会迅速膨胀，乳头也会越来越敏感。你的老婆要开始保护好乳房，为哺乳做好准备（如果你的老婆有早产先兆，如频繁下腹痛、阴道有血性分泌物及有早产史，最好不要按摩乳房，或咨询医生）。

指压式按摩。将拇指同其他四指分开，握住乳房，手指稍用力按压乳房，顺着乳房生长的方向从根部向顶部轻推，将乳房的各个方向都做一遍，发现有硬块或肿块时速度放慢。如果发现肿块明显且有痛感，及时就诊。手指按压时力度不要太大，注意慢慢向前推。

抓揉式按摩。五指张开，从乳房根部向乳头处轻轻抓揉15~20下，抓揉后手掌在乳房周围再轻轻按摩2分钟。注意抓揉的力量要小，速度要慢，按摩之前要剪短指甲，以免损伤乳头引起感染。

环形按摩。双手分别放在乳房的上方和下方，以画圈的方式从乳根按摩到乳晕和乳头，完成一组动作后双手顺时针移动继续按摩，直到按摩完整个乳房。

孕期为老婆按摩乳房，可以促进她的乳腺发育，有利于乳汁分泌和防止乳房下垂。在按摩之前，可以用较热的毛巾先热敷一侧乳房3~5分钟，完成之后再敷另一侧，适当的热敷能加强按摩效果。

其他部位的按摩

孕期腰酸背痛的问题，很多都可以通过按摩来缓解，针对头部，肩颈、背、腰腹部，腿部等进行的局部按摩，可以很好地帮助孕妇缓解区域性的肌肉紧张、抽筋麻木等，令她精神愉悦、身体舒适，同时还可以很好地缓解孕期水肿和便秘。如果由你来进行按摩，你的老婆会更具有安全感，同时还能提升她的身体和精神愉悦度。

TIP

按摩力道适可而止，以老婆感受舒适、不疼痛为准。

部位		方法
头部	头皮	每天用指腹按摩老婆头部10~15分钟，能改善头部血液循环，缓解精神紧张
	太阳穴	两手中指放在老婆的太阳穴，轻轻用中指按压，减轻她头部沉重的感觉
肩膀	涂上按摩油，螺旋式地从脖颈按摩至肩部，可缓解肩酸（不宜多按位于肩上大椎与锁骨肩峰端连接中点的肩井穴，若刺激太强，容易使孕妇休克，也对胎儿不利）	
手臂	涂上按摩油，轻轻按摩从肩到手腕的肌肉，可缓解肌肉紧张	
手指	握住老婆手指，按关节运动方向反复活动，可减轻手部水肿和酸痛（禁按位于拇指和食指间的虎口处，按压会促进催产素的分泌，具有催产作用）	
腹部	两手重叠放在肚脐旁边，轻轻按摩，可缓解腹部紧张和便秘引起的疼痛	
背部	沿着老婆脊背肩胛骨内侧的直线，或脊椎骨两侧肌肉紧张部位，轻轻按压，可使背部肌肉放松	
腿部	一手握老婆脚踝，一手握老婆脚板，向上弯曲，使脚跟向外，可缓解腿抽筋	
脚腕	用右手轻轻地握住老婆的膝盖，左手握住老婆的脚腕，按照关节运动的方向，将膝部反复蜷曲、伸直，按摩时要先轻后重、速度先慢后快	

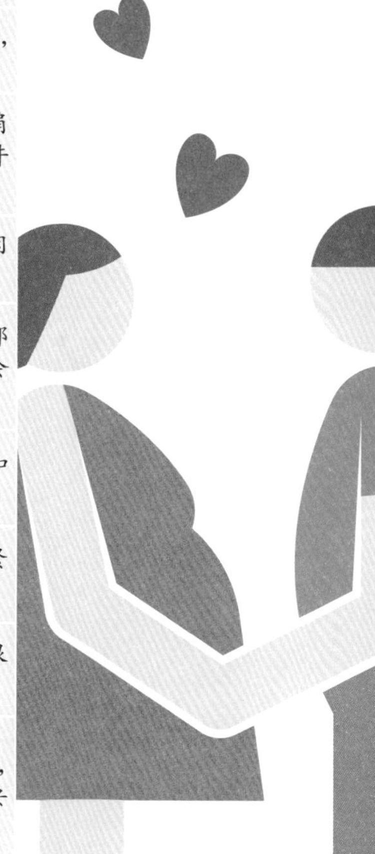

27周 远离孕期抑郁

老婆的变化：她的体重增长幅度开始增大，现在，当胎宝宝用力踢肚皮时，你可能会看到老婆的肚皮上鼓起了一个小包。

胎宝宝的成长：小家伙的气管和肺部还未发育完全，但是呼吸动作仍在继续，胎宝宝的头上已经长出一层绒绒的胎毛。

你同样会有“孕期抑郁”，如果出现类似症状，你需要缓解压力（具体可继续往下看）。

孕期抑郁要重视

怀孕期间体内激素水平的显著变化，会引起孕妇情绪波动变大，导致孕期抑郁。一般来说，孕妇很可能在孕6~10周时初次经历这些变化，然后在孕中晚期再次体验到这些变化。

事实证明，有将近10%的孕妇会出现不同程度的抑郁，孕期抑郁如果没有得到充分重视和及时治疗，具有相当的危险性，不仅会影响孕妇的心情，还可能对胎宝宝的健康不利。

如果你的老婆至少2周内有以下4种或4种以上症状，就可能患上了孕期抑郁症。如果其中的1~2项在近期困扰她，就要引起重视了。

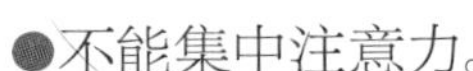

- 不能集中注意力。
- 焦虑、易怒。

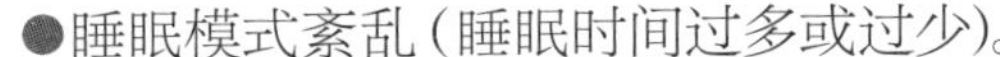

- 睡眠模式紊乱（睡眠时间过多或过少）。
- 容易疲劳，或有持续的疲劳感。
- 不停地想吃东西，或毫无食欲。
- 对什么都提不起精神，没兴趣。
- 持续的情绪低落。
- 情绪起伏很大，喜怒无常。

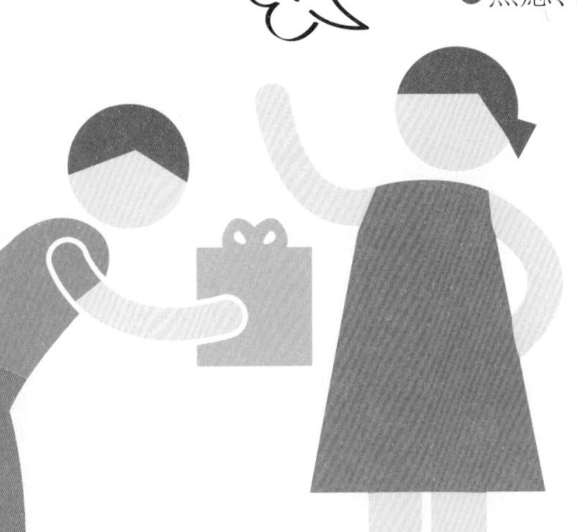

此外，如果你的老婆有家族或个人的抑郁史，那么你要格外留意，怀孕后，她更容易患上孕期抑郁症。

巧妙地转移老婆的注意力

当你的老婆开始表现出比以往更易焦虑和抑郁时，应提醒她，这些都是怀孕期间的正常反应，以免她陷入痛苦和失望的情绪中不能自拔。

和她交流。保证每天有足够的时间和你的老婆在一起，并保持亲密的交流。如果身体允许，可以考虑一起外出度假，尽可能营造温馨的家庭环境。这样可以保持良好的心情，让她对怀孕的日子和宝宝出生后的时光充满期待和向往。

让她表达坏心情。你的老婆可能习惯把坏情绪憋在心里，什么都不想说，如果她是这样的，你就应该主动提出来，让她说出自己的感受，一吐心中的不快。让老婆痛痛快快大哭一场也是发泄情绪的好方法，但你要提醒她哭完后应立即让心情平静下来。

转移她的注意力。为你的老婆“布置”一些任务，在孕期准备宝宝出生后要用的东西，比如衣服、帽子和鞋袜等，当她看着这些可爱的小物品，想着宝宝出生后的幸福生活，就会感觉心情愉快，对缓解孕期抑郁有帮助。

最后，如果她的抑郁情况很严重，不要忘记寻求医生的帮助。

TIP

温存、体贴、快乐、幽默、理解、包容，安排好老婆的物质生活与精神生活，是稳定情绪的良方，也是你帮助她远离孕期抑郁的法宝。

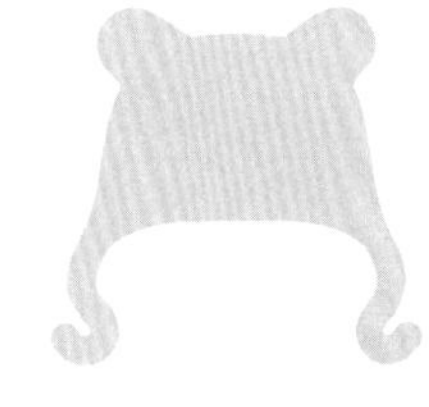

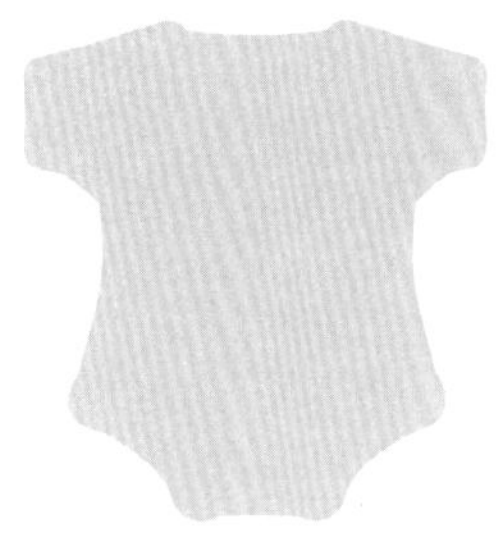

孕期抑郁可能发展为产后抑郁

孕期抑郁症复发的风险更大，并可能发展为产后抑郁症。

——《海蒂怀孕大百科》

据统计，10%的孕期抑郁症患者会导致产后抑郁症，因此孕妇要注意调整自己的心态。缓解坏心情有很多实用的办法：比如倾诉、唱歌、运动、哭泣、吵架（理智的吵架）、咨询等都是很好的宣泄方法；让房间充满快乐的色彩，比如金色的阳光色调；静静地冥想（想美好的事物）等。这些都是转移自己注意力、使精神放松的好方法。

激素引起的情绪变化让你措手不及，如果你给老婆起了个“母老虎”的外号，不要叫出来。

28周 准爸爸如何缓解压力

老婆的变化:马上就要进入孕后期了,她的行动更加不便,从本周到孕36周,她需要每2周做一次产检,继续陪她一起。

胎宝宝的成长:胎宝宝现在可以睁开双眼了,睫毛也已经完全长出来了。如果子宫外有长时间的亮光,他/她会把头转向光源。

努力让自己保持身心健康,是首选的解决孕期压力的自我防卫方法。

哪里来的压力

信不信由你,在这个阶段,不只是你,很多准爸爸都特别想撂挑子不干,甚至干脆离家出走。随着老婆分娩的临近,准爸爸需要面对大量的任务,所以突然感到自尊心受挫也是可以理解的。

一些准爸爸会在老婆怀孕期间质疑自己,你可能也有体会:你时常会想象父亲应该有的形象,并且对自己设定一些期望。如果你的脑海中有一个完美无缺、事事精通的父亲形象,那么你更可能对自己持否定态度。这样,你就很可能会对自己产生消极的看法和情绪,最终导致压力过大和自我怀疑。

除此之外,你可能会担心生活的改变:和老婆的关系会改变吗?工作会受影响吗?能够负担起一个更大的家庭吗?

要知道,没有任何男人生下来就会做爸爸,就像没有任何女人天生会做妈妈一样。父母之爱可以自然发生,但做父母的技巧必须要学习,和每一个新手爸爸一样,你会随着每一次挑战而成长,随着经验自然适应角色。更重要的是,不要考虑将来会失去什么,开始想想自己将会拥有什么:一个无比特别的小生命,他/她将和你一起分享未来,你的生活从此变得不同了吗?当然,它会越来越好。

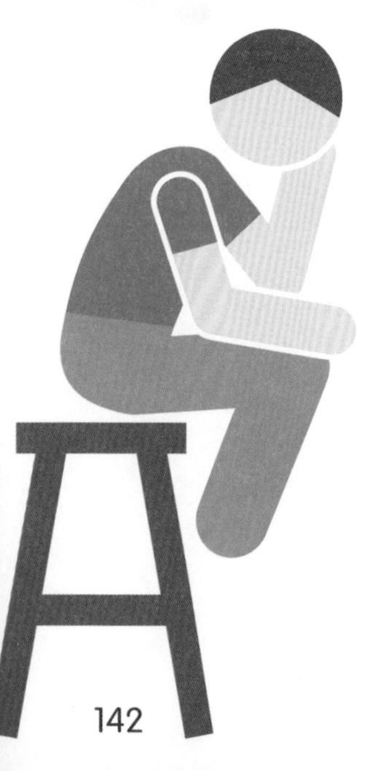

你也要给自己减减压

你和老婆一起分享了怀孕的快乐，也分享了孕期症状（前面提过的“假妊娠”），现在，你甚至要与老婆一起经历情绪波动。虽然你不能像老婆那样将一切归咎于波动的孕期激素水平，但你同样需要寻求改善情绪的办法。

把压力说出来。和老婆聊一聊（不要忘了也让她说出自己的想法），把沟通当成你们每日例行的程序。你也可以和身边新近当爸爸的朋友、甚至你自己的爸爸聊一聊。

运动。没有什么比加快脉搏跳动更能改善心情的了。运动不仅可以改善情绪，也可以让你体内分泌内啡肽（能产生愉悦感，等同于天然的止痛剂），并持续一段时间。

尽量忙碌起来。为宝宝的到来做好准备，每天投入一些精力到迎接宝宝的准备工作中，你会发现进入照顾宝宝的状态会让自己精神振奋。

戒掉不良习惯。饮酒会加剧情绪波动，让心情更加低落。虽然酒精以使情绪高涨而闻名，但实际上，饮酒过后情绪只会变得更糟糕——这就解释了为什么酒后第二天早晨永远不会像前天晚上那样高兴。俗话说“借酒消愁愁更愁”，这永远只是逃避现实的一种应对方法。

如果以上的建议不能帮助你改善心情，抑郁现象持续加重或已经影响到你和老婆的关系，不要等待，向专业人士（心理医生）寻求帮助。

TIP

有时候，你需要和老婆发发牢骚或是相互激励对方，彼此帮助才能共赢。

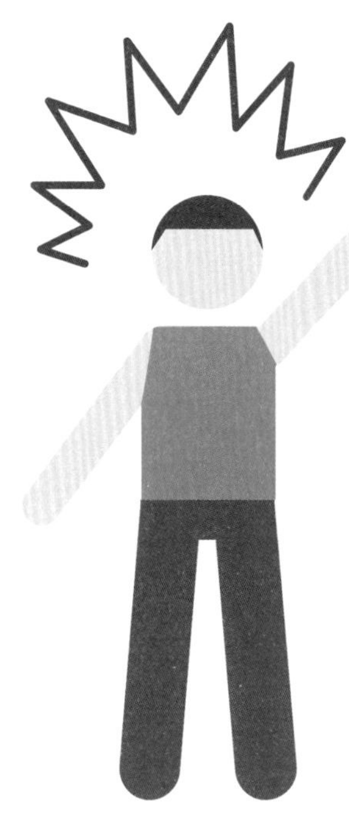

男性也有产后抑郁

有10%的新爸爸会出现产后抑郁。——《海蒂怀孕大百科》

并不是所有家长都会经历这种情绪，但新手父母们可能经历巨大的情绪变化。做好准备，坚强起来，你需要的是运动员的耐力、百折不挠的韧劲以及足够的幽默感——慢慢走出这个人生的调整阶段。如果帮助不大，症状恶化，找医生帮你解决问题。

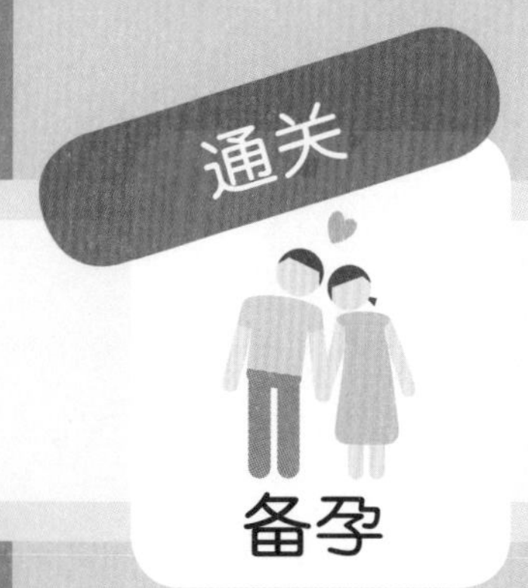
通关
备孕

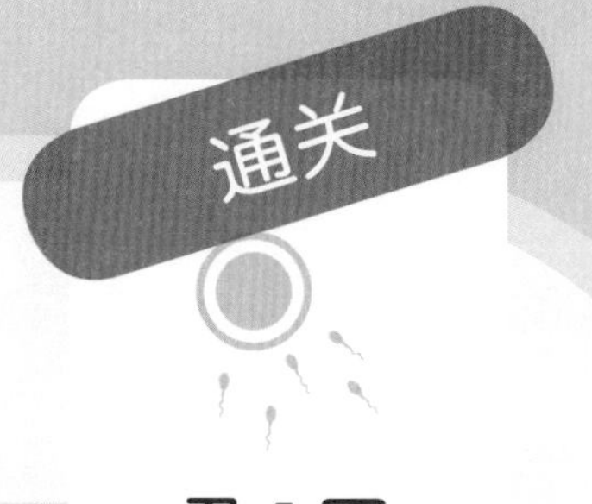
通关
孕1月

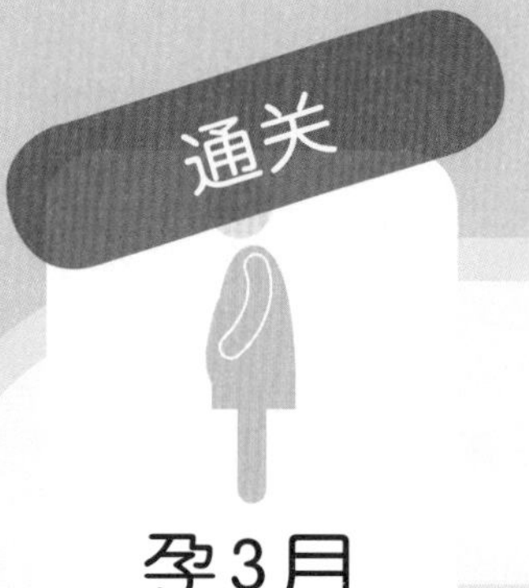
通关
孕3月

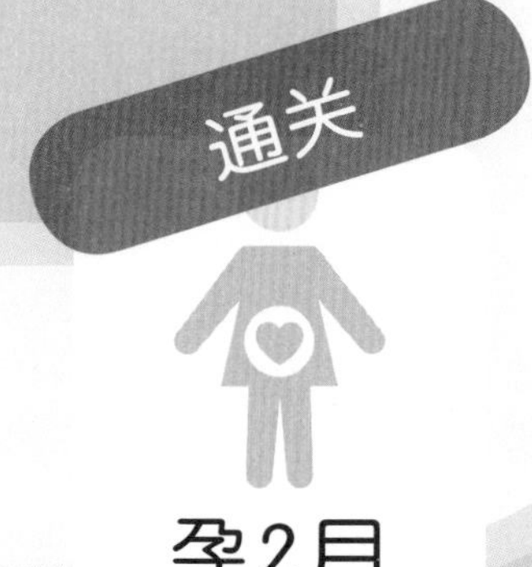
通关
孕2月

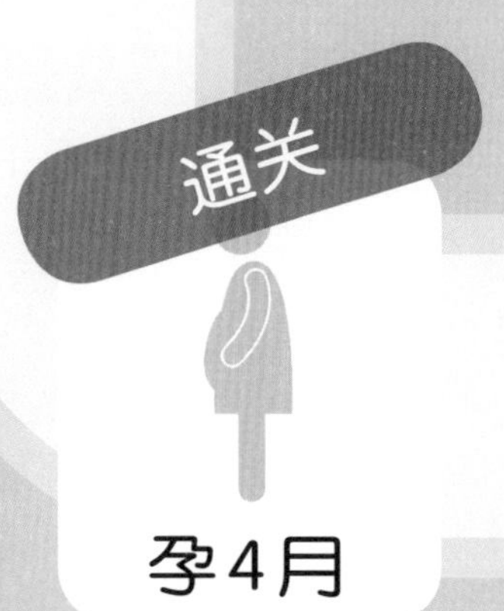
通关
孕4月

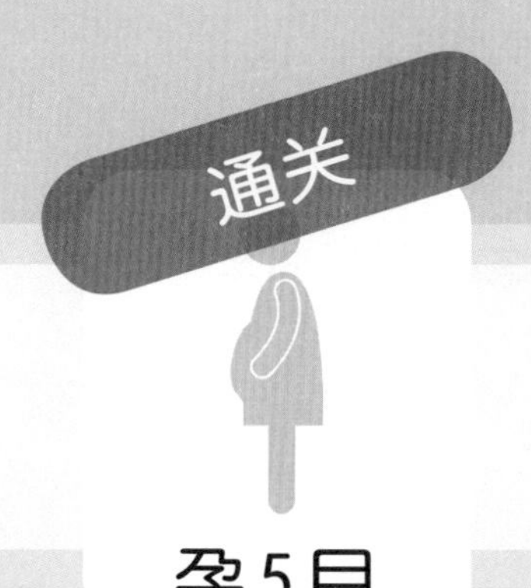
通关
孕5月

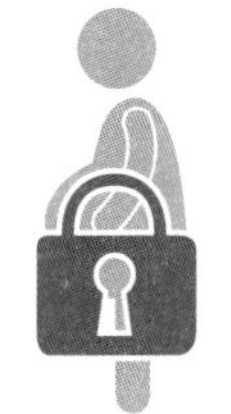

孕10月

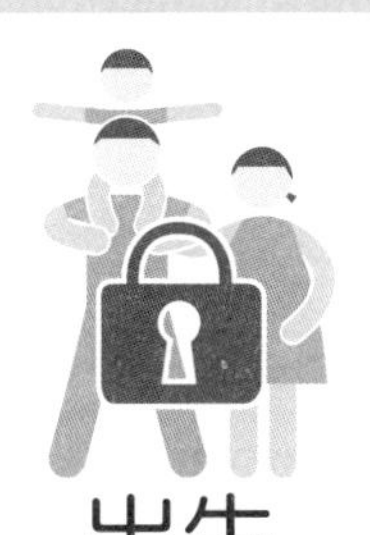

出生

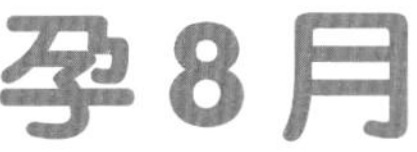

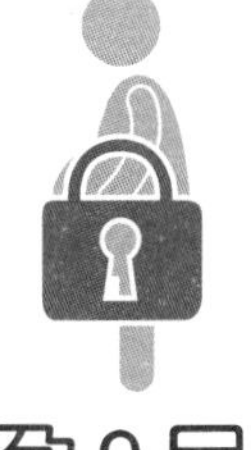

孕9月

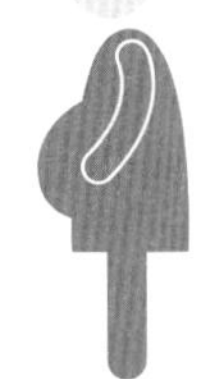

更多准备工作

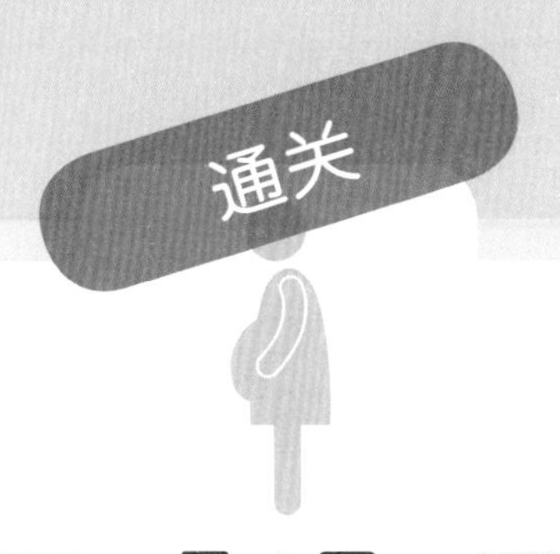

孕6月

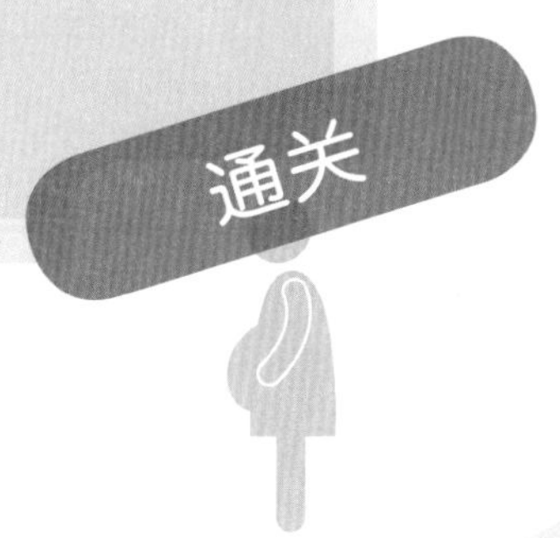

孕7月

29周 参加“孕妇课堂”

老婆的变化:她的身体负担增加,走路时身体后仰。因此,提醒她注意动作和缓,适当减少活动量。

胎宝宝的成长:胎宝宝的皮肤逐渐变成浅红色,皱纹慢慢褪去,皮肤变得平滑。除了背部和肩部还有浓密的毛发外,其他地方的胎毛正在褪去。

不要因为工作繁忙或太辛苦而忽视老婆的感受,陪她一起上孕妇课堂,会增加她勇敢面对生产的信心。

产前训练班

现在,你的老婆进入怀孕的第三阶段了,也就是说,你要做最后的准备了,如假期般放松的孕中期结束了。

从现在开始,你的老婆就可以去上关于孕产的课程。一般社区医院或妇幼保健院都有孕妇课堂,你也可以在网上查找哪些母婴中心有这种课程,或者让朋友帮忙推荐,最好找一个离家较近的地方。你的老婆了解得越多,会让自己越自信,这也是与其他孕妇交流的好时机。

大部分孕妇都是在孕7~8月时才开始上产前训练班,认为这样记得牢,上太早的话怕用时就忘记了。如果你们现在准备参加这样的课程,别着急,并不算晚,正规的孕妇课堂都有固定的课程安排,一般会上6~12周,每周上1~2节课,正好可以在分娩前一周左右上完。

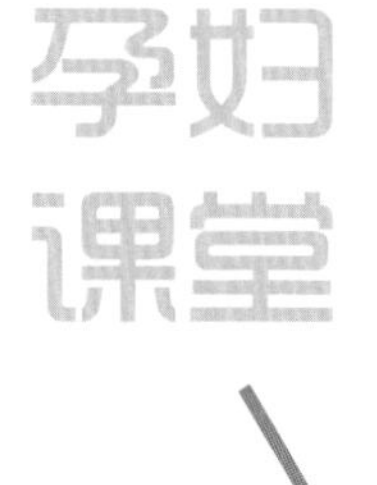

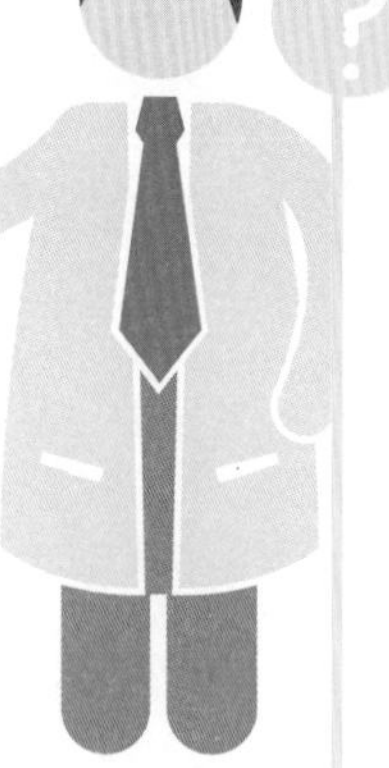

孕妈妈是怎么想的

关于在孕妇课堂上的收获,孕妇们总有自己的期待。

“我在产前训练班里真正学到的很少,反而是老公的陪同和全家出动,让我体验到‘国宝级’的待遇,所以我始终没有抑郁的感觉吧。”

“老公总是因为工作不能陪我一起参加,每当我回家把课堂的内容复述给他听的时候,他总是表现得不耐烦,这让我非常焦虑。”

去，还是不去

TIP

陪老婆上产前培练班，你会懂得更多生育知识，在养育宝宝方面的准备也更充分。

准爸爸们对待孕妇课堂的态度真可谓天壤之别。有的人不上训练班就认为自己一无所知，根本无法应对一切；有的却恨不得抓住一切借口不去上课，好让自己不受折磨。

曾经，丈夫们根本用不着参加类似的产前训练班，他们不会陪进产房，也不会提前学习如何给婴儿换尿布。可现在时代不同了，你不能只精通传统意义上男性分内的事。

你也许会疑问：上这种班真的值得吗？它真的能教会我一些有价值的东西，还是只是重复我从书本上（比如现在手里拿着的这本相当不错的书）就能学到的东西？答案是：上这种班当然值得！

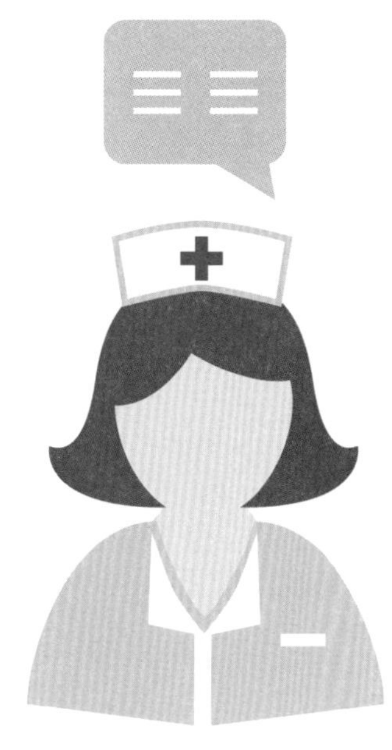

上产前训练班，你就能在产房里担以重任，而不必像个傻瓜一样等在门外。你会在这里学到如何在老婆宫缩时照顾她，什么时候该去医院，你还会了解到分娩过程中的常见问题。

更重要的是，产前训练班能让你感觉自己已经准备好迎接即将到来的一切；它让你相信自己有能力掌控一切（就算这只是个假象）；它更让你有理由相信能坚持到最后。

准爸爸训练营

妈妈有不同的照顾宝宝的技巧，其实爸爸也有。——《海蒂怀孕大百科》

除了孕妇课堂，现在为准爸爸和新爸爸开设的教授宝宝护理知识的培训班（从如何换尿布到洗澡，从如何喂养宝宝到怎么跟他／她玩）也越来越多，很多医院和社区中心都有“准爸爸训练营”或类似培训班，你可以在陪老婆做产检时咨询一下相关内容，如果医院和分娩中心有相关学习课程就报名参加。

除此之外，网络上也有相关的课程视频，如果没有时间参与医院和分娩中心的课程，不妨在网上进行学习。如果你有朋友最近刚生了宝宝，也可以让他们给予指导。

如果你并不能确保自己有时间陪老婆一起参加所有的课程，那么，一定要去听关于分娩的那节课。

孕妇课堂教什么

尽管许多人说孕妇课堂只是一个产期聚会罢了，准爸爸们参加也只是陪老婆而已，但其实，这样的课程还是有一定用处的，你会在其中学到以下内容。

孕产课程：❶怀孕期间孕妇的身体变化，胎宝宝的变化。❷怀孕期间的营养。❸怀孕期间的运动。❹孕期的安全问题。❺孕期的不适及对策。❻产前检查项目和内容，如何根据自己的情况合理消费。❼做胎教的各种方法。❽微量元素检测。❾分娩的过程，应付阵痛的方法。❿产后注意事项，包括坐月子和产后恢复。⓫新生儿用品的选择。

育儿课程：❶母乳喂养的重要性。❷新生儿日常护理，如洗澡、换尿布、抱宝宝的方法等。❸婴儿抚触方法。❹新生儿常见病的预防和护理。❺新生儿意外情况应对。

当然，学会有关生育课程的所有知识并不是那么容易，但参加孕妇课堂，你还是能带走一些重要的东西。

问题的答案：关于最后几个月会经历的事情，你对宝宝出生感到焦虑的问题，或者是你在课堂上的问题。

更多的话题：如果你的身边有同样上过这类课程的朋友或者同事，你们会有更多的交流和话题，不管他们是哪种准爸爸——无所不知的准爸爸或一无所知的准爸爸——你会发现，在产前培训班里学到的内容会派上用场。

总之，不论你是听到其他准爸爸和你说“这课还真是浪费时间”还是“医生和护士都只跟孕妇说话”之类的话，只要你能够看到这个课程的价值所在，既可以和他人交流经验，也能拉近你和老婆之间的距离，你就有真正的收获。

产房的里里外外

TIP

如果医院允许陪产，你就要认真考虑是否进入产房。

如果你已经做好打算要陪老婆进产房，那么，你最好提前了解一下产房里的一些设备，不然你到时只会一脸“懵”。

产床	产床是固定在产房内的，有专门用于产妇分娩的支架，有些部位可以抬高或降低，床尾可以去掉
胎儿监护仪	可以记录下产妇的宫缩和胎儿心跳，可不断输出结果
保温箱	因新生儿的热量容易散失，为防止体温降低，有时需要将其放入保温箱内
氧气设备	在待产室和产房都有吸氧的设备，宫缩时胎儿的血液和氧气供应都受到一定程度的影响，吸氧会使胎儿体内的氧气储备增加，增加其对宫缩的耐受能力
吸引器	少数新生儿口腔内仍有羊水甚至胎粪，就需要用吸引导管吸引口腔，它是剖宫产和顺产必备的设备之一

此外，你还要留意产房外的一些情况。

●记清产房的具体位置。老婆分娩时，你不在身边的可能性虽然很小，但还是有的。不论你是接到电话匆匆忙忙赶到医院，还是需要通过电话给其他人指路，你都一定要把产房的位置记得一清二楚，等到真正分娩的时候，你不至于手忙脚乱。

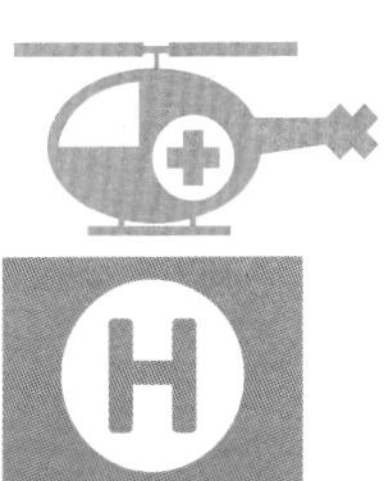

●询问家属等候区的位置，告知自己家人和老婆的家人。

●找到自动贩卖机的位置，分娩是一个非常漫长的过程，在此期间，你和老婆都需要补充能量，所以，记住哪里有卖吃的东西。

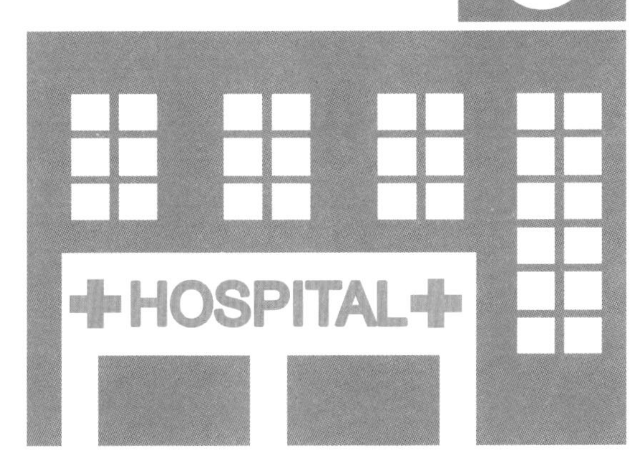

如果你晕血还坚持进产房，那你就会是最添乱的那个人。

30周 假宫缩，一场恶作剧

老婆的变化：由于孕晚期的不适症状和激素的变化，你老婆的情绪可能会再次产生波动，她会感到越来越焦虑和烦躁，你可以和她多交流。

胎宝宝的成长：胎宝宝的皮下脂肪继续增长，皮肤越来越光滑。睁开眼睛、闭上眼睛，非常自如，能够辨认和追踪光源。

你的老婆可能会被频繁的假宫缩弄得很紧张，此时你更要保持冷静，正确分辨。

分辨真假宫缩

从孕中期开始，有时甚至更早，你的老婆就会出现假宫缩的现象。她会和你说，肚子变硬有下坠感，再次体验到了久违的痛经感觉。随着胎宝宝的长大，这种现象会越来越频繁。特别是临产前，胎头下降会让假宫缩越来越频繁。假宫缩与真正的子宫收缩可以根据以下因素进行判断：

时间上：假宫缩的时间间隔不会越来越小，而真正的宫缩会从不规律慢慢变得有规律，持续时间也会加长，间隔时间会越来越短，如刚开始间隔10~15分钟，持续10秒左右，慢慢变成间隔2~3分钟，持续50~60秒。

疼痛上：假宫缩的力量很小，宫缩强度通常比较弱，不会越来越强，有时会增强，但之后又会转弱，而真正的宫缩强度会越来越强。

对运动的反应：孕妇进行一定的运动，比如走路，就能让假宫缩停止，而真正的子宫收缩则不会。

如果你的老婆只是偶尔出现假宫缩的情况，并且持续时间不长，没有阴道出血，不用担心。但如果假宫缩频繁出现，并且伴随明显的腹痛或阴道流血现象时，应立即带她到医院就诊。

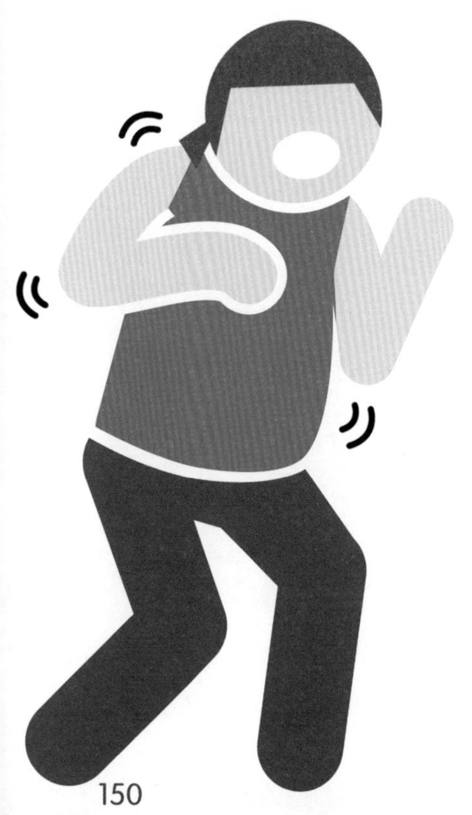

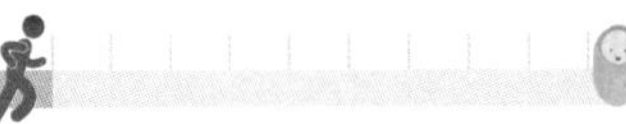

如何应对假宫缩

如果你的老婆假宫缩频繁，不要让她轻易服药，更不要刺激她的腹部。

假宫缩会随着预产期的日益临近而逐渐趋向频繁，几乎要骗你的老婆马上去医院。如果你的老婆硬拉着你去医院，先别着急，她也没遇到过这种情况。你需要了解一下假宫缩会发生的情况，以及一些可以帮助她应对的方法。

缓解假宫缩不适感。孕妇在疲劳或兴奋时，特别容易出现假宫缩，特别是在产前2~3周会频繁出现。当你的老婆出现假宫缩，你可以提醒她站起身活动一下或改变姿势，多休息，洗个热水澡，做个深呼吸，这些都有助缓解假宫缩带来的不适感。此外，脱水也容易引起假宫缩，喝上几杯温开水能够有效缓解。

需要就医的情况。如果是频繁宫缩还伴有强烈的腹痛，让她坐立难安，就要及时去医院就诊。此外，如果你的老婆怀孕尚未满37周，1小时之内出现4次或4次以上的宫缩，或出现破水、阴道出血、腹痛等早产的迹象，也要及时去医院检查。

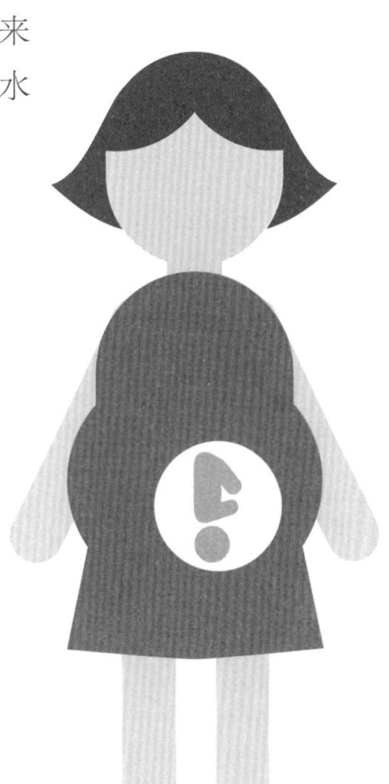

假宫缩出现有原因

随着分娩即将到来，身体会通过活动子宫肌肉为这个大日子进行热身。

——《海蒂怀孕大百科》

有些孕妇会感到腹部一阵阵发紧，或者会出现类似月经来潮时的痉挛，摸起来硬硬的，就像宫缩一样，而出现的时间一般没有规律，程度时强时弱。这种现象通常只是偶尔出现，并且持续时间不长，不会带来疼痛。但随着预产期的临近，这种现象会越来越频繁。这种假宫缩是由胎头下降、子宫下部受到牵拉刺激，以及骨盆受到的压力增加所导致的。

你们需要根据胎位，和医生讨论采取什么分娩方式最好。

及早发现胎位不正

谈到分娩，胎位非常重要。大部分宝宝为头位，即正常胎位；臀位很少，横位更少，这两种都是异常胎位，不利于分娩。

到了分娩的日子，医生会告诉你们宝宝的位置，如果你现在非常想知道，可以从下面一些线索中判断。

●宝宝的臀部比头软，形状不规则，你可以观察老婆的肚子并用手触摸，当你摸到圆圆的、硬硬的，可能就是宝宝头所在的位置。

●宝宝的背部一般是光滑的、凸出的，而身体正面是一串不规则的小东西——手、脚、手肘。如果你老婆的肚子坚硬且轮廓光滑，那么你的宝宝就是背对你；如果你的老婆肚子看起来平一点、软一点，那么宝宝就是面对你。

●宝宝的心跳是另一个线索，如果是头位，通常会在肚子下半部分听到心跳声，且面对你时心跳声较大。

在满7个月以前，由于胎宝宝小，羊水多，他在子宫内有比较大的活动范围，胎位易于变动。而满8个月以后，胎宝宝长到与子宫壁贴近，胎位相对比较固定，如果这时胎位不正，就比较难纠正了。如果你的宝宝不是利于分娩的胎位，医生可能会建议你的老婆进行一些小练习，从而帮助宝宝转到头位。问问医生，你的老婆是否需要在家做这些练习。

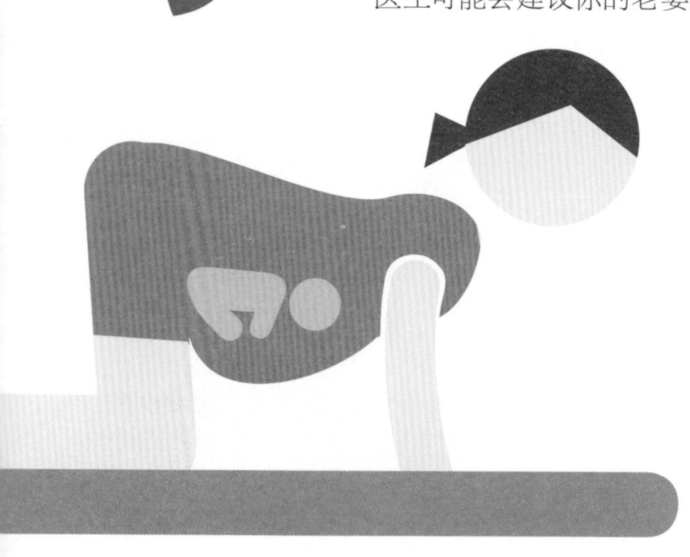

●胎位为横位者，侧卧的同时向侧卧方向轻轻抚摸腹壁，每天2次，每次15~20分钟（也可在睡眠中采取侧卧姿势）。

●怀孕30周后，胎位仍为臀位或横位者，在硬板床上，俯撑，膝着床，臀部高抬，大腿和床垂直，胸部要尽量接近床面。每天2次，每次10~15分钟。

早产危机

TIP

为预防早产，孕晚期绝对禁止你与老婆发生性生活。

虽然你和老婆都想早点见到宝宝，可是宝宝提早出来可真不太好。在满28孕周至37孕周之间分娩，生出体重在1000~2499克，且身体各器官未成熟的新生儿，称为早产儿。早产对宝宝的生命威胁较大，因为身体未完全发育好，各器官发育不成熟，有可能引起一系列病症和生命危险。

一般来说，医生很难断定哪类孕妇会早产，不过，如果你的老婆属于如下某一种情况，那么她早产的可能性会比较大。

- 怀的是双胞胎或多胞胎。
- 怀孕时年龄小于18岁或大于40岁。
- 孕前体重过轻或孕前体重超过80千克。
- 怀孕间隔太密，一般是指产后半年内再孕。
- 曾发生过早产、早发阵痛及妊娠早期或中期流产。
- 曾有“子宫颈闭锁不全”的现象或有不良产科病史。

除了以上易早产的因素，你还要特别留意老婆的健康状况，心脏病、肾病、糖尿病、高血压、宫颈机能不全、子宫畸形、流感等，以及维生素K、维生素E不足都会引起早产。一旦你的老婆出现任何异常状况，马上与医生联系。

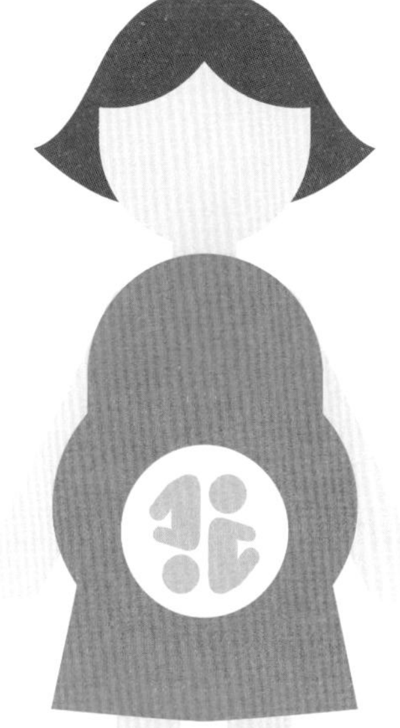

孕晚期不宜出远门

在孕晚期，孕妇的肝脏、肾脏、心脏的负担加重，体重明显增加，行动不便，容易疲劳。如果此时长途旅行，因体力消耗过度，睡眠不足等诱发疾病，加上不良环境因素的作用（如路途颠簸、天气变化、环境嘈杂、乘车疲劳等），对孕妇心理也会产生负面影响，不利于胎宝宝的生长发育，甚至会导致早产。

31周 真会“一孕傻三年”吗

老婆的变化：她的子宫底已经上升到横膈膜处，动作也更加迟缓。你还发现老婆变得很健忘，这些都是正常现象。

胎宝宝的成长：胎宝宝的身体和四肢继续长大，直到和头部的比例相当。小家伙的皮下脂肪开始丰满，看起来更加可爱了。

如果你的老婆健忘情况非常严重，你需要暂时请假陪着她。

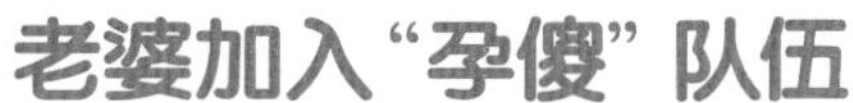

老婆加入“孕傻”队伍

给老婆说了一个冷笑话，好半天她才反应过来是什么意思。

明明手里拿着钥匙或者手机，老婆却到处找。

你接到老婆电话，说又忘记带钥匙出门。

……

如果以上几个方面，或其他类似的情况经常发生，那就说明她正式加入“孕傻”队伍了。

“孕傻”是指当女性怀孕后，记忆力出现衰退、认知能力下降的现象，民间俗称“一孕傻三年”（别偷乐，你的老婆不可能真的“傻”三年，三只是一个虚数）。国外也有“怀孕傻三年”类似的说法，称为baby brain（婴儿脑）。特别是在孕早期和孕晚期，“孕傻”会表现得更厉害一些。

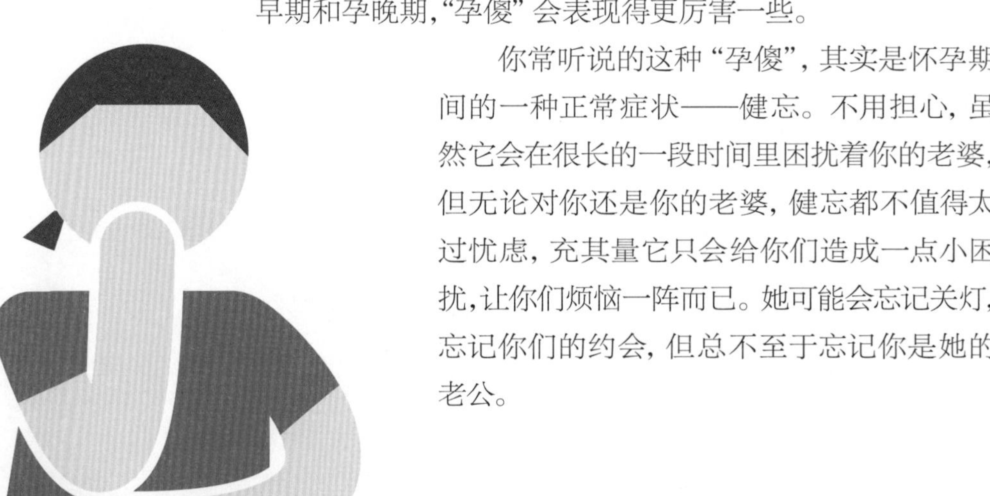

你常听说的这种“孕傻”，其实是怀孕期间的一种正常症状——健忘。不用担心，虽然它会在很长的一段时间里困扰着你的老婆，但无论对你还是你的老婆，健忘都不值得太过忧虑，充其量它只会给你们造成一点小困扰，让你们烦恼一阵而已。她可能会忘记关灯，忘记你们的约会，但总不至于忘记你是她的老公。

是什么在捣乱

TIP

等你的老婆适应新的角色和习惯后,"孕傻"问题就会自然减轻和消失,不用担心。

对你的老婆来说,"孕傻"就像是眼看着自己的理智散落一地,却收不回来。其实在生理学上,孕期变"傻"并非智力下降、脑功能退化,更多的是体现在心理层面的变化所导致的理解力下降、注意力难集中、记忆力减退等,主要影响因素有以下几个方面。

体内激素变化的影响。怀孕后,女性体内各种激素会发生急剧变化,短期内的这种变化可能会导致情绪低落、焦虑不安,对周围的事物反应变慢。

睡眠时间不足、质量下降。产前产后睡眠不足以及质量的下降,让她们很容易疲劳乏力,常常觉得力不从心,记忆力和反应能力肯定会因此而受到影响。

生活重心的转移。有了宝宝后,妈妈会将重心转到宝宝身上,对宝宝的注意力过分集中时,自然会忽略了周围的一些事情。尤其是职业女性,突然面对由事业向孩子的转型,一方面对本职工作因为投入精力的减少,势必会有出错情况。另一方面对原本不上手的生活家务需要独自面对,势必会显得笨拙和不习惯。

自我心理暗示的结果。孕妇所接受到的"心理暗示"也让她们自身相信"孕傻"这一观点。社会影响、流言传播、他人暗示强化使得她们给自己预设了"变傻"的预言,一些小小的改变也就被夸大,最后自证预言。

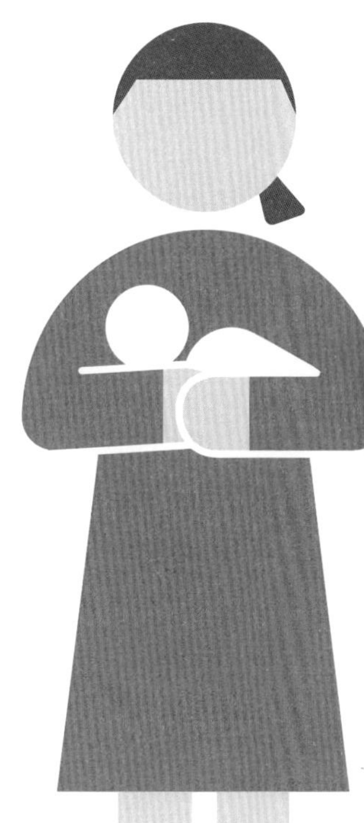

压力会让健忘情况更严重

因为这种健忘而感到压力只会让情况更糟糕,因为压力也会引起健忘。

——《海蒂怀孕大百科》

和其他大量症状类似,健忘也是孕期激素变化造成的。孕妇要意识到这是正常的现象,可以带着幽默的情绪接受它,有助于缓解症状。现在绝对不是额外做很多工作,或是花时间在琐事上的时候,压力过大不仅会导致情绪波动,还会使健忘的情况更严重。

当她为自己的健忘而烦恼不已时，你可以宽慰她：“这不过是怀孕期间再正常不过的症状。”

怎样帮助她

如果你老婆的大脑真的变成了一团浆糊，那么你该怎样帮助她呢？

让她多睡一会儿。睡眠不足是导致“孕傻”的重要原因之一，改善睡眠状态有助于缓解情绪、补充体力，也会对暂时的记忆力减退有显著的效果。如果孕期的种种不适让你的老婆难以保证长时间的睡眠，不妨借助音乐、睡前温水泡脚、适当运动等辅助手段以提高她的睡眠质量。

帮她释放压力，充实生活。你的老婆很容易带着焦虑感度过孕期和产后生活，无论是孕期担心各种指标不达标，还是产后担心无法胜任妈妈角色，都是压力。多与你的老婆交流沟通，告诉她不必苛求自己，只要尽到自己应有的努力和责任就行。与其让她花时间在想象的负面情绪里，还不如行动起来，带她做些有意义的事情。比如出去散散心，一起做舒缓的运动，投入共同的兴趣爱好等。情绪上的放松会让她的大脑处于放松的状态，健忘自然也会减少很多。

给予关心和理解。作为老公，需要理解老婆有时“犯傻”是很正常的，当她情绪不稳定时，你应该给予包容和关心，而不是觉得老婆不可理喻或者和她对着干。其次，如果你能够帮她分担一点会更好，让她知道自己不是孤军奋战，你是最强大的后盾。

为她买个笔记本。提醒她把每天要做的事情做一个清单列表，做完了就打个勾，没做完的就可以提醒下自己，将要做的随时记录下来。此外，你可以在家里做一些特殊标记，提醒她钥匙、钱包、手机等随身物件放在哪里。

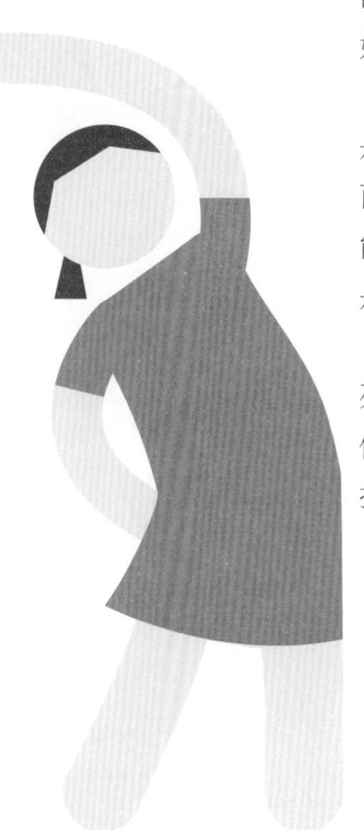

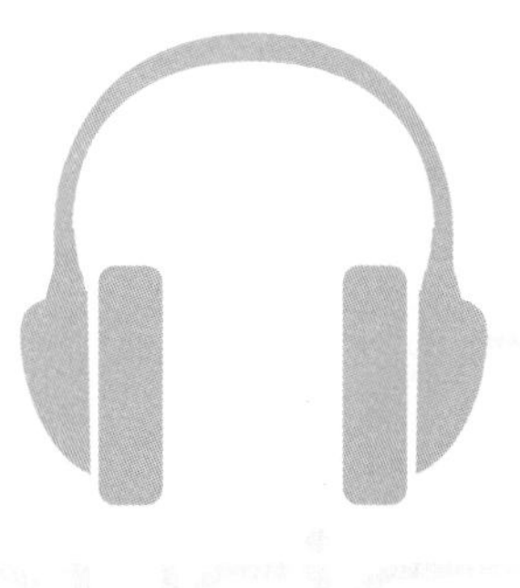

记忆力下降吃什么

TIP

在你老婆记忆力一落千丈的时候，你最好能像个专家一样为她提供帮助。

如果你不想看到老婆每次和你说话时，总是要回忆15分钟才能想起来刚刚说了什么、接着又要说什么，现在，你可以在她的日常饮食里，增加以下食物。

核桃。核桃含有丰富的不饱和脂肪酸、蛋白质、维生素等，可促进细胞的生长，延缓脑细胞的衰弱进程，提高思维能力。

花生。花生富含卵磷脂和脑磷脂，它是神经系统所需要的重要物质，能延缓脑功能衰退，经常吃花生可改善血液循环、增强记忆力。

鸡蛋。记忆力强弱与大脑中乙酰胆碱含量密切相关。当蛋黄中所含的卵磷脂被酶分解后，能产生丰富的乙酰胆碱，进入血液又会很快到达脑组织中，可增强记忆力。

牛奶。牛奶富含蛋白质、钙。牛奶中的钙最易被人体吸收，是脑代谢不可缺少的重要物质。此外，它还含对神经细胞十分有益的维生素B_1等元素。如果用脑过度而失眠时，睡前一杯热牛奶有助入睡。

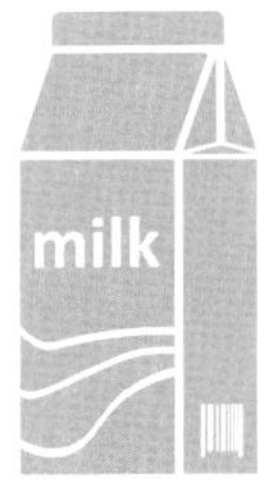

鱼类。鱼肉中含有丰富的蛋白质和脂肪酸，能提高大脑的工作效率。

小米。小米中所含的维生素B_1和B_2，分别高于大米1.5倍和1倍，其蛋白质中含较多的色氨酸和蛋氨酸，平时常吃点小米粥、小米饭，有益于大脑的保健。

蜂蜜。蜂蜜富含维生素、矿物质、氨基酸、酶类等，经常服用能使人精神焕发，提高记忆力。

香蕉。大脑神经细胞的维生素B_6含量颇多，人体有了压力就会消耗维生素B_6来缓解，香蕉含有的维生素B_6可振奋精神。此外，香蕉富含镁，镁能帮助维护大脑记忆的主要物质——核糖核酸进入脑细胞。

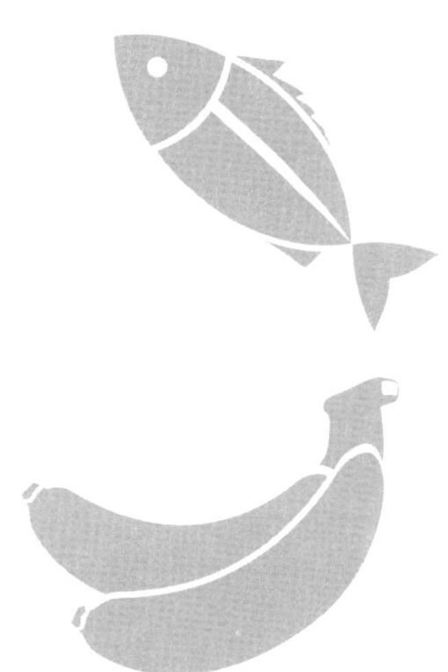

32周 给宝宝取名字

老婆的变化:沉重的腹部可能让她不想走动，但为了分娩时更加轻松，你还是要提醒老婆应适当散步。

胎宝宝的成长:现在，胎宝宝的活动空间减小了，手脚不能自由伸展，并且已经头朝下，开始为出生做准备了。

你可以从“我喜欢一个什么样的名字”这个简单的问题开始。

和老婆给宝宝起名

宝宝不仅需要婴儿用品，还需要一个好名字。也许你在老婆怀孕之初，就已经开始绞尽脑汁，为宝宝未来之路操心了，思考该给宝宝取一个什么名字，总希望人如其名，希望宝宝的名字跟未来联系在一起，那么如何给宝宝起名呢?

准备两个名字。你们现在还不知道肚中孕育的究竟是男宝宝，还是女宝宝。所以，起名时，最好先准备一个男孩名，再准备一个女孩名。这样，等宝宝出生了，就有备无患了。

查阅书籍、网站。有些书通篇都是讲如何给宝宝起名的，这也突出了起名字这件事有多重要。除了传统的翻字典、查阅传统经典《诗经》等，现在有专门的取名网站可帮助取名。

如果你面对写满一页各种名字的小本子无法抉择，别紧张，不妨“征求”宝宝的意见，让他/她“选择”自己喜欢的名字：对着老婆的肚子念你给宝宝准备的每个名字，看看哪个名字会引起宝宝的“骚动”——踢老婆的肚子或是在肚子里翻跟头!

取名也有讲究

不要尝试用你前女友的名字或你自己的网上昵称，最终你会发现，这很愚蠢。

名字会伴随宝宝一生，取个好名字自然很重要。取名时，可以考虑以下一些事项。

你的姓。如果你的姓不太好起名字，你就要注意了，尽量避免名和姓出现不“和谐”的情况。把你想好的名字，连上你的姓氏大声念出来试试看。

小名。想想宝宝的名字怎么能缩短，变成小名，再看看小名念起来好不好听。

有没有家传的名字，需不需要用辈分。特别是对中国人而言，给新生婴儿取名字是一件非常重要的事情，不仅是你和老婆的意见，双方父母的意见同样要参考，尤其是在需要按照家传的辈分取名时（当然，这也就为你确定了宝宝姓名中的两个字，方便了很多不是吗）。

“响亮”试验。不管宝宝多乖，在他/她成长的过程中，你总是有大声喊他/她名字的机会，尤其是要制止宝宝做一些危险的事情，或者因为他/她距离你很远，试着大声喊出宝宝的名字，看看效果怎么样。

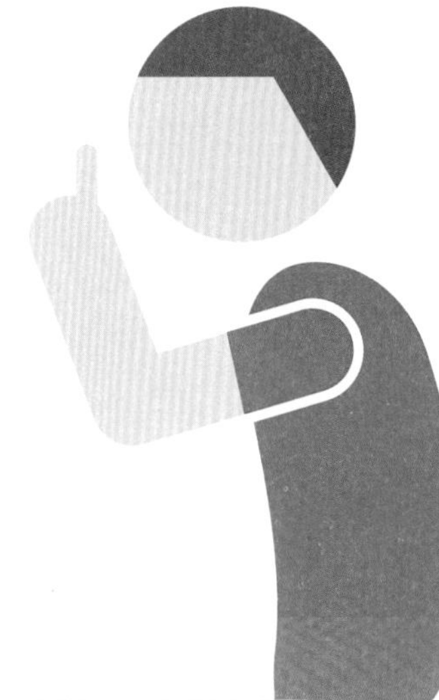

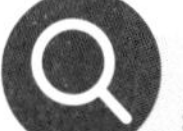

新生儿“熟悉”自己的名字

在子宫里待过那么长时间后，他会很快辨认出母亲和声音（可能还有父亲的声音）。——《美国儿科学会育儿百科》

孕期经常呼唤胎宝宝的名字并且与胎宝宝说话，每次交流前充满爱意地打个招呼，能使腹中的胎宝宝反射性地记住自己的名字。据曾经采取过这种胎教方法的父母介绍，当刚出生的宝宝听到爸爸和妈妈呼喊他/她曾经熟悉的名字时，宝宝的烦躁、哭闹明显减少，有时甚至会露出高兴的表情。

被老婆否定你选好的名字是常有的事，但不要为了这事争吵。

如果我和老婆有分歧怎么办

老婆想好了一个名字，可能你不喜欢；或者你想好了一个名字，老婆又可能不喜欢。这里有一个解决分歧的办法：你和老婆各列一个清单，上面写好自己喜欢的一些男孩名字和女孩名字；交换清单，然后各自划去自己不喜欢的名字；最后把剩下的名字整理到一起。

你们不必在宝宝出生前就一定要把名字想好，所以，如果你和老婆现在还没有想好宝宝名字也不要着急，往往在宝宝出生前起好的名字，不一定就是宝宝出生后用的名字。看到宝宝第一眼的那一瞬间，发现宝宝和你长得真像，或者是宝宝的"性格"那么像你，你或许会重新考虑一个名字。

满足家人给孩子取名的愿望

可能你觉得给宝宝取名字是你和老婆的事，但对于家人的建议也要小心处理。让想给孩子取名的家人，把他们的建议写在纸上，然后等他们都走了，只有你和老婆在的时候，把这些写着名字的纸张拿出来，不管你们是满意还是不满意，都最好不要当长辈的面评论。

当然，你要记得对他们表示感谢："感谢您给我的孩子起名提供了很好的建议，您的意见对我们非常重要。"

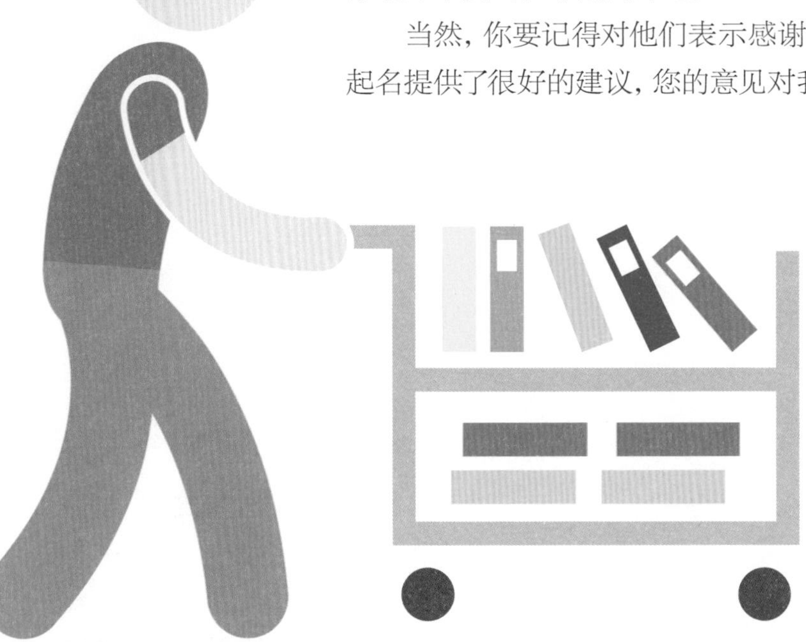

借鉴古文里的好名

读起来拗口、不利索的名字，尽量避免使用。

“赐子千金，不如教子一艺；教子一艺，不如赐子好名。”一个意蕴深远、音韵优美的名字，寄寓了你们对宝宝的无限期待，也是送给宝宝最好的礼物。

男宝宝名字示例

●俊彦：《尚书·太甲上》有“旁求俊彦”（四处征集贤才），《伪孔传》也说到“美士曰彦”。俊彦是古代知识分子的美称。正史记载，五代共有87位名人的名字中带有“彦”字。

●秉文：《周颂·清庙》载“济济多士，秉文之德”。在中国传统文化中，人们将美好的品德作为人生的至高追求。

●周翰：《诗经·大雅》载“微申及甫，维周之翰”（只有申伯和仲山甫，才是国家栋梁）。周翰就是国家栋梁的意思。

●令仪：《诗·小雅·湛露》载“岂弟君子，莫不令仪”，令仪的意思是风度优雅。

女宝宝名字示例

●嘉言：宋代朱熹《朱子全书·学五》载“见人嘉言善行，则敬慕而记录之”。言为心声，美好的言谈举止能展现一个女孩澄净、柔美的内心世界。

●乐仪：有音乐相配合的礼仪。《周礼·春官·乐师》载“教乐仪，行以《肆夏》，趋以《采荠》，车亦如之”。知书达理的女孩，是每个父母的期待。

●管彤：彤管，古代女史用以记事的杆身漆朱的笔。出自《诗经·邶风·静女》“贻我彤管”。你应该也希望宝贝长大后成为一个有文化、有思想的女孩。

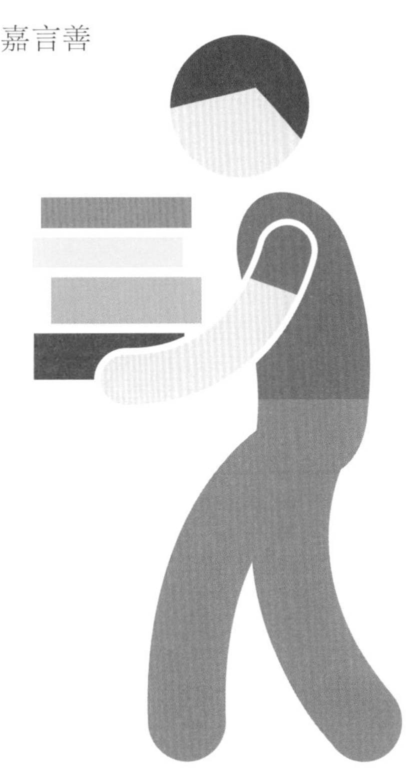

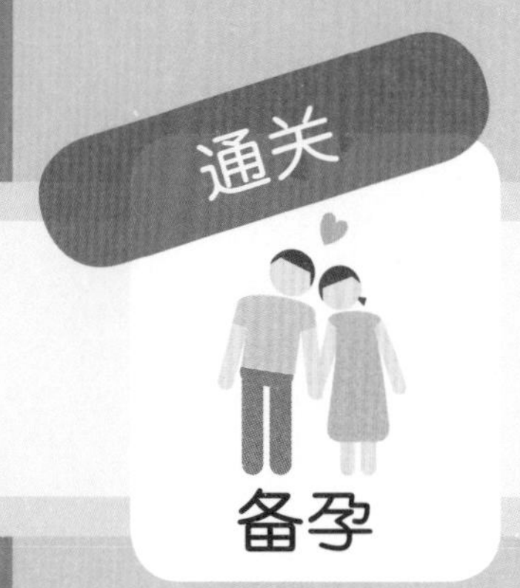

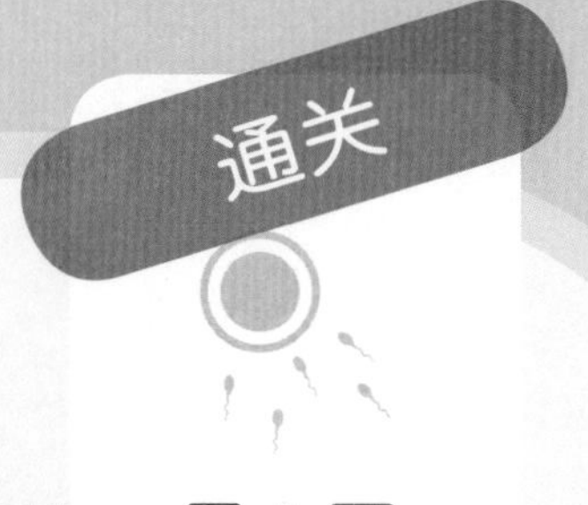

孕1月

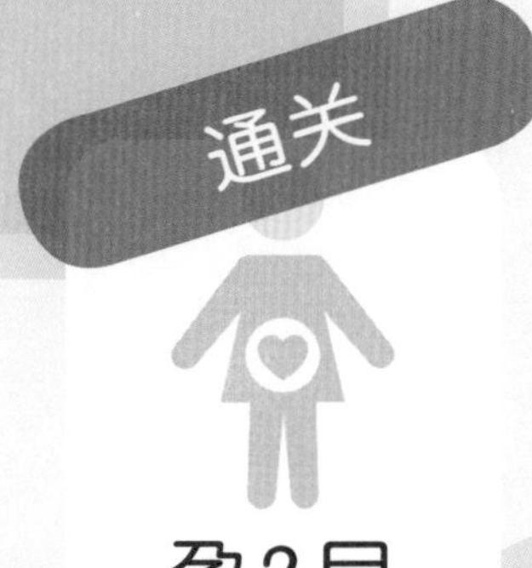

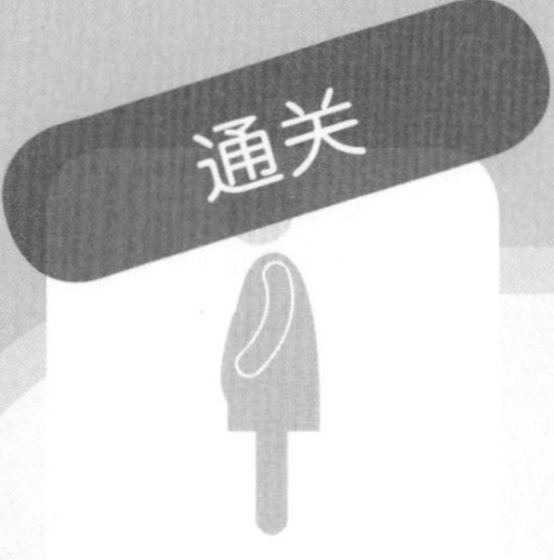

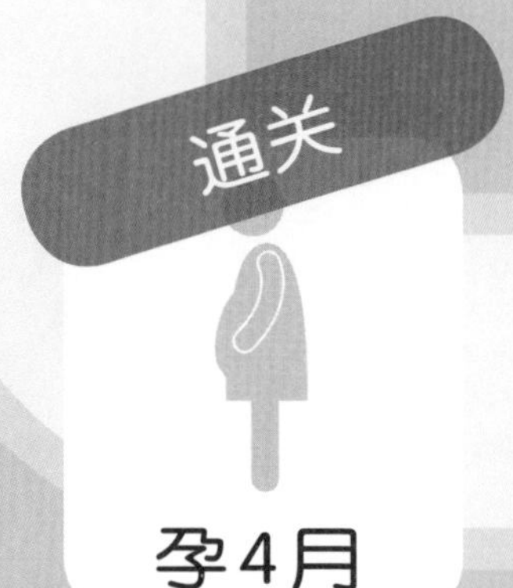

通关

孕5月

孕10月

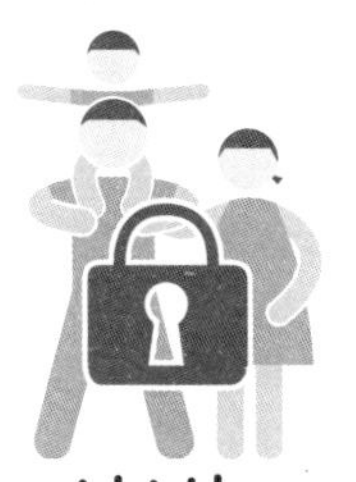

出生

孕9月

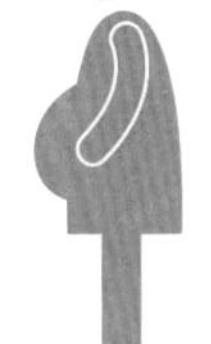

很多事需要
做决定

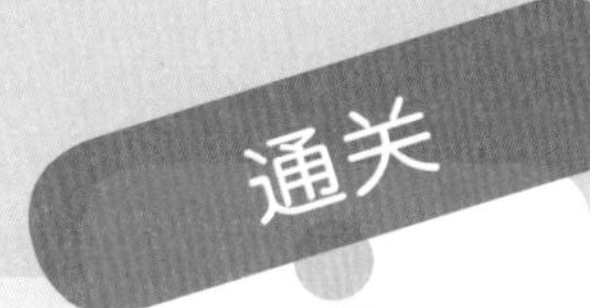

孕8月

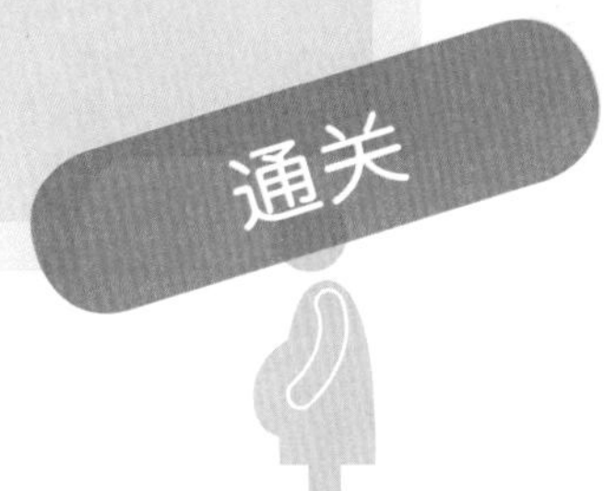

孕6月

孕7月

33周 计划产假与陪产假

老婆的变化：由于子宫挤压心脏和胃部，她可能会感到心慌、气短、胃胀，食量可能有所减少。

胎宝宝的成长：这时的胎宝宝身体变得圆润，呼吸系统和消化系统发育已近完善，并且生殖器官发育也已近成熟。

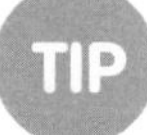

不管你的老婆是打算拼到最后，还是打算早早收山，分娩都是一个按部就班的过程，别太紧张，你只要支持她的决定就行。

老婆该计划休产假了

对你的老婆来说，什么时候停下工作，回家待产，不仅仅和相关规定有关，也取决于她的身体状况。

提前半个月交接工作。按照国家的规定，产假不可少于98天，你的老婆现在可以开始计划休产假了。如果她感觉身体笨重，上班都吃力，可以和单位商量提前休产假。

有些孕妇在即将临盆前才请产假，然而大部分医生认为，大龄孕妇从孕32周开始就不宜再工作。如果你的老婆年龄在35岁以上，她需要尽早停止工作，提前回家待产。因为这个时候，她的心脏、肺脏及其他重要器官必须更辛苦地工作，且对脊柱、关节和肌肉形成沉重的负担。不仅身体素质退化，心理负担也加重。

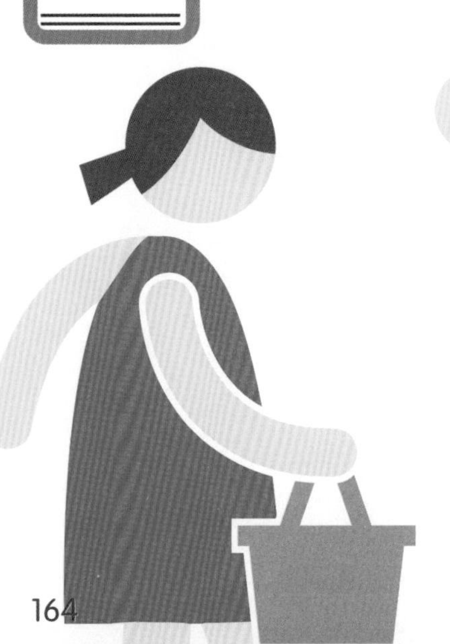

孕妈妈是怎么想的

究竟什么时候回家待产，这个问题见仁见智，你应该听听女人们的想法。

“我本打算坚持工作到最后一刻，却发现自己早上坐公交时累得骨头都要散架了，真希望自己当初没做过这么愚蠢的决定。”

“我早早地停下工作，给自己留出一大段时间来待产，却发现待在家里又无聊又烦闷，一连几个钟头都在胡思乱想分娩的时候会发生什么可怕状况。”

她能享受哪些补助和福利

TIP

老婆孕期的福利待遇与你同样息息相关，影响你们在这期间的收入。

女性在怀孕期间有哪些补助，这跟工作单位和所在地区有关，所以你们一定要提前打听清楚。下面说说生育保险的内容，主要包括生育津贴和生育医疗待遇（如果你的老婆是全职太太，别担心，只要你有工作并且缴纳了生育保险，你同样享有以下补助）。

生育津贴：主要指产假期间照拿的工资。已经参加生育保险的，按照用人单位上年度职工的标准，由生育保险基金支付；未参加生育保险的，按女职工产假前工资的标准由用人单位支付。

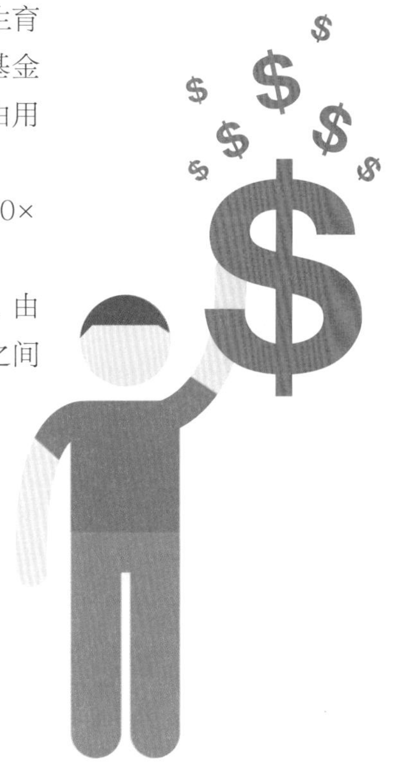

生育津贴的金额＝分娩当月单位平均缴纳工资基数÷30×产假天数

如果你老婆的工资标准高于单位平均缴纳工资标准，由她单位补足差额部分，即按照个人工资和单位平均工资之间的高者发放生育津贴。

生育医疗待遇：包括生育的医疗费用、计划生育的医疗费用和其他符合规定的项目费用。比如检查费、接生费、手术费、住院费和药费等，都可由生育保险基金支付。但要注意，这部分费用有限额规定，超出规定部分就需要自己负担了。

根据工作性质安排休假时间

告知孕妇一旦感觉不适合，应停止活动。——《约翰·霍普金斯妇产科手册》

孕妇所从事的工作类型决定孕期工作时间的长短和休假时间。如果孕妇的工作环境相对安静清洁，危险性比较小，或是长期坐在办公室工作，同时身体状况良好，那么可以在预产期的前1周或2周回到家中待产；如果孕妇的工作是饭店服务人员、销售人员，或每天的工作至少有4小时以上在行走，建议在预产期的前2周半就离开工作回到家中待产；如果孕妇的工作运动性相当大，建议提前1个月开始休产假，以免发生意外。

分娩不是一个人的事，你要做好“后勤工作”，体贴地照顾老婆。

产假期间，我能为老婆做什么

你可能觉得休产假在家好好地休息，是一件多么舒适和开心的事啊！但实际上，怀孕的老婆连续几天在家，可能就开始发狂，她们感觉自己和现实世界、其他人都脱轨了，她们会发疯似的想怎么打发无聊的时光，特别是你不在的情况下。下面，来看看你如何能帮助她。

帮老婆安排好一天的生活所需。如果你要去上班了，在走之前想象她需要些什么。如果有时间，你可以在上班前给老婆准备好早餐，放在保鲜盒里。

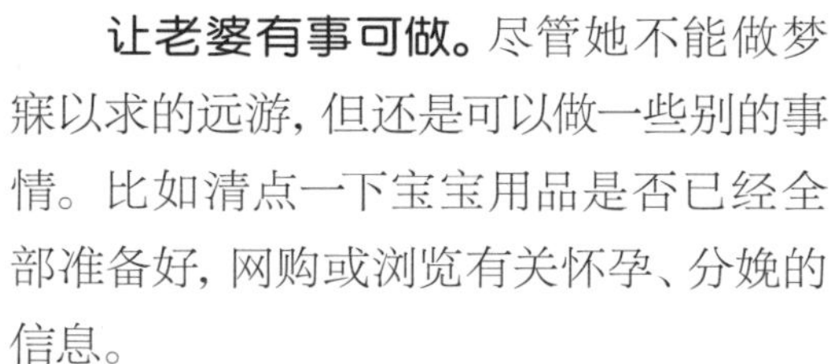

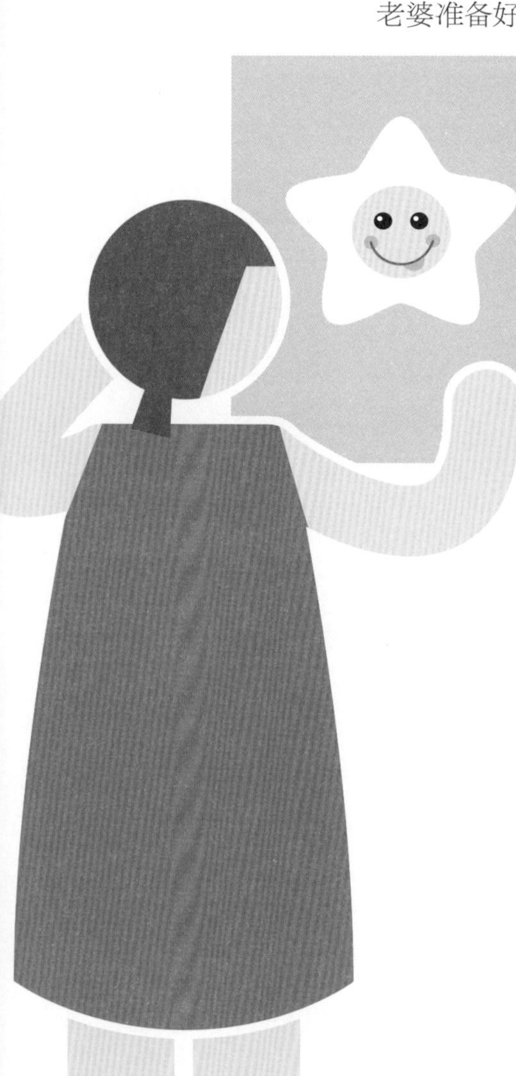

让老婆有事可做。尽管她不能做梦寐以求的远游，但还是可以做一些别的事情。比如清点一下宝宝用品是否已经全部准备好，网购或浏览有关怀孕、分娩的信息。

让老婆有一定的娱乐活动。为老婆准备点书报杂志，建议她做一点强度小的事情，比如做点小手工、填填色或者其他能让她摆脱无聊感的事情。

让老婆与朋友、其他孕妇多交流。鼓励老婆多和朋友，特别是同样怀着宝宝、待产在家的孕妇们交流感受，多倾诉能缓解她们的无聊感。

请父母来家里。老婆在待产期间可能随时需要帮助，你们双方的父母可以过来住一段时间，来照顾她。

此外，在老婆休产假期间，你就尽量不要加班，更不要出差了。临近分娩，你的老婆会越来越紧张，多花一些时间陪伴她，并经常与她一起散步，有你的陪伴，你的老婆自然会有信心迎接分娩。

什么是陪产假

老婆着手办理休产假的事宜，你也会想到自己的假期(当然，没有人不乐意行使自己休假的权利，特别是带薪休假)。临近分娩，你要跟单位提前打好招呼，以便老婆出现情况，能第一时间陪伴左右。

简单来说，陪产假就是孩子出生以后为男性提供的一段假期，你需要利用这段时间照顾老婆，让她从分娩的创伤中恢复，并且照顾刚出生的宝宝。绝大多数公司的陪产假时间都不是很长，根据你所在的地区有所差距。看看下面的表格，这里整理出了最新的全国各地的产假和陪产假天数(有没有很羡慕你的老婆呢，这大概就是收获往往和付出成正比)。

TIP

考虑所有你信任的人可以照顾老婆的可能性，计划好你的请假时间。

全国各地产假、陪产假天数（部分省份）

省份	产假	陪产假
北京	128天~7个月	15天
天津	128天	7天
山东	158天	7天
上海	128天	10天
浙江	128天	15天
江苏	128天	15天
安徽	158天	10天
江西	158天	15天
福建	150~180天	15天
广东	128天	15天
广西	148天	25天
湖北	128天	15天
山西	158天	15天
宁夏	158天	25天
四川	158天	20天
辽宁	158天	15天

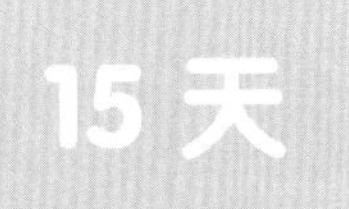

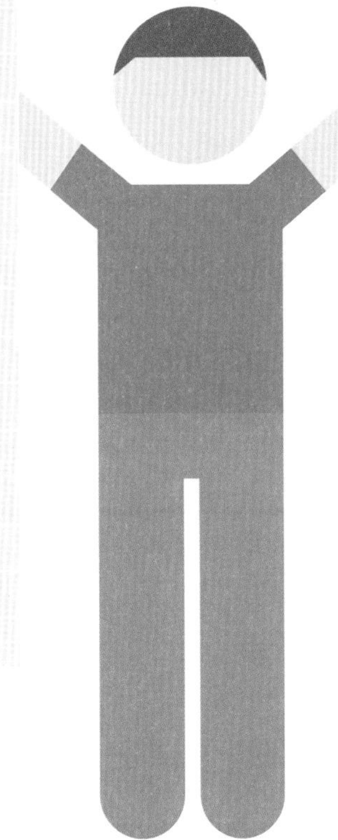

就算你为了把假期都攒在孩子出生后使用，现在尽量不休息，也要抽时间陪老婆。

34周 确定分娩医院

老婆的变化：她的脸部、手和脚可能会水肿得厉害，脚踝部更是肿得老高，提醒老婆多喝水，有利于排出身体多余的水分。

胎宝宝的成长：胎宝宝看上去圆滚滚的，他/她的眼睛在白天睁开，夜晚闭上，已经可以处理视觉信息，但聚焦能力还很弱。

你没法代老婆“上场”分娩，但可以通过沟通和安排，努力保证老婆的愿望能够实现。

分娩计划

一些产前培训班会讲到“分娩计划”，什么是分娩计划？你等待宝宝出生，带老婆去医院，老婆顺利渡过难关，生下宝宝，你们高兴地离开，这些就是分娩计划吗？不，计划是要制订具体内容的（下面这些都是在分娩前甚至整个孕期，你们要好好计划的事情，后面还会详细为你说明）：

- 老婆决定是顺产还是剖宫产。
- 决定忍受痛苦还是使用麻醉剂。
- 我是进产房还是不进产房。
- 老婆是否需要导乐。
- 是否需要为宝宝剪脐带。
- 决定喂母乳还是喝配方奶粉。

……

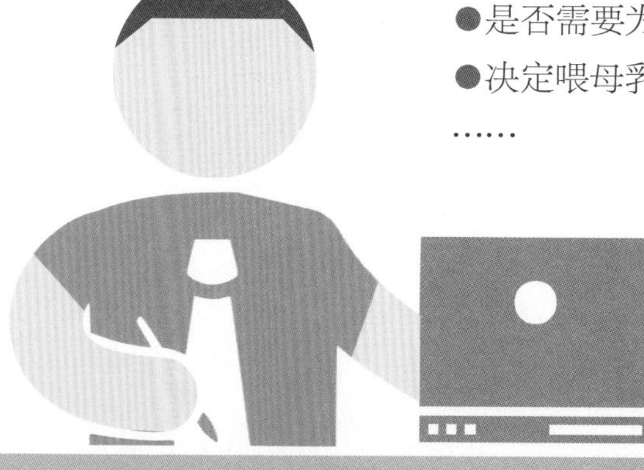

分娩计划是有用的，你们可以提前把分娩时的需求、想法和愿望写下来，以做出较好的选择。

现在，考察医院是开始的第一步！

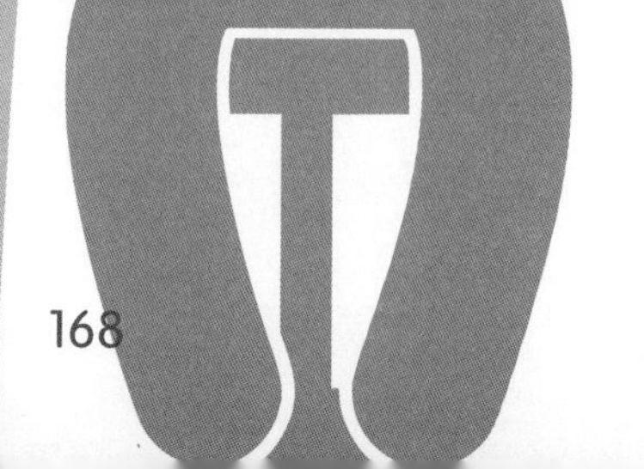

老婆需要哪种医院

TIP

尽早确定老婆的分娩医院，不要在临产前做出突然的改变。

一般来说，从怀孕开始到分娩，定期去同一家医院检查，有利于医生了解孕妇的身体情况。但是，你也需要根据老婆在怀孕期间的具体情况选择分娩医院。

专科妇产医院。适合分娩要求高的孕妇，如果你的老婆属于高龄孕妇，且在产前检查时发现有健康问题，如妊娠高血压综合征、糖尿病等，最好选择这类医院。因为这里的医生每天面对的就诊人群大多是孕产妇，他们对孕产这一过程非常了解，医疗水平也因此相对较高，有保障。

综合医院。身体情况复杂的孕妇更宜在综合医院分娩。如果你的老婆在孕前就患有其他疾病，如心脏病、乙肝或贫血等，一旦出现孕期并发症，可及时在各门诊得到会诊和处理。

合资或外资医院。这类医院的产房环境和设备比较豪华，能够提供个性分娩服务，每位孕妇都有自己的医生。如果你们的预算充足，并且你的老婆无产科并发症和其他疾病，可以选择这类医院。

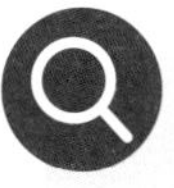

从实际出发的分娩计划

除了列出这些喜好之外，典型的分娩计划还应该考虑到实际情况，什么做法可行。——《海蒂怀孕大百科》

分娩计划不是一份合同，而是一份孕妇、医生以及医院之间的备忘，一份良好的计划不仅有利于分娩，使分娩按照一种可预期的结果发展，也可以提前避免不切实际的希望，将失望值降到最低，消除孕妇和医生之间的分歧和误解。分娩计划应依据个体化原则制订，因为每一位孕妇都不同——不仅因为怀孕时的感觉不同，药物史、产科病史等医疗背景也不尽相同，在遵循需要的同时，更应考虑个人的实际情况。

你需要综合考虑各方面因素，为老婆选择最合适的分娩医院。

考察整个医院

对一般男人而言，好的医院布局和便利设施没什么吸引力，甚至对非一般的男人而言也是如此。但是，对于一个马上要当爸爸的人来说，为老婆选择分娩医院，你需要考虑太多的因素才能放心，毕竟，选择的医院可是自己孩子将要出生的地方。

医院的口碑。这一点对外行人来说是很难判断的，可以先从多种渠道收集一下信息，再做选择。比如看医院的等级，或者听同事和亲戚当中已经做爸爸的人介绍。

离家远近。即使是口碑再好的医院，如果太远，也会给照顾家人带来很多困难。所以最好能选家附近的医院，一般来说，车程在20分钟以内、交通良好的医院是优选。

是否提倡自然分娩。可以关注医院的自然分娩率、剖宫产率，是否提供助产士，是否可以陪护等。

母子分室还是母子同室。母子分室，宝宝会被放在新生儿室由专人看护，妈妈能得到较好的休息。但妈妈还没来得及知道宝宝的状况以及带宝宝的方法，就出院了。母子同室，虽然妈妈有时休息不好，但是可以和宝宝保持亲密接触。各有利弊，视个人选择而定。

是否倡导母乳喂养。在倡导母乳喂养的医院，护士和医生会极力鼓励新妈妈母乳喂养，并及时给予相关指导，教新妈妈哺乳的方法和乳房按摩法等。

是否有相关的新生儿服务。比如看分娩的全过程中，医院是否提供胎心监控；宝宝出生后，医院是否提供新生儿游泳和按摩、抚触等服务，针对新生儿的检查制度是否完善。

选好分娩医院后的准备。选好准备分娩的医院后，多去熟悉一下那里的环境，和医生或助产护士交流，并根据情况，按照医生的指导做好相应的准备。

做好后勤服务

就不要考虑用笨拙的公交汽车送老婆去医院了。

当你确定好老婆分娩的医院后，你会惊讶地发现：自己居然对去医院之路产生了浓厚的兴趣，开始研究起不同的路线来了。别紧张，这再正常不过了。生孩子前，你不知道老婆快要分娩的时候在哪里，具体时间是什么时候，你最快多久能到老婆的身边。下面就是你需要知道的一些事情。

自己开车。事先研究下从家到医院的最短路线，起码你应该估算出大概多长时间可以到医院。当然，万一路上遇到交通情况，如道路拥堵或交通事故，你也要提前研究好其他可选择的路线。

打车。大多数人都觉得这是最好的办法，可是，有些出租车司机并不太愿意载临盆的产妇，担心她在车上分娩。因此，你最好事先和某位愿意送你们去医院的司机约好，到时再打电话给他。

叫救护车。这并不是太合适，因为分娩并不算是特别紧急的情况，而且，如果你叫了救护车，很可能它只会送你去最近的妇产医院，而不是你事先确定好的那家。如果情况实在紧急，一定要打电话给你们的医生，他会告诉你该怎么办。

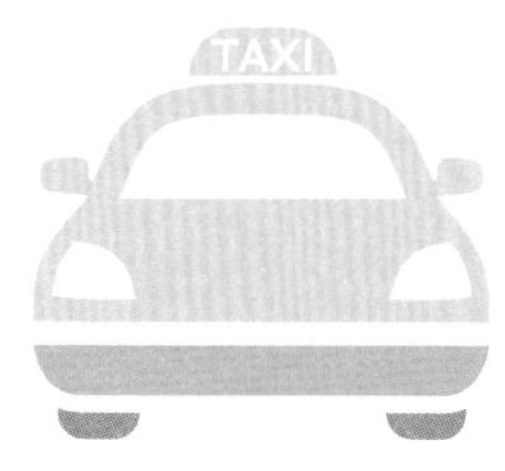

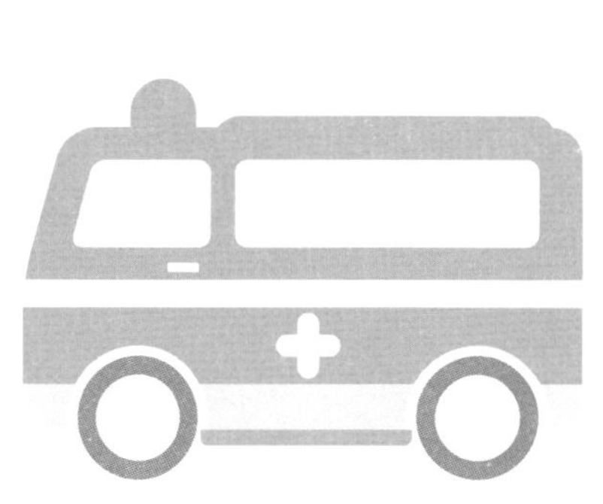

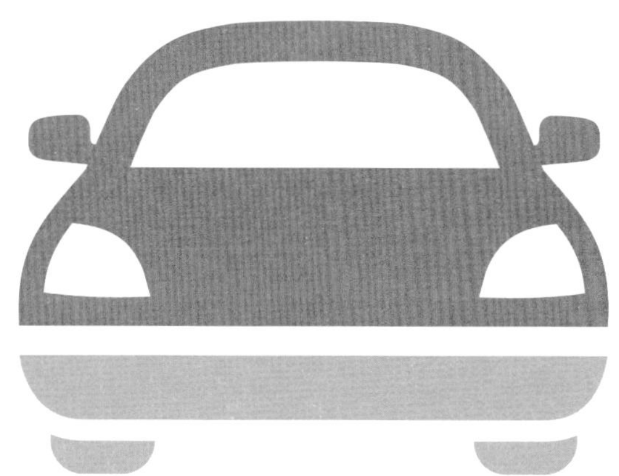

35周 做好入院准备

老婆的变化: 由于重心偏移，她很可能会撞到东西，或者失去平衡，所以，这段时间，你的重要任务就是随时随地把她扶好。

胎宝宝的成长: 胎宝宝的肾脏已经发育完全，肝脏也能够代谢一些废物了。皮下脂肪增多，从脚趾到头发，完成了大部分的身体发育。

临产前的这段时间非常难熬，你要陪老婆一起做好准备工作。

入院前，她应注意什么

离你们正式成为父母没有多少时间了，你们可能已经做好了入院分娩的准备，现在开始，你的老婆要注意以下几点。

吃好睡好。 初产妇从宫缩加剧到分娩结束需要12~16个小时，入院前，她需要摄取营养，充分休息，以积蓄体力。

每天洗澡。 入院之后，你的老婆就不方便洗澡了，这段时间，尽可能每天洗澡，清洁身体，淋浴或只擦擦身体也可以。

少看电视。 孕晚期，孕妇本身就容易疲劳，而过度用眼会增加这种疲劳感。此外，孕期激素水平异常，孕妇情绪容易出现波动，而长时间看电视使她容易跟着剧情产生情绪波动，也不利于健康。而且，总是坐在电脑前或电视机前不运动也会增加孕妇分娩时的难度。

严禁性生活。 这句话，更多地是想对你说的，性生活可能会造成胎膜早破和早产。

不要走远了。 甚至连她自己都不知道什么时候、会在哪儿开始宫缩，因此要避免她一个人在外走得太远，顶多买买菜、短途散步。如果你的老婆要去远处，最好能有人陪着，你最好能弄清楚她要去的地点，提醒她随身携带手机。

再确认一下住院准备的落实情况。 不仅是你的老婆，你也要关注车辆的安排，待产包的准备，与家里人的联系方法，不在家期间的事务，是否都安排好了。

习惯列清单

清单要简洁、明了，也要细致、周全。

清单是男人的好朋友，当你把要做的事情一项项列在纸片上时，那感觉就好像你已经一件件地将它们完成了。至少在琢磨清单上应该列些什么项目时，你的脑袋用不着想那即将到来的分娩。

孕期第9月底，你和老婆就要做好入院分娩的准备了：将待产包放好，以便随时可以走；携带分娩医院的联系电话、乘车路线和孕期所有检查记录；当老婆发生临产征兆，你要迅速行动；为防止老婆在家中无人时突然发生阵痛或破水，你要为她建立紧急联络方式，并随身携带手机；最好给老婆预留出租车的电话号码或住在附近的亲朋好友的电话，必要时将她送进医院……

不要紧张，如果你和老婆已经制订了分娩计划，你现在就可以拿出这份计划书，按照上面的每个环节，看看有什么要准备的，应该怎么准备才好，以及如何在千头万绪中安排好每一个人的时间和任务，并列出一份具体详细的清单。

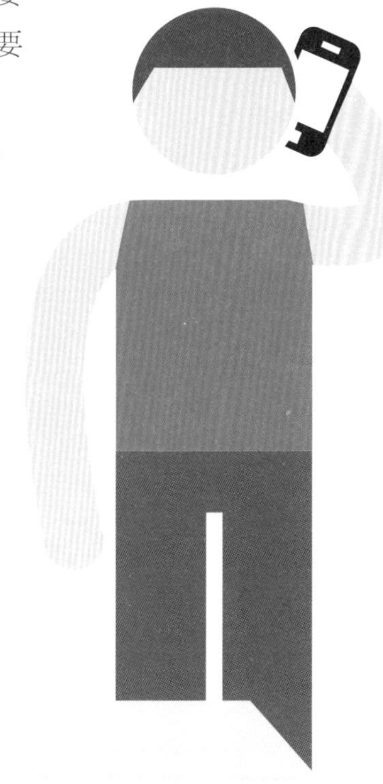

找个舒服的睡眠姿势

妊娠晚期，孕妇若较长时间取仰卧位姿势……会出现低血压……此时应改为侧卧位。——《妇产科学》

现在开始，很多孕妇觉得睡眠更加不好，特别是肚子大了，起、卧、翻身都有些困难，好像怎么躺都不舒服，这时最好采取左侧卧的姿势（减少心脏负担，提高睡眠质量）。也可以在脚下垫上合适的枕头或被子，平卧时垫高两脚，让血液回流。侧卧时，上面的腿垫高，也会觉得舒服一些。

待产包里有什么

你没必要列一份没有尽头的清单，只需列出你近期必需的用品即可。

产前这段时间，老婆在任何时候都可能生，因此准备好待产包是非常重要的。把这页的左下角折一下，或在这页放一个书签。下面要介绍一些待产包必备品——老婆去医院分娩，这些东西是她和新生儿所需要的。

一般来说，老婆往往会在肚子隆起看不到脚的时候把待产包装好，可以随时带走使用。一些性急的孕妇则会早早准备好。如果你的老婆突然早产，而没来得及准备，或者在孕期激素和压力的多重作用下，使她比平时健忘，那么，你就得在家和超市之间“来回奔波”，帮你的老婆准备好以下这些东西。

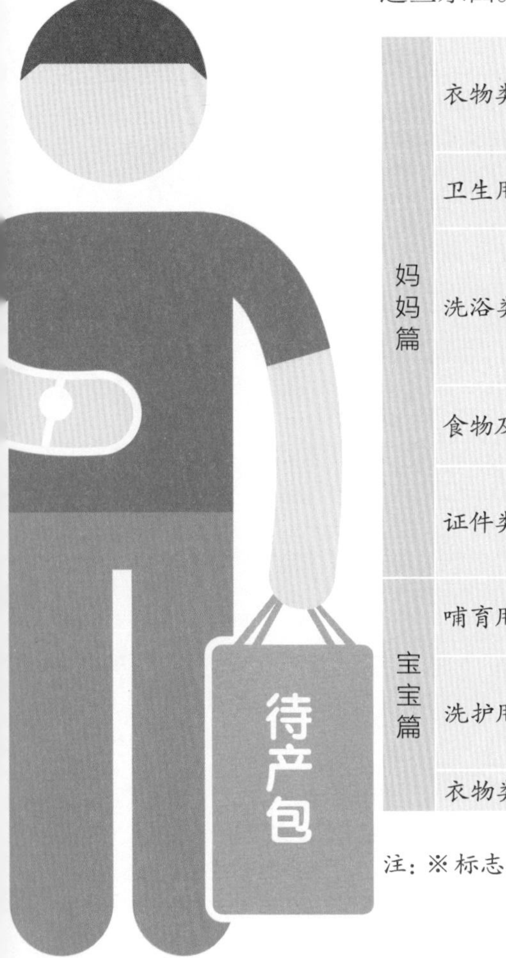

妈妈篇	衣物类	便于哺乳的前扣式睡衣、出院衣物、帽子、袜子、哺乳文胸、吸奶器、防溢乳垫、纯棉内裤、束腹带、保暖带后跟的拖鞋
	卫生用品	产妇卫生巾、卫生纸、会阴冷敷垫（顺产用）、面巾纸、一次性马桶垫
	洗浴类	毛巾3条（擦脸、身体和下身）、牙刷、牙膏、漱口杯、洗面奶、擦洗乳房的方巾2条，盆2个（洗下身的盆、热敷或者清洗乳房的盆各1个），梳子、镜子、衣架、扎头发的皮筋
	食物及餐具	巧克力或饼干、喝水杯子、餐具1套、保温瓶、弯头吸管、红糖
	证件类	夫妻双方身份证、产检病历及围产卡、准生证、医保卡、※无偿献血证、母子健康手册、现金或银行卡
宝宝篇	哺育用品	配方奶粉、奶瓶、奶瓶刷、水碗、小勺、蒸汽消毒锅、围嘴
	洗护用品	小脸盆2个、隔离床垫、纸尿裤、棉棒、护臀膏、毛巾2条、纱布巾2条（1条用来洗臀部，1条用来洗脸）
	衣物类	和尚衣、婴儿帽、手套、脚套、袜子、包被

注：※标志不是必需证件。

我自己需要带些什么

把你的所需物品和老婆的用品分开打包。

除了老婆和新生儿的用品之外，你还需要带些自己的东西，下面就看看你需要打包些什么。

洗漱用品。毛巾、牙刷、牙杯、牙膏，带足全套，即使你无所谓，你的老婆也不愿意和你共用这些。

换洗衣物。医院往往都很热，而且老婆分娩时你会紧张，加上得在各个部门间奔走，往往会出一身汗。

娱乐装备。平板电脑、手机以及充电器，老婆休息的时候，你总需要找点事干，还可以稍微分散下注意力，缓解你的紧张情绪。

相机和摄影机。如果你想录制老婆分娩的过程或至少拍几张照片的话，带上它们吧。同时别忘了带上电池和充电器，总得保证电量充足。

零食和饮料。你不是铁人，别忘了补充体力，假如你只能喝白开水，躺在病床上的老婆也不会好受的。但请不要在病房里吃一些味道不好闻的食物，不仅会遭到老婆的抱怨，还会引起护士或是其他产妇家人的“投诉”。

休息装备。虽然很多男人对睡觉装备的要求都比较低，你可能也会因为筋疲力尽而在意不到，但如果家里有什么东西可以让你睡得舒服点，还是带上好了。

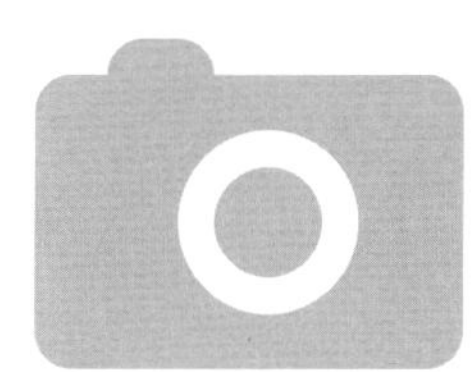

家人的联系方式。你不希望家人们留在产房，但你可能想要他们和你一起在医院陪老婆。不论是宝宝出生后，将好消息通知给他们，还是在需要的时候，他们为你们送来一顿可口的晚餐，你总是要在手机里存好他们的联系方式。

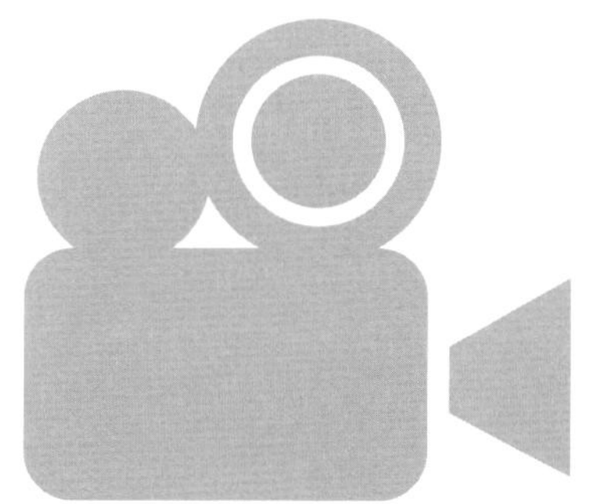

36周 谁来照顾月子

老婆的变化: 她的肚子已经相当沉重，起居坐卧颇为费力。现在，你的老婆可能会心神不宁，你要多加留意她的情绪变化。

胎宝宝的成长: 胎宝宝的体重还在继续增长，表情丰富起来了，他/她会打哈欠、揉鼻子，甚至挤眉弄眼。

你绝对是陪护团队中最关键的一员，老婆对你的依赖超过以往任何时候。

照顾月子的庞大军团

要想组织一个能够在你老婆坐月子时能帮得上忙的团队，现在正是考虑的时候。你可能会问：“一个团队？不是只有我吗？”你并不是超人，并不能一个人承担起同时照顾老婆和新生儿的工作。而且，在老婆生完孩子后不久，你就要重返工作岗位，在时间和精力上都是无法应付的。

一般来说，大多数家庭都是请父母或岳父母来照顾老婆和新生儿。除此之外，请保姆、请月嫂和去月子中心，也是近年来常见的照顾月子的形式。继续阅读下面的内容，做出适合你们家庭的选择。

协调婆媳关系

因为种种原因，有很多产妇的月子是家里的老人来照顾。但老人的思想比较传统，带孩子的观念与年轻人也有很大的差异，容易引起矛盾，特别是婆媳之间。很多产妇认为婆婆只照顾孙子，忽略了自己；月子期间朝夕相处，也容易使婆媳之间的矛盾急剧恶化。

如果打算让你的妈妈来照顾老婆，这时你就要及时调节双方关系，避免矛盾。最好是妈妈和岳母能轮换，可以避免老人过度劳累，也可以一定程度上缓解婆媳关系。

还可以请谁帮忙

如果家里的老人身体不好，就不适合照顾月子了。那么，是请保姆、请月嫂、还是直接去月子中心？你要提前和老婆商量。

请保姆。你可能打算在老婆坐月子的时候，请个保姆来照顾月子，这样，以后还可以照看宝宝，一举两得。但是保姆更注重的是家务活，并没有护理新妈妈和新生儿的专业知识，遇到一些问题不能及时解决，所以要充分考虑利弊。

请月嫂。相对于家里的老人和保姆，月嫂照顾月子会更加专业。因为月嫂经过专业的培训，且经验丰富，可以给产妇提供专业指导和建议，并能手把手地教你们如何科学护理宝宝。目前，请月嫂的费用都不低，不要认为月嫂越贵就越好，而是应该多与她沟通，了解她的资历和性格，也可以看一看原来的客户对她的评价。

月子中心。越来越多的孕妇在分娩之后就直接住进了月子中心，请专业的团队来照顾月子。月子中心会根据产后的情况给新妈妈搭配营养的月子餐，教新妈妈一些育儿的知识，并帮助新妈妈恢复体形，让新妈妈能在较短的时间内恢复到最佳状态。但月子中心价格不菲，且毕竟是一个全新的环境，需要一段时间适应。

TIP

比起你的父母，月嫂或月子中心能让你了解更多育儿知识。

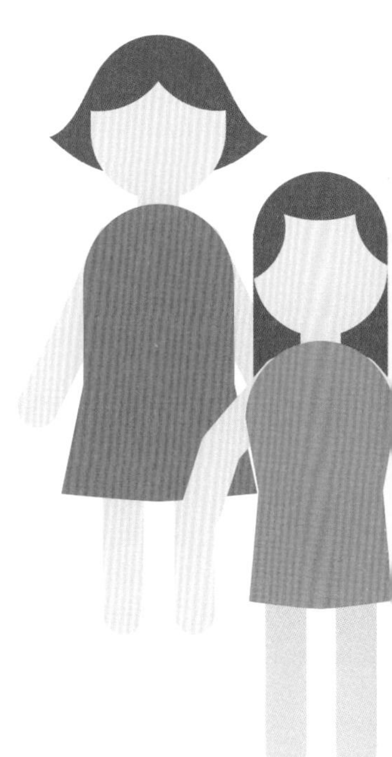

高龄产妇坐月子要静养42天

产妇居室应清洁通风，注意休息，至少3周以后才能进行全部家务劳动。

——《妇产科学》

高龄产妇不仅在刚生完的头几天要静养，整个产褥期都要在安静、空气流通的地方静养，不宜过早负重及操劳家务。另外，高龄产妇多半是剖宫产，手术后的第1天一定要卧床休息。在手术6小时后，应该多翻身，这样可以促进瘀血的下排，同时要注意减少感染。

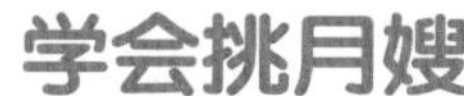

学会挑月嫂

月嫂的性格和敬业程度是最重要的，在雇佣之前应该多了解她的资历和性格。

如今，越来越多的家庭都想在坐月子期间请个月嫂帮忙照顾新妈妈和宝宝，在选择月嫂的时候，你们需要仔细挑选、认真掂量。

选择正规家政公司。正规家政公司有一套严格审查的程序，每一位月嫂都有自己的档案，其中包括身份证、健康证、上岗资格证等证件，在选择月嫂时必须要验看这些证件。

月嫂必须身体健康。正规的月嫂一般必须进行一个全面的身体检查，包括乙肝两对半、肝功能、胸部X线检查、妇科检查等体检项目，合格者才有资格做月嫂。

不要忽视面试的环节。只有通过面试才能知道月嫂是否专业合格，是否有经验。并且，面对面的沟通，可以了解月嫂的为人和性格。

签订合同、索取发票。签订合同可以方便解决在月嫂服务过程中出现的纠纷，合同要写清服务的具体内容、收费标准、违约或者事故责任等，付费时索取正式发票。

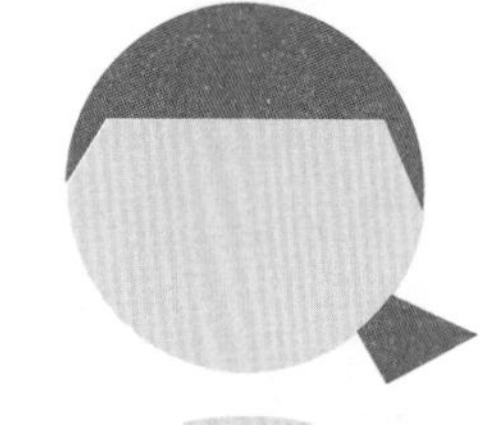

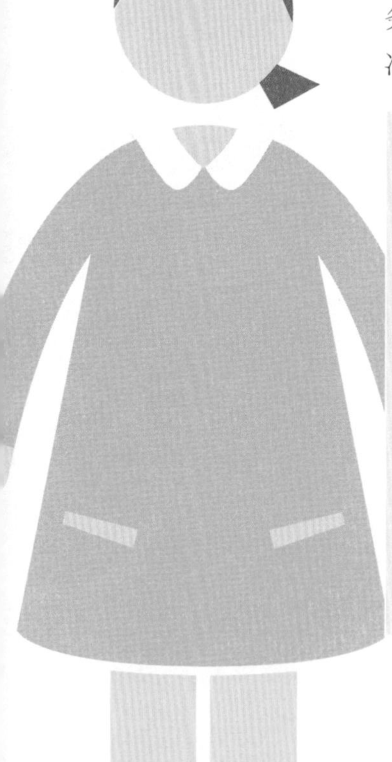

月嫂面试问题一览表

- 我可以带您去医院体检一下吗？
- 宝宝为什么会有湿疹，您有什么办法处理吗？
- 怎样准确地给宝宝做脐部护理？
- 您觉得哪种吸奶器效果好？为什么？
- 请问新生儿有哪些早期智力开发的内容？
- 新生儿为什么会轻易溢奶？
- 母乳喂养、混合喂养、人工喂养哪个好？为什么？
- 您带过这么多宝宝，您觉得哪个雇主对您最好？为什么？
- 在家里需要用什么消毒伤口？（分剖宫产和顺产）
- 您一天能工作多久？晚上大概什么时候睡觉？
- 生理性黄疸和病理性黄疸有什么区别，该怎么观察区别呢？

我还能做什么

TIP

对亲友的关心表示感谢，但请他们尽量不要打扰你的老婆，这只会让她更紧张和焦虑。

毋庸置疑，整个妊娠期的最后几周都会是令人感到沮丧的时候。你的耐心已经快要被消磨殆尽；手机也快要崩溃，你的老婆会因为焦虑或假宫缩而不断联系你；亲友出于好意，会打电话来问情况。如果你发现自己正处于这种状况中，那么希望以下内容可以帮助到你。

●利用这段时间多“演习”几次，比如你老婆的呼吸练习或者“第500遍”仔细检查待产包。

●把一些用得上的号码输到手机中。比如医生、出租车司机还有你到时要通知好消息的亲戚朋友等。

●把你的语音信箱留言或朋友圈的签名改成：“还没有要出生的迹象，等宝宝‘一露头’我就通知你。”当然，语气可以不必这么自嘲。

●不要喝酒。最后一个月里的任何时候，你都有可能需要开车送老婆去医院，可能是白天，也可能是黑夜，现在开始，滴酒不沾。

●提前规划好如何伺候月子。你的陪产假比较短，休完产假后就要恢复正常的工作。然而，此时你老婆的身体还比较虚弱，宝宝也非常需要人照顾。因此，现在就要为月子做些准备，是请月嫂还是找双方的父母，都要提前安排好，不要到时候手忙脚乱。

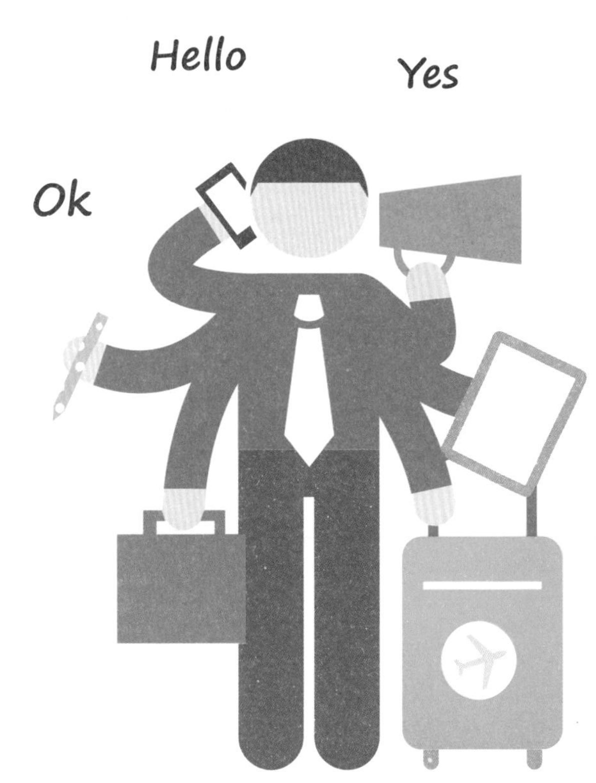

如果你的老婆可以，尽量让这最后几周的“非孩奴”时光过得轻松自由点。

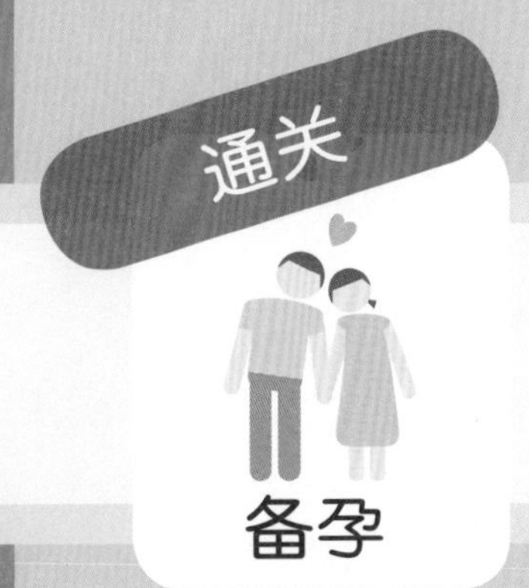

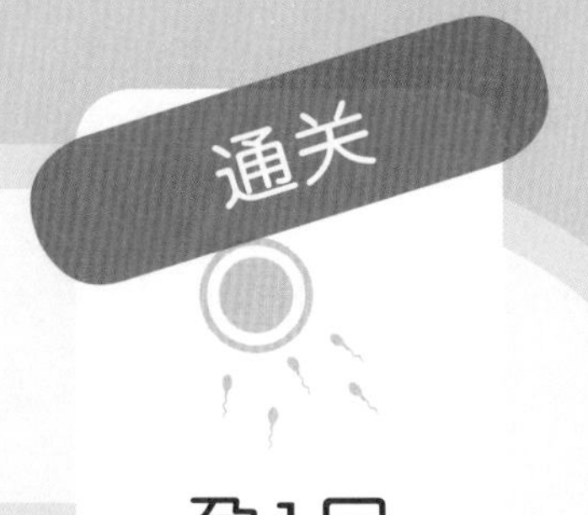

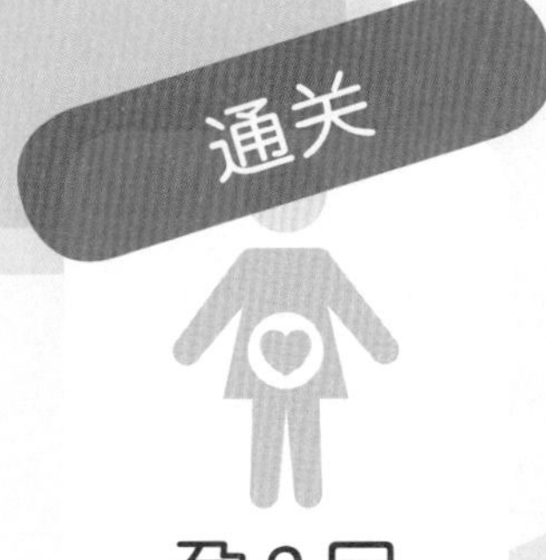

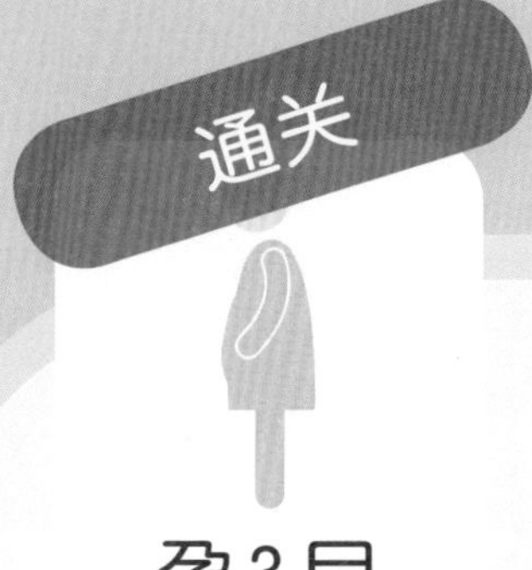

通关
孕4月

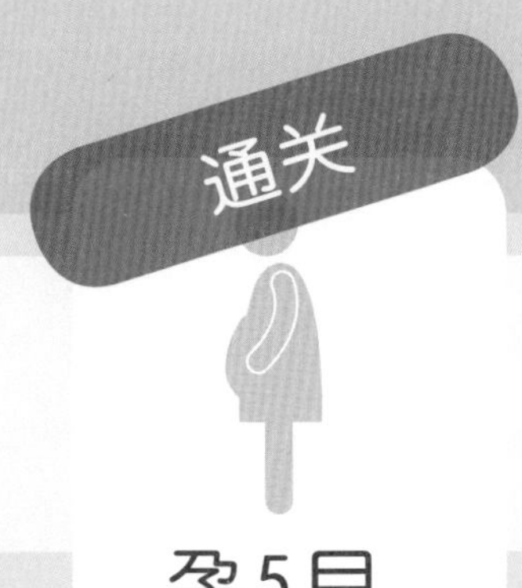

孕10月

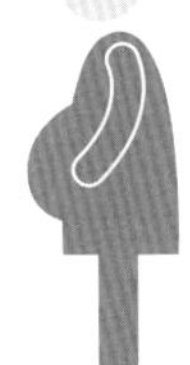

准备
“卸货”

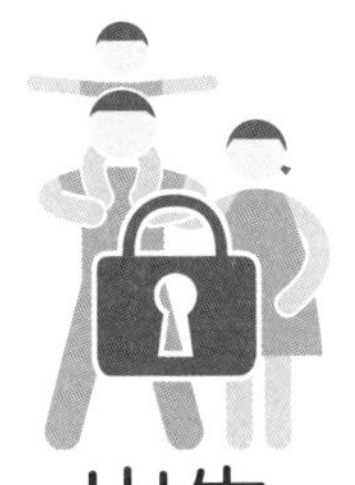

出生

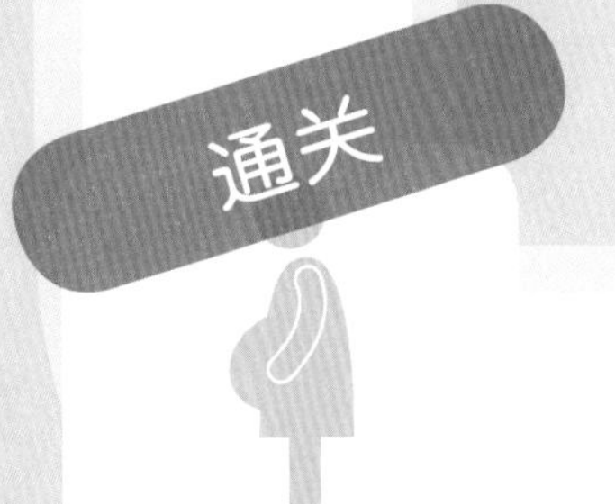

孕9月

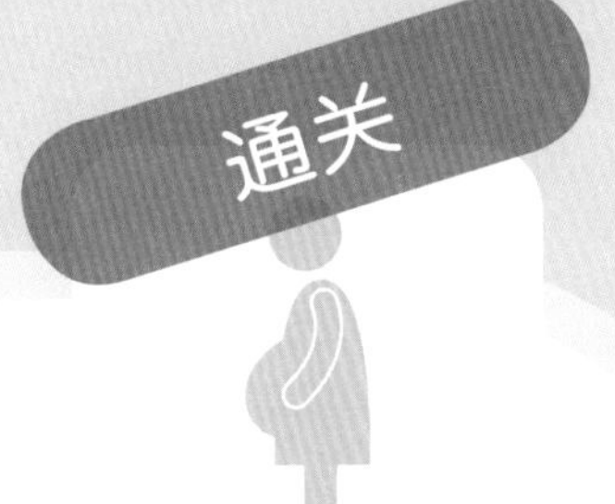

孕8月

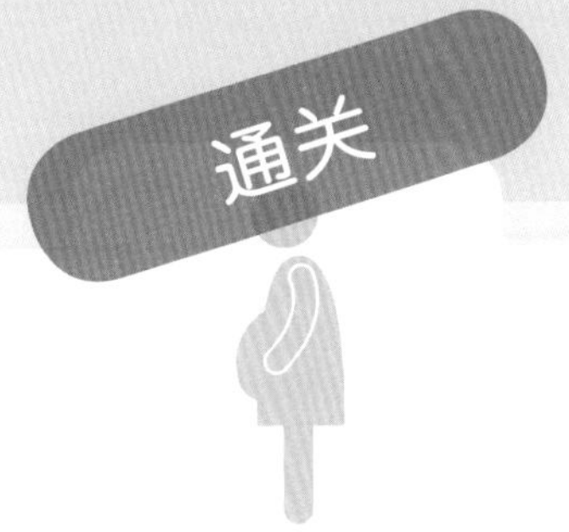

孕6月

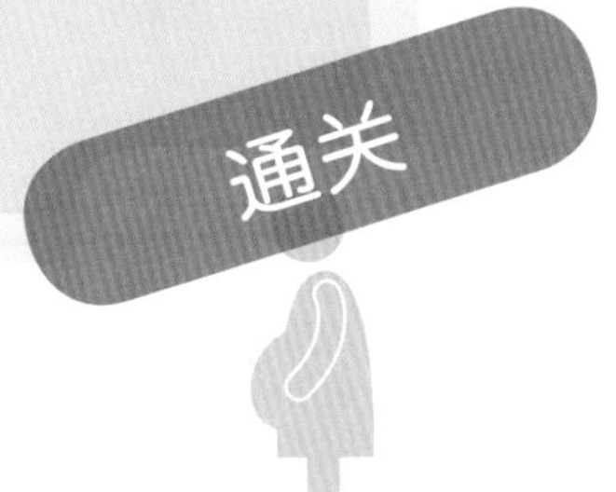

孕7月

37周 学习一些分娩知识

老婆的变化：凸出的大肚子逐渐下坠，下腹部的压力越来越大。现在，她腹壁紧绷而发硬，会时常出现无规律的宫缩。

胎宝宝的成长：胎宝宝的所有器官都已经发育成熟，正在继续长肉。他/她身上的绒毛和胎脂也开始脱落，皮肤变得光滑了。

虽然你无法减轻老婆的痛苦，但你所做的一切能够让老婆感到安心和宽慰。

老婆分娩，我真的准备好了吗

在怀孕的最后一个阶段，不只你的老婆，你也会开始担心，不知道如何度过最后的“关键时刻”。而且，这种担心随着“关键时刻”的逼近，会像雪球一样越滚越大。建议你在焦虑的时候，试一下这个小练习：心里想一个小状况，然后说，“如果（不好的状况）发生了怎么办”，接着不断地在心里重复这句话。一般来说，在重复了几次之后，你就会感到这句话在你的心里，被换成了另一句话“发生了又怎样”。

如果你依然感到焦虑，可以与医生或护士沟通，了解宝宝的健康状况，向他们诉说你的担忧，然后尽力了解事情的全貌，消除这些担忧。阅读相关书籍，参加产前培训班并积极提问，做一些力所能及的事情提前获得相关知识，特别是分娩知识，能让这个过程更加顺利。

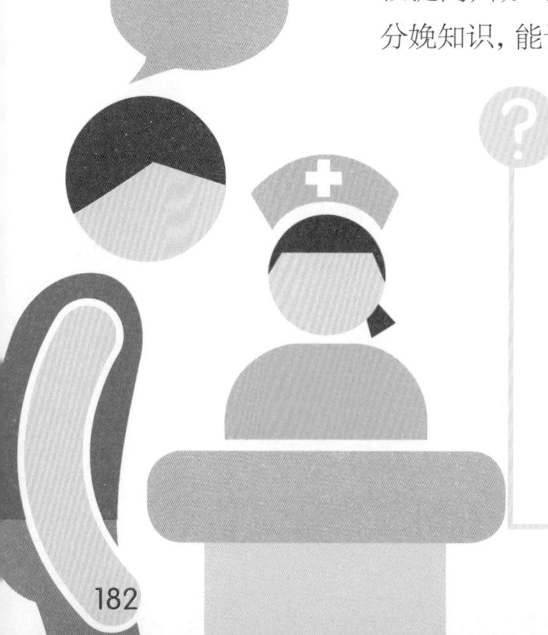

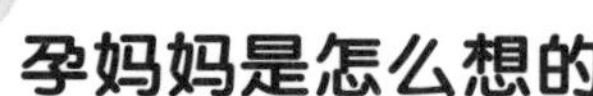

孕妈妈是怎么想的

关于是否需要老公陪进产房，孕妈妈们总有自己的想法。

“我从怀孕之初就和老公商量过，他一定要陪我进产房，有他在身边我才会更安心和更有勇气，而且我还希望他能帮我们的宝宝剪脐带。”

“我没有让老公陪我进产房，因为我听说分娩过程中会有很尴尬的事情发生（不自觉排泄），不想老公看到这个场面。”

你在分娩中的任务清单

如果你晕血，或者对产房中发生的事感到恐惧，不用勉强自己进入产房。

如果你陪老婆进产房，并且在分娩过程成功扮演了“老婆的合作伙伴”角色，其他的男同胞肯定会以你为荣的。

- 分娩时由你陪伴老婆，分散她的注意力，一起聊一聊老婆感兴趣的话题，能有效地缓解分娩过程中的不适。
- 宫缩时，陪她一起呼吸，帮她调节呼吸的频率和节律。
- 如果你的老婆在分娩过程中过于紧张和难受，你要帮忙向医生传达她的感受。
- 用湿毛巾给她擦汗，给她递食物和水。
- 帮老婆改变姿势，让她感觉更舒服。
- 宝宝出生时，告诉她是男孩还是女孩。

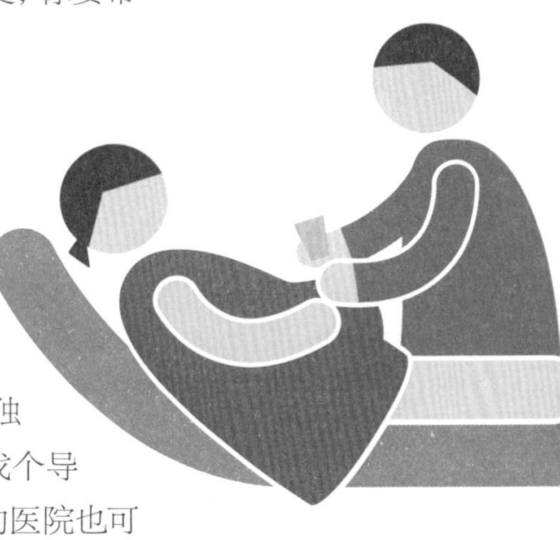

要找个导乐吗

如果你不打算陪老婆进产房而又担心她不能独自应付，可以事先与老婆商量，看她是否有意愿找个导乐。不同的医院对导乐的分娩安排可能不同，有的医院也可能没有导乐，你最好提前咨询医生。

在整个分娩过程中，导乐都会陪伴在产妇身边，充当她的“眼睛”和“耳朵”，让她随时了解分娩的情况，同时能平稳产妇情绪，促使产程缩短。

提前分娩害宝宝

妊娠24周后出生的胎儿可能存活，但生存能力极差；28周后生存能力逐渐增加；37~42周为足月成熟儿。——《妇产科学》

分娩指的是妊娠达到40周，胎儿、胎盘、胎膜和羊水从母体全部娩出的过程。分娩和怀孕一样，都是生理过程，过度人为干预，百害而无一利。提前分娩不仅不利于产妇的身体恢复，对宝宝也没有好处，提前剖宫产易引起呼吸窘迫症、肺炎等早产并发症，孩子长大后也易患多动症。

无论你的老婆决定选择哪种分娩方式，你都要支持她的决定。

分娩方式多了解

怀孕之后，常常困扰你老婆的一件事就是：到底是顺产还是剖宫产？这是有关你老婆和胎宝宝健康的事情，下面就来了解下几种分娩方式的优缺点。

分娩方式	分娩情况	优点	缺点	适宜或不适宜人群
自然分娩	经产道自然娩出	产后恢复快，并发症少；对胎宝宝的肺功能和皮肤神经末梢发育都非常有益	阵痛；初产妇分娩时间可达16~18个小时；有可能会出现阴道松弛情况；有可能出现子宫膀胱脱垂后遗症	产妇身体健康，骨盆正常，无内外科合并症；胎宝宝胎位正常，大小合适
剖宫产	通过剖宫产手术方式分娩	减少妊娠并发症和合并症对母婴影响；免受阵痛之苦	恢复比自然分娩慢；面临手术危险；术后较疼痛	产妇、胎宝宝或产力等出现异常，不宜进行自然分娩
水中分娩	在水中分娩	水中浮力可降低胎宝宝降生时的压力；缓解阵痛；分娩出血量少；产后恢复快	操作规范要求较高，可能出现新生儿呛水等问题	具有流产史的产妇建议不要采用水中分娩；胎儿体重超过350克或者是双胞胎、胎位不正的产妇也不适合
无痛分娩	通过某些手段，使产妇感受不到阵痛，目前采取的主要手段为硬膜外麻醉	减轻疼痛、疲倦	会降低腹壁肌肉收缩功能，延长第二产程；极少数产妇可能会出现低血压、头痛、恶心、呕吐等并发症，但不会威胁生命	有前置胎盘、胎盘早剥、胎宝宝宫内窘迫；对麻醉药或镇痛药过敏，或者耐受力极强；有凝血功能异常状况等不适合

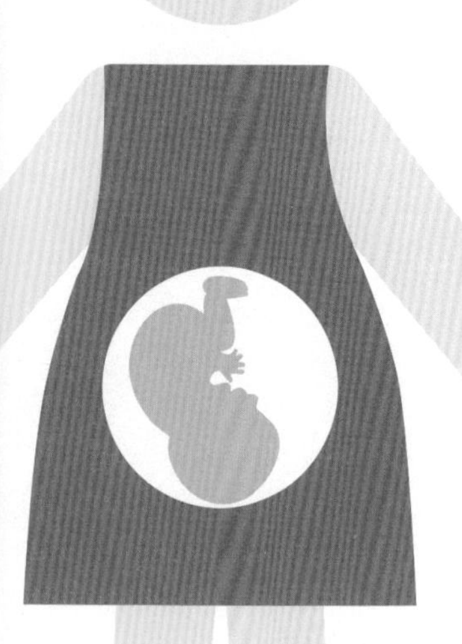

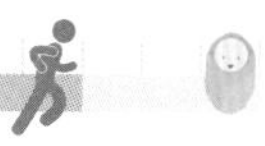

怎样保证老婆分娩时一定在场

除非你老婆已经预订好剖宫产的时间，否则你无法保证不错过与宝宝的第一次约会。为了保险起见，记得做好以下的事情。

接听所有的电话。可能你和老婆已经商量好，一旦临产，就用手机给你打电话，但计划赶不上变化，她可能疼痛剧烈，无法给你打电话，需要旁人用手机替她给你打电话。

不要出差。牺牲自己的社交活动，反正以后有的是时间，更重要的是，不要出差。

给家里打电话。你应该经常给家里打电话询问老婆的情况，如果你在某段时间没法接电话，提前告诉她，以免她因为无法联系你而着急。

TIP

别担心，产妇的分娩过程一般会持续几个小时，你有充分的时间赶到老婆身边。

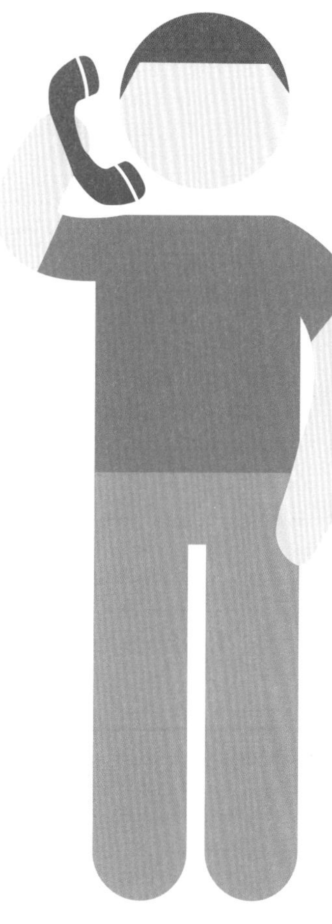

脐带血的处理

在陪老婆去医院做产检时，你可能看到很多留存脐带血的宣传。脐带血是指新生儿出生10分钟内遗留在脐带和胎盘中的血液，因为有大量的人类成体干细胞，具有帮助各种组织器官再生的潜能，对治疗白血病、再生障碍性贫血等有重大作用，以后可能受益于供血的宝宝及他/她的同胞、父母、祖父母和其他家族成员等。

是否有必要留存脐带血，可根据你的家庭需要和经济条件而定。如果你或你的家人中有血友病或其他恶性肿瘤、镰状细胞贫血以及其他可能需要骨髓移植的疾病，就有必要考虑留存脐带血。

目前脐带血的储存期限只有15年，费用在数千元至上万元不等，你要根据自己情况量力而行，或者将脐带血捐献给有需要的人。如果你和老婆决定保留脐带血，要提前和当地脐带血保存机构联系，按照相关程序对身体进行评估、签订协议和缴费，在入院后也要立刻打电话通知脐带血保存机构。

38周 顺产和剖宫产

老婆的变化: 在这一周里，她会觉得越来越沉重，你所需要做的就是，密切关注老婆的身体变化，随时做好准备去医院。

胎宝宝的成长: 至此，胎宝宝的呼吸系统、消化系统和泌尿系统已经全部发育成熟了，大脑也正出色地运行着。

如果老婆和胎宝宝一切正常，你就应该鼓励她顺产。

顺产还是剖宫产好

很多孕妇在分娩前由于担心分娩痛，都会面临这样的烦恼：选择顺产（也就是自然分娩）还是剖宫产？如果你的老婆也在纠结，你要提前了解下这两种分娩方式，帮她做出选择。

顺产不仅有利于孕妇，更有利于宝宝。选择顺产，分娩后身体恢复快，而且还容易下奶，宝宝免疫力也会很强，患病的概率会很低。但如果医生建议她选择剖宫产，并不用担心，不论哪种分娩方式，适合你老婆的才是最重要的。

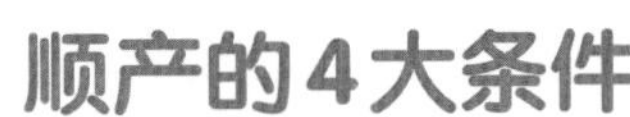

顺产的4大条件

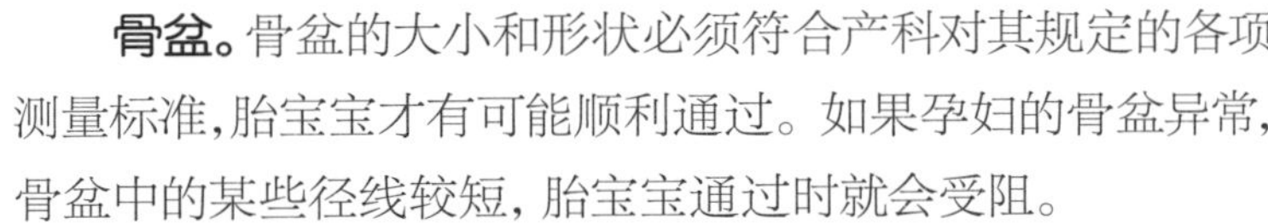

骨盆。 骨盆的大小和形状必须符合产科对其规定的各项测量标准，胎宝宝才有可能顺利通过。如果孕妇的骨盆异常，骨盆中的某些径线较短，胎宝宝通过时就会受阻。

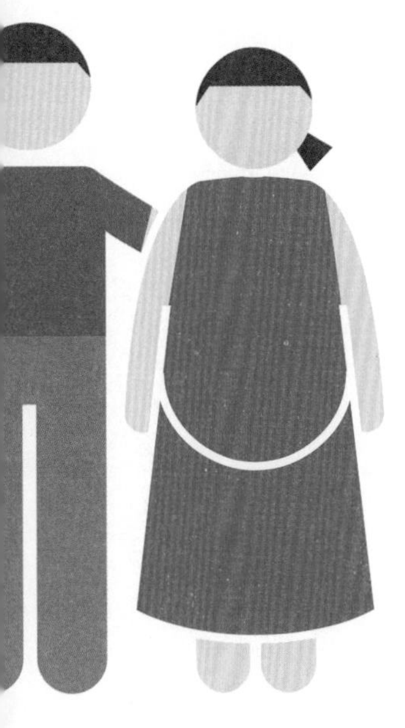

产力。 临产时，只有经过充分的宫缩，才能迫使宫口扩张开全，以利于胎头的下降。持续的宫缩需要消耗体力，这就需要足够的力气来承受长时间的疼痛。

宝宝的情况。 胎位和胎宝宝的大小也是自然分娩中的重要因素，如果胎位不正，就有可能被卡住，影响分娩。

孕妇的精神。 焦虑、紧张会消耗孕妇的体力，并增加疼痛的敏感性。同时，也会影响宝宝的下降及转动，使产程进展缓慢。

要选择剖宫产吗

TIP

剖宫产和其他手术一样，都存在风险。

你的老婆可能会选择剖宫产，相对于顺产，剖宫产可以让她不必经历分娩阵痛，也不会出现产道裂伤，没有难产的忧虑，但可能会增加大出血或麻醉的风险，而且经历剖宫产的妈妈，产后恢复也比自然分娩的妈妈慢。如果你的老婆有下列情况之一，则必须选择剖宫产。

- 35 岁以上的高龄初产妇，同时诊断出妊娠合并症者。
- 骨盆狭小或畸形，不利于自然分娩。
- 产道不利于分娩，有炎症或病变、畸形等情况。
- 胎宝宝胎位异常，有前置胎盘或者体重过重情况。
- 子宫有瘢痕，或者有产前出血症状。

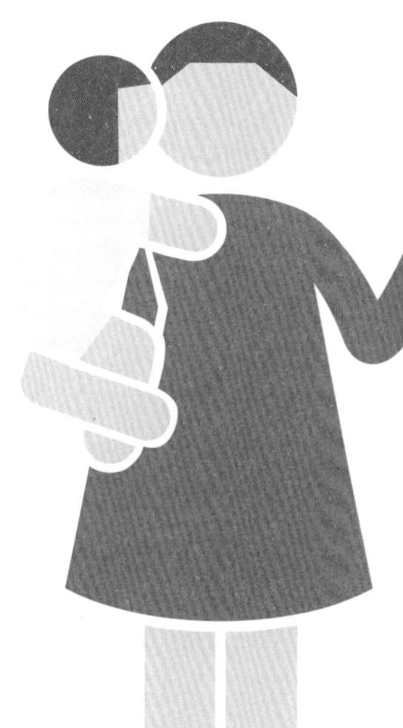

头胎剖宫产，第二胎她能顺产吗

并非一次剖宫产就要次次剖宫产，临床上也不乏头胎剖宫产，第二胎顺产的例子。如果你的老婆生大宝时，采用的是剖宫产方式，只要子宫恢复得好，胎宝宝体重控制好，这次妊娠无阴道分娩禁忌证时，可以试产。

需要说明的是，如果你的老婆是头胎经过试产后出现难产而改剖宫产的产妇，再次生孩子时宫口可能会开得快一些；但如果第一胎连试产都不试，直接选择剖宫产，在生二胎时子宫颈口还是相当于初产妇的状态，产程会较长，你们要做好心理准备。

剖宫产的最佳时间

如果你打算在阵痛出现之前进行剖宫产，那就一定要保证胎儿已经完全发育成熟。——《斯波克怀孕指南》

剖宫产的最佳时间是在孕 39 周，数据表明，在孕 37~38 周剖宫产出生的宝宝出现问题的概率比孕 39 周剖宫产的宝宝出现问题的概率大大增加，容易出现呼吸问题、低血糖或其他需要进入重症监护室进行护理的情况。若在孕 39 周之前，孕妇出现破水、见红或宫缩频繁等产兆，需及时就医。

如果你的老婆在无痛分娩后感到头痛，告诉她通过休息可以缓解症状。

新选择：无痛分娩

现在你和老婆需要做一个重要的决定：分娩的时候是否需要镇痛药剂。虽然生孩子时疼痛的不是你，但镇痛药剂的选择绝对关乎你老婆和胎儿的安全。

无痛分娩是一种对产妇施以药物麻醉，使其感觉不到太多疼痛，胎宝宝从产道自然娩出的分娩方式，它的优点如下。

安全。无痛分娩采用硬膜外麻醉，医生在产妇的腰部硬膜外腔放置药管，这药管中麻醉药的浓度大约相当于剖宫产的1/5，即少量的麻药，是很安全的。

方便。宫口开到三指时通过已经放置的药管给药，产妇带着药管可以到处活动，因此很方便。

药效持久。医生打一次药，药效大约持续一个半小时，甚至更长，待有了疼痛感觉后继续打药，如此往复，直至分娩结束。

不用进手术室。无痛分娩的全过程是由麻醉医生和妇产科医生合作完成的，正常的无痛分娩在产房中即可进行，无须进手术室操作。

无痛分娩时虽然麻醉了产妇的疼痛感觉神经，但运动神经和其他神经都没有被麻痹，而且仅仅靠胎宝宝自己的力量是很难完成娩出的，所以产妇自己也要用力。在给药10分钟后，产妇就感觉不到宫缩的强烈阵痛了，但依然能感觉到好似来月经时轻微的腹痛，因此虽说是无痛分娩，总归有点痛。

你的陪伴也是一种镇痛方法

分娩的过程会出血，做好心理准备。

尽管你没法给临产的老婆打止痛针，可你还是能够通过一些技巧帮助她度过分娩，要知道，你的陪伴是一种极大的心理安慰，是一种有效的镇痛方法。

按摩。在分娩初期，你可以用力按压她认为需要的地方，这样能使她的身体释放“感觉良好”的激素，也就是胺多酚。

拥抱。握住老婆的手，告诉她一切都会好起来的，你会一直陪在她身边，这样可以同时缓解你们两人的焦虑。但是要注意，这个方法一开始还能起效，而越到后来，她可能不希望任何人碰她，她会集中注意力，赶紧完成分娩，把宝宝生下来。

安慰。说一些安慰的话，鼓励你的老婆呻吟、呜咽，但不要高声尖叫，只要她觉得能够减轻疼痛就行。不要觉得你在浪费时间，研究证明，产妇分娩过程中有人在身边不断支持鼓励的话，她能更快、更顺利地完成分娩。

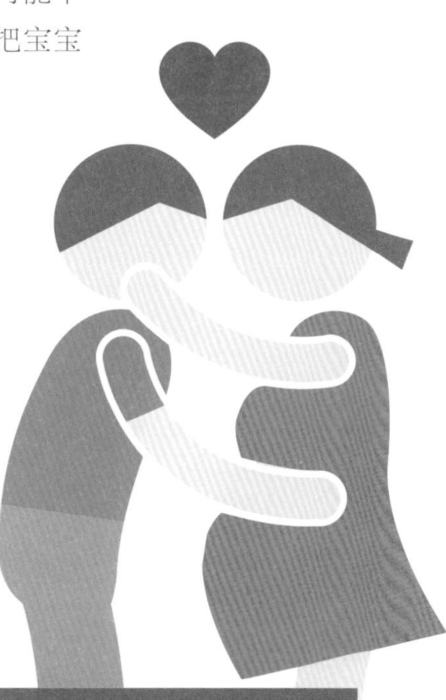

硬膜外麻醉

大多数产妇都会选择硬膜外麻醉，这种麻醉剂的作用机理是麻痹脊髓同子宫之间的联系，所以在缓解分娩疼痛上，效果十分明显。而且兼具安全性（达到理想效果只需要很少的药物）和人性化（下半身局部镇痛，让产妇在分娩中保持清醒）。不过，这种麻醉法也有缺点，包括：如果分娩的过程长，还得增加剂量，这会使得产妇更加难以在宫缩时用力；产妇可能会出现瘙痒、发热或全身发抖等症状；分娩后，有极小的几率出现重度头痛。

39周 老婆临产，我该做什么

老婆的变化：临近分娩，她的心理一定是无比紧张的，要注意三个现象：见红、宫缩、破水，这些都是临产的前兆。

胎宝宝的成长：胎宝宝的抓握已经很有力了，很快你就会在他/她出生后，小手抓住你的手指时感受到这一点。

破水之后，提醒老婆立即躺下。

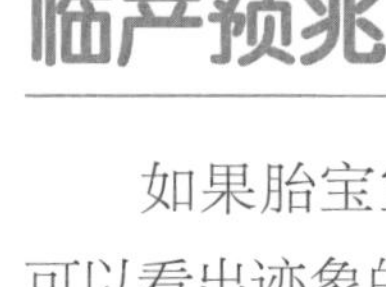

临产预兆

如果胎宝宝在你老婆肚子里待烦了，想要出来了，你是可以看出迹象的，这就是所谓的临产预兆。你的老婆可能已经感受过这些预兆，但是对你来说，还是件挺震惊的事情，不管怎么样，不要惊慌失措，了解并且掌握分娩前兆，有助于控制局面，减少不必要的紧张忙乱。如果她出现以下情况，就是分娩前的征兆。

饭量增加。初产妇到了临产前2周左右，子宫底会下降，这时会觉得上腹部轻松起来，呼吸也变得比前一阵子舒畅，胃部受压的不适感减轻了许多，饭量也会随之增加。

冲向洗手间。分娩前1周左右，胎儿下降，分娩时先露出的部分已经降到骨盆入口处，你的老婆会出现下腹部坠胀，甚至感觉膀胱受压迫，她不得不更加频繁地如厕，甚至突然发生腹泻。

见红。这种场景你肯定不愿意看到，但是见红却是你老婆分娩的前奏。见红之后，并不需要马上去医院，应该等到规律性宫缩再去。

越来越强烈的宫缩。一旦出现真宫缩，你的老婆就能感受出不同。当疼痛达到每6~7分钟一次，你就应该送她去医院了，因为这意味着将要临产了。

破水。阴道流出羊水，俗称"破水"。这时离宝宝降生已经不远了，要马上送老婆去医院待产。

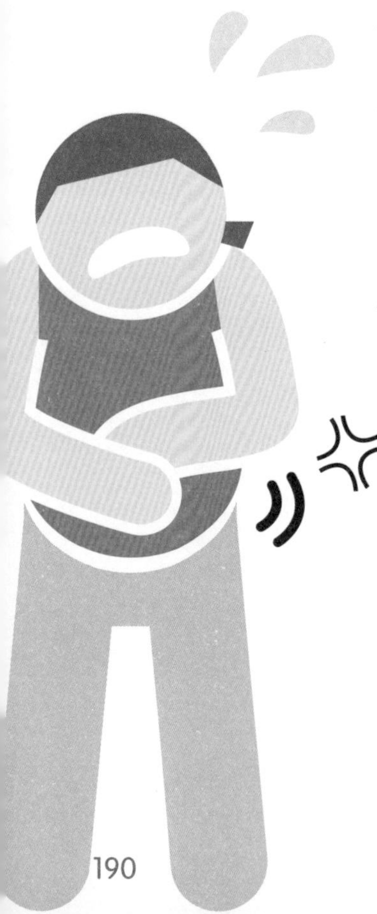

老婆临产，你的工作

当你的老婆看到你在一旁竭尽全力地支持她时，会感到很宽慰。

临产前，你的老婆会感到一波一波的阵痛和宫缩。此时，你的任务除了拿好待产包之外，还有：

当老婆的拐杖。拐杖也许不是一个恰当的比喻，但是老婆在走动或站着的时候，她需要你提供身体支撑。这种保持站立的“积极分娩”方式可以加速分娩，而且你的老婆会感到比一直躺在床上要舒适一些。

给老婆按摩。按摩能稍微转移一下她的注意力，你可以给她做一些背部按摩。如果宫缩十分强烈的话，她可能会要求你用大拇指使劲按压她的腰背部，以缓解疼痛。

让老婆坐在健身球上。坐在健身球上轻微弹动可以促进胎儿在重力的作用下进入产道，并且有助于产妇打开盆腔。你需要扶住老婆的腰部，以免她从健身球上摔下来。

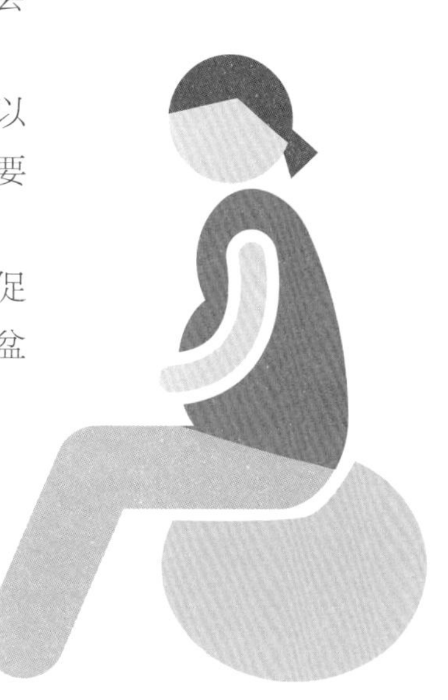

到了医院后要做什么

如果你在老婆阵痛的初期，就把她送到了医院，要先去妇产科报到，办理住院手续。产科医生会通过观察子宫颈的张开程度，判断距离分娩还有多长时间。

医生还会测量她的血压和体温，以及检查胎儿的心跳。如果医生觉得胎儿的心跳有问题，会在你老婆身上连接一台胎心监护仪，在整个分娩过程中，医生都会通过这个仪器检查胎儿的实时状况。

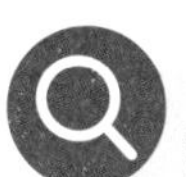

警惕羊水早破

临产前发生胎膜破裂，称为胎膜早破，主要症状为临产前突感较多液体从阴道流出。——《妇产科学》

随着分娩期的临近，一些与分娩有关的“意外情况”随时可能发生。如果在子宫没有出现规律性收缩以及阴道见红的情况下发生了羊水破裂，也就是胎膜在临产前破裂了，这种情况被称为羊水早破。一旦出现羊水早破的症状，应立即就医。在赶往医院的途中，也需要采取臀高的躺卧姿势。

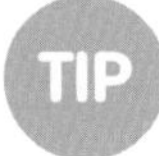

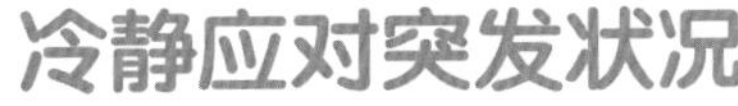

陪在老婆身边，向她表明你和她紧密团结在一起。

冷静应对突发状况

待产期间，还会发生很多你没准备好应对的事情，安全起见，先带你详细看看都有哪些事情。以下这些情况一般是由医生发现，但你还是了解一下，做到心中有数为好。

胎盘早期剥离。如果老婆的阵痛转变为持续性的腹痛，且阴道出血有所增加，则可能为胎盘早期剥离。出现这种情况，你要立即告诉医生，若确诊为胎盘早期剥离，医生须紧急为你的老婆实施剖宫产。

胎儿窘迫。若胎宝宝心跳频率下降，可能是脐带受压迫、胎头下降受到骨盆压迫等原因造成的。此时，医生会先给你的老婆吸氧气、输液。如果胎心音仍未恢复正常，就必须立即做剖宫产。

胎头骨盆不对称。即胎头太大或孕妇骨盆腔过于狭窄，致使子宫颈无法开足，或是胎头不再下降。出现这种情况，医生多半要采用剖宫产了。

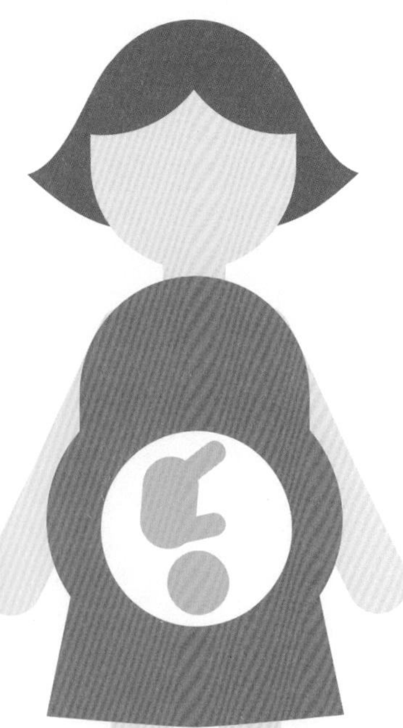

脐带脱落。大多发生在早期破水、胎头尚在高位及胎位不正时。脱出的脐带会受到胎头压迫，中断胎宝宝的血液及养分供应，并危及胎宝宝的生命。因此，待产的孕妇一旦出现这种状况，就须立即实施剖宫产。

麻醉意外。对于采用无痛分娩或剖宫产分娩的产妇来说，在使用一定剂量麻醉剂时，有可能会出现过敏或麻醉意外。发生这种情况，需及时处理，以免发生危险。

脐带绕颈

每4~5个胎宝宝中就有1个生下来发现是脐带绕颈的。一般脐带绕颈1~2周较为常见，脐带绕颈3周以上或缠绕胎儿躯干、肢体的则比较少见。脐带绕颈松弛，不影响脐带血循环，不会危及生命。如果脐带绕颈过紧，则可能引起胎宝宝缺氧，危及胎宝宝的安全。

万一在家分娩怎么办

希望在家分娩这样的事不会发生在你的身上。

你可能以为这种情况只有在电视剧里才会出现，但是确实有这样的例子。如果你的老婆开始分娩，而你无法马上送她去医院，那么你就得协助她分娩了。在这种情况下，建议你做以下事情。

●如果你发现宝宝即将出生，立即拨打120，并且要求派急救车过来。告诉接线员你的老婆正在分娩，而且身边没有医护人员。这样，急救中心会以紧急事件处理。

●打电话给老婆的产科医生。如果你很担心，可以与医生保持通话状态，你需要冷静地向产科医生描述老婆的情况。

●让老婆躺在舒适的地方，拿一些毛巾和毯子垫在她的身下。这些东西能够吸收羊水和血液，当然其他吸水的东西也行。再额外准备几条毛巾，等宝宝出生以后用来擦拭和包裹。

●在老婆的腰部垫一个枕头或是卷成筒状的毛巾，这样她就不会完全平躺。这是为了避免胎儿的体重压迫到产妇的血管而导致血液供给受阻。

●鼓励老婆随着宫缩用力，保持平缓的呼吸，不要憋气，同时安慰她，告诉她一切会好起来的。

●胎儿的头出现的话，你要告诉老婆。

●检查脐带是否绕颈，如果是的话，慢慢把脐带解开，避免生拉硬拽。

●用手托着胎儿的头部，向外引导，如果可以的话，用毛巾接住胎儿（随着下一次宫缩，胎儿很快就会出来），因为胎儿会裹着羊水、血液和黏液。

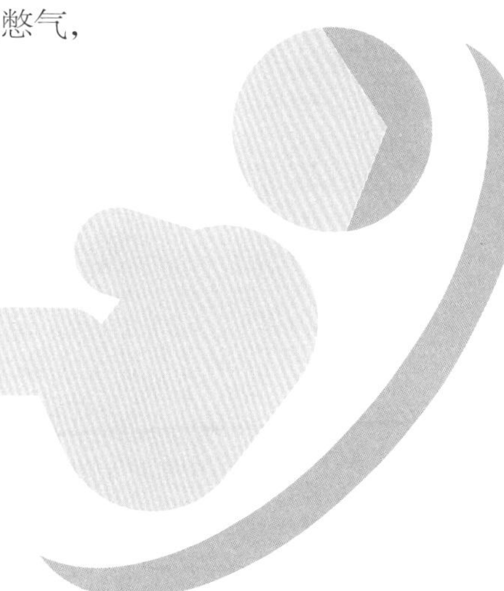

●用毛巾裹住新生儿，并且擦干他/她的背部，直到新生儿哭出声来，而这有助于新生儿开始呼吸。

●把新生儿轻轻放在老婆的肚子上或胸前。

●不要剪断脐带，你必须要在产科医生的指导下处理。

不要惊慌失措，你的老婆只想听到宝宝出生后的哭声，而不是你现在的哭声。

40周 迎接新生命

老婆的变化:提醒她避免向高处伸手，也不要有压迫腹部等对母体不利的动作，一旦出现临产征兆，要迅速赶往医院。

胎宝宝的成长:现在，胎宝宝能敏锐地感知母亲的思考，并感知母亲的情绪以及对自己的态度。他/她已经发育成熟，能够很好地脱离母体独立生活。

你最重要的任务就是陪着老婆，尽量让整个过程进行得更加顺利，但不要妨碍医护人员。

顺产3大产程

顺产的过程从规律的子宫收缩开始，到宝宝胎盘娩出为止。一般来说，分娩过程分为3个阶段，也叫3个产程。不论你在不在产房，你可能都会想知道整个过程发生了什么。

第1产程——开口期

从子宫有规律的收缩开始，到子宫口开全，初产妇往往要经历12~14小时的阵痛，经产妇则需要6~8小时。

●第1阶段，产道变软。分娩时，子宫颈由紧闭变柔软使胎宝宝通过。子宫口开始缓缓张开，羊水和黏液会起到润滑作用，帮助胎宝宝通过产道。

●第2阶段，子宫开始缓缓收缩。加大子宫内的压力，挤压子宫口，使子宫颈扩大，胎宝宝往下滑。

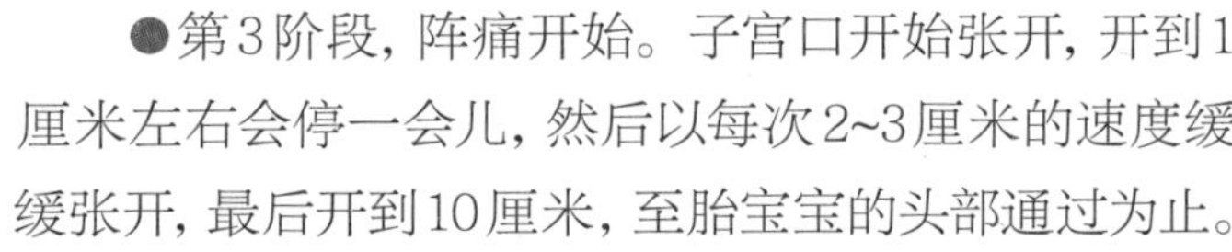

●第3阶段，阵痛开始。子宫口开始张开，开到1厘米左右会停一会儿，然后以每次2~3厘米的速度缓缓张开，最后开到10厘米，至胎宝宝的头部通过为止。

如果你在产房——辛勤“老黄牛”

第1产程开始时宫缩频率不高，强度不大。你应该让老婆抓紧这段时间好好休息，以保存体力。随着产程的递进，在第1产程结束时，不少产妇都在这一阶段接近崩溃，大喊“我不要生了”。此时，你要保持冷静，始终和老婆保持接触，比如拉着她的手，在宫缩来临时和她一起做呼吸。

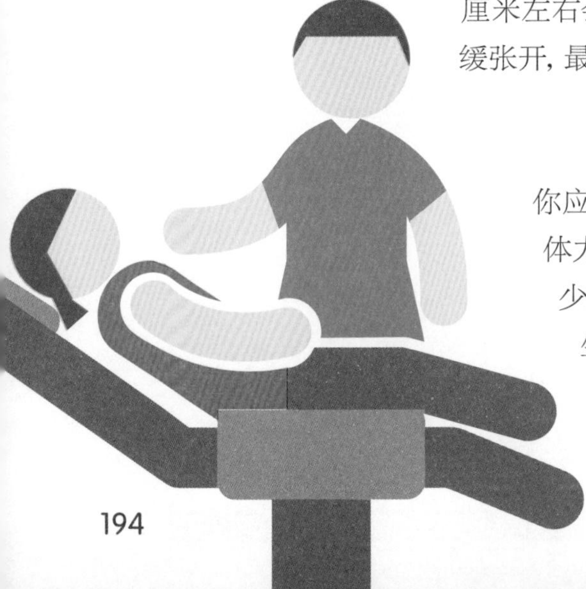

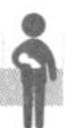

第2产程——分娩期

从宫颈口开全至胎宝宝娩出为止，初产妇要持续1~2小时，经产妇可在1小时内完成。

●第4阶段，羊水破裂。子宫口开始张开时，羊水破裂，此时会感觉有股温暖的液体从阴道流出。阵痛时会有排便的感觉。

●第5阶段，每隔一两分钟阵痛来临一次。阵痛时，根据医生的口令，进行呼吸和用力，正确有效地用力非常关键。

●第6阶段，胎宝宝出生。第2产程的阵痛来势凶猛，准妈妈因体力消耗极大，应努力保持清醒。胎宝宝头部娩出后，就不要向腹部用力了，要短促地呼吸，使其自然娩出。胎宝宝出生后，由医生或你来剪断脐带。

如果你在产房——助力冲刺

此时，你应该是老婆的"啦啦队"。如果你的老婆因为疼痛而左右乱扭头，要提醒她集中注意力，一起用憋气呼吸法。当宫缩来临时，大声地对她喊"1、2、3、4"记数，鼓励老婆一口气用到底，每一口气用力时间都比上一口气长，有助于加快第2产程。

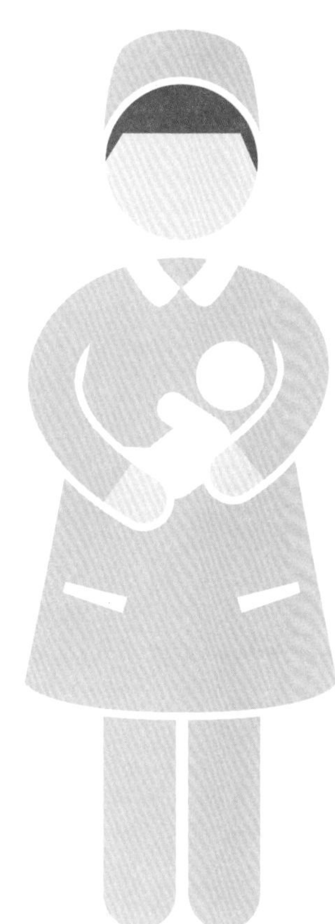

第3产程——娩出期

●第7阶段，胎盘娩出。胎宝宝娩出后，宫缩会有短暂停歇，大约相隔10分钟，又会出现宫缩以排出胎盘，这个过程需要5~15分钟，一般不会超过30分钟。

剪脐带

新生儿大声啼哭后即可处理脐带。——《妇产科学》

待宝宝出生之后，医生或陪护人员就会剪断脐带。新爸爸也可以帮宝宝剪脐带，很多医院都会提供这样的服务。在剪脐带时，医护人员会对爸爸进行指导，告诉你该剪到哪个位置，一般都会保留稍长一些。爸爸剪完之后，护士还会再剪一次，所以不必担心剪脐带会弄疼宝宝。

如果你的老婆已经过了预产期，最好赶快到医院检查。

过了预产期，还没动静

大多数胎宝宝都会在这个月内降生，一些有关他/她降生的“意外情况”也可能发生。如孕期达到或超过42周，称为“过期妊娠”。

过期妊娠不仅会加重孕妇的心理焦虑，而且可能会因为巨大儿加大分娩难度，延长产程。如果不及时处理或处理不当，则可能导致难产、大出血，直接威胁产妇的生命。另外，也会造成胎宝宝因分娩时间过长而缺氧或窒息。过期妊娠时，孕妇的胎盘功能老化，不能很好地为胎宝宝提供氧气和营养，而造成胎宝宝宫内窘迫。过期妊娠一般会出现羊水变少或胎便污染等情况，对胎宝宝十分不利。

过期妊娠应该怎么办

过期妊娠对胎宝宝的影响主要表现为逐渐加重的慢性缺氧及营养障碍，千万不可忽视，要注意以下几点。

●及时带老婆住院。明确胎宝宝是否有缺氧、巨大儿及羊水过少情况，并进行胎心监护。

●做好胎动检测。胎动过频或过少都表明胎宝宝缺氧，应及时就医。

●时刻观察老婆有无宫缩、见红及破水等临产征兆。

●适时终止妊娠。对于宫颈成熟度好，无产科合并症和并发症的孕妇，可以采用人工破膜、催产素引产；对于有胎宝宝缺氧、胎宝宝生长受限、羊水过少、巨大儿或其他产科合并症和并发症的孕妇，可以进行剖宫产，终止妊娠。

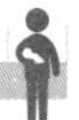

要催产吗

不论是采用什么催产方法，一定要提前和医生商量。

催产可以说是自然分娩的最后希望，过去认为要过了42周才需要催产。但现代医学发现，42周后孕妇的胎盘可能已经老化，其功能变差，羊水也变少了，事实上，这个时候催产的效果并不佳。所以只要过了41周仍未生产，即可进行催产。

视情况进行自然催产法。如果你的老婆过了预产期还没有分娩，那么你肯定会听到家人找来的各种各样的关于自然催产的方法，这里将简单地介绍几种最常见的方法。

运动催产法	每天晚上临睡前做慢下蹲运动，开始以5个慢下蹲为一组，做两组就可以，然后逐渐增加到每晚四组。下蹲时动作一定要慢，不用蹲得特别完全，可以扶床做到半蹲，然后再慢慢起来，坚持做几天
淋浴催产法	沐浴的时候，用温水淋浴，反复从肚皮上部冲刷隆起的腹部。一边冲洗，一边用手掌温柔地轻抚腹部。注意把浴室温度调整到最佳，把沐浴次数增加到每天2~3次，但注意水温不要过热或过冷，每次沐浴时间以不超过15分钟为宜
乳头刺激法	刺激乳头和乳晕，可以诱发内源性催产素的释放，导致子宫收缩。方法是每天早中晚用温湿毛巾轻轻刺激乳头和乳晕，每侧1分钟，交替进行。出现宫缩时，可以暂停，宫缩消失再刺激。这是一种有效诱发宫缩的方法

了解药物催产。催产针的主要药物成分就是缩宫素（催产素），如果用得适量，对胎宝宝的健康一般没什么影响。催产针的作用是让子宫平滑肌兴奋，引起子宫收缩。一般都会有医护人员随时看护，他们会调节药物浓度和滴注的速度，从而控制子宫收缩的频率和强度。如果催产素滴注速度太快，给药过多，会引起强直性或痉挛性子宫收缩。如果此时分娩阻力不太大，胎宝宝通常会很快娩出，也就是急产，容易造成产道裂伤，产后易发感染等。所以，药物催产必须由医护人员随时控制。

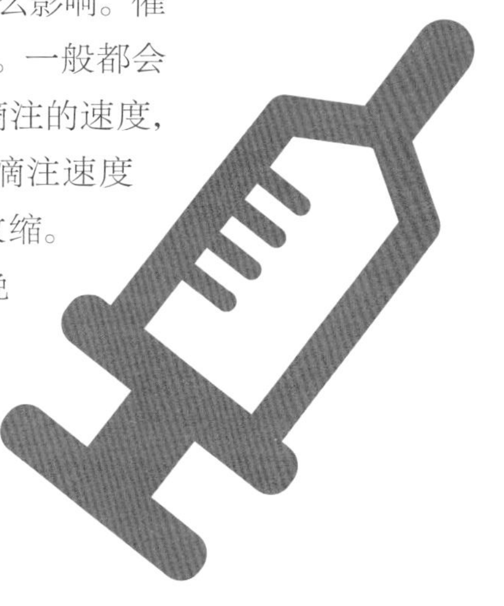

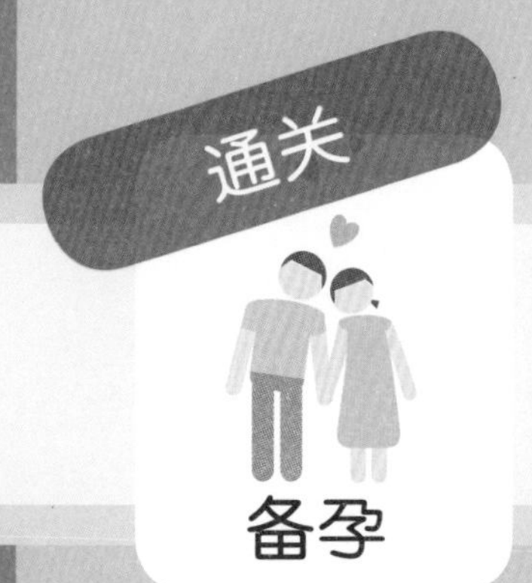
通关
备孕

通关
孕1月

通关
孕3月

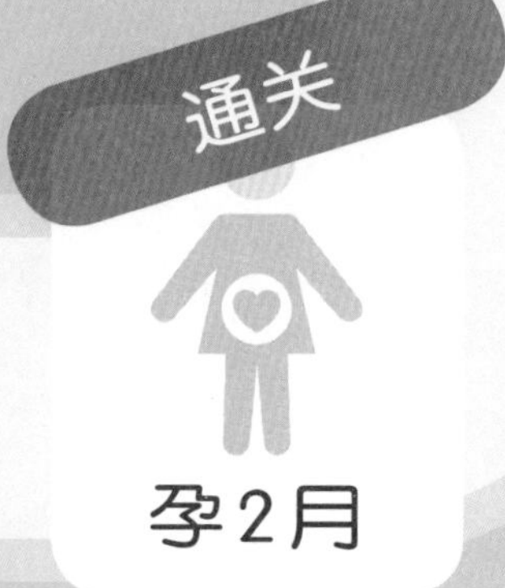
通关
孕2月

通关
孕4月

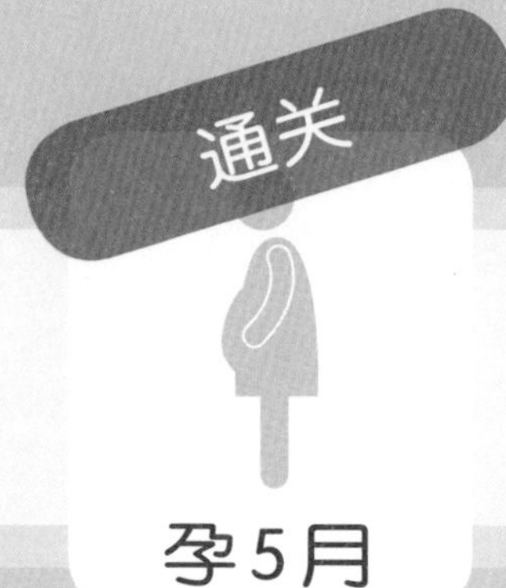
通关
孕5月

通关
孕10月

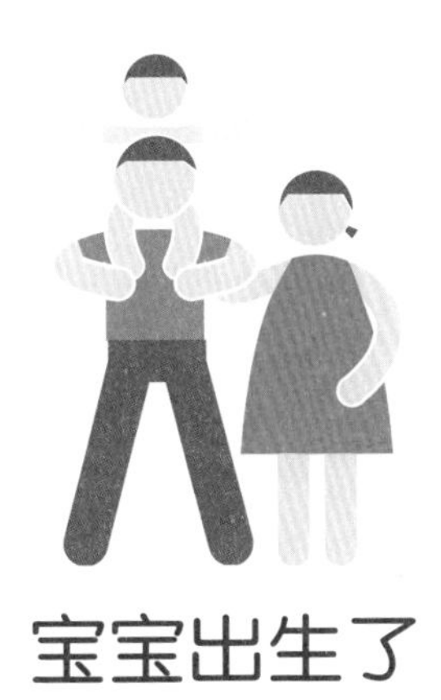
宝宝出生了

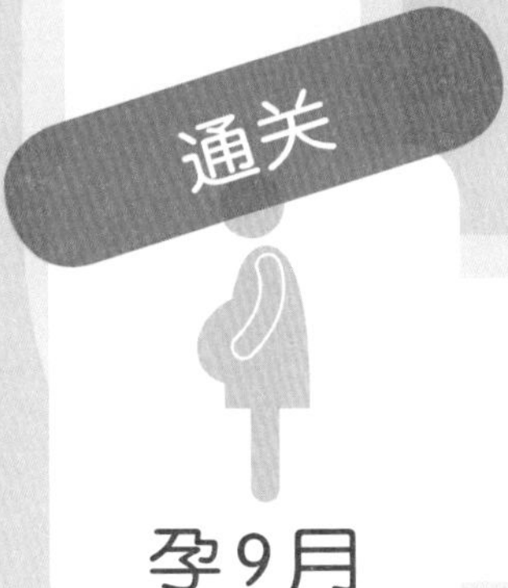
通关
孕9月

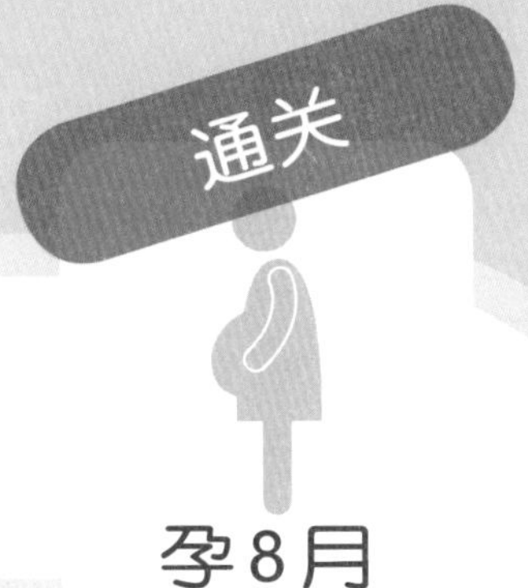
通关
孕8月

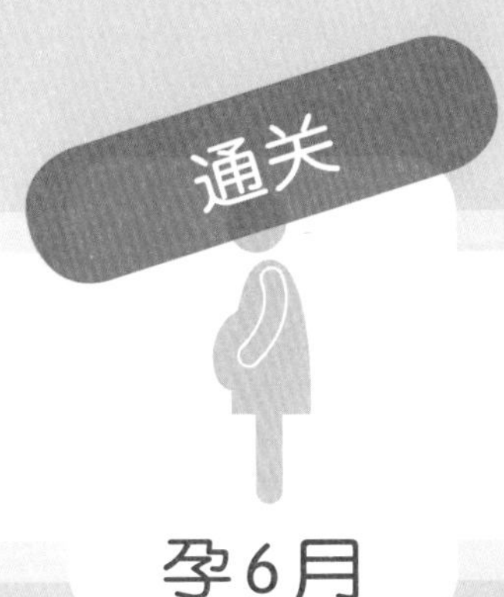
通关
孕6月

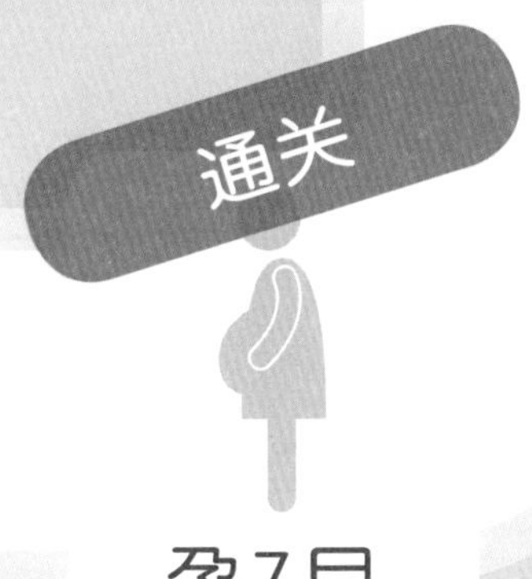
通关
孕7月

分娩后 我要做什么

第一时间关注老婆的情况

祝贺你！你做到了！你克服了老婆怀孕期间所有的艰辛和磨难，现在呢？宝宝终于出生了。你的心情会十分凌乱，一方面感到如释重负，一方面还在担心老婆的健康，所以即使你表现得手足无措，也是可以理解的。如果你还茫然不知该做些什么，那么，让我告诉你。

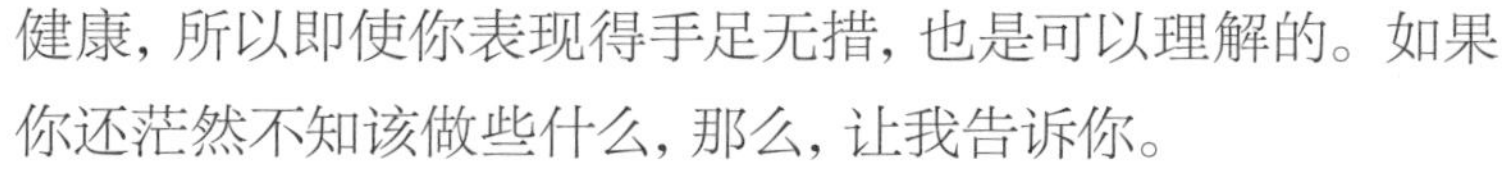

当你的老婆筋疲力尽地被护士从产房推出来时，无论生男生女，都别忘了及时地“献殷勤”，表示自己的感激和喜悦。你可以送上一束老婆喜欢的鲜花，或者紧紧地握住她的手，也可以给老婆一个拥抱，不论是什么样的方式，只要她能感受到爱意就可以。

之后，你的老婆需要到观察室休养并观察约2小时，以防产后大出血或出现其他的意外状况，你应当随时协助观察老婆产后的状况。

TIP

孩子出生后的几个小时内，用实际行动让老婆知道你非常爱她，非常关心她。

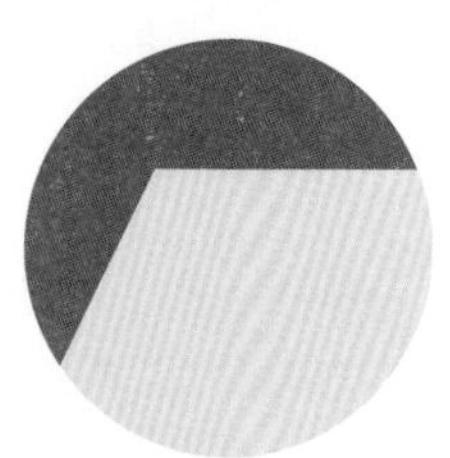

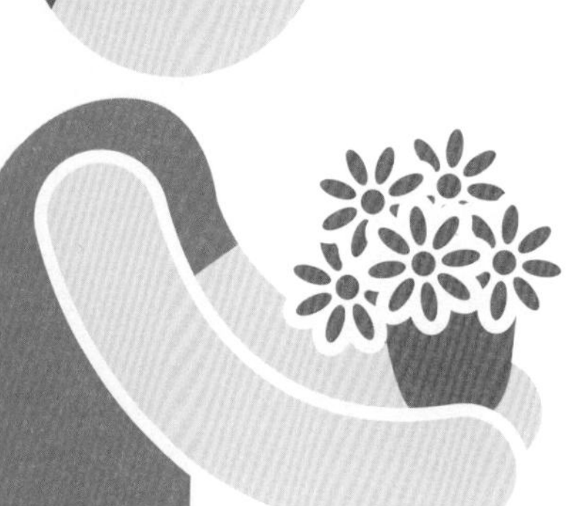

新妈妈是怎么想的

经历了分娩，产妇筋疲力尽，由于行动不便，她们很希望自己的需求能够及时得到满足。

“当时我累得几乎要睡着了，但当我看到宝宝，医生告诉我他很健康时，我才真正地松了一口气。”

“在我被推出产房时，我的老公愣在一旁，没有第一时间来安慰我，这让我有点失落。”

抱宝宝的姿势

用腰部和手部力量配合，托起你的宝宝。多尝试几次，身体会引导你怎么做。

抱起你的宝宝，这是他/她生后你最应该也最想做的事情。但看着眼前柔软、娇弱的小家伙，你可能有点不敢“下手”。只要抱法得当，对宝宝不会有任何影响。

第一步：把手放在新生儿头下。把一只手轻轻放在新生儿的头下，用手掌包住整个头部，注意要托住新生儿的颈部，支撑起他的头。

第二步：另一只手去抱屁股。稳定住头部后，再把另一只手伸到新生儿的屁股下面，包住新生儿的整个小屁股，力量都集中在两个手腕上。

第三步：支撑起新生儿的头部。这个时候，就可以慢慢把新生儿的头支撑起来了，注意一定要托住新生儿的颈部，否则他的头会后仰。

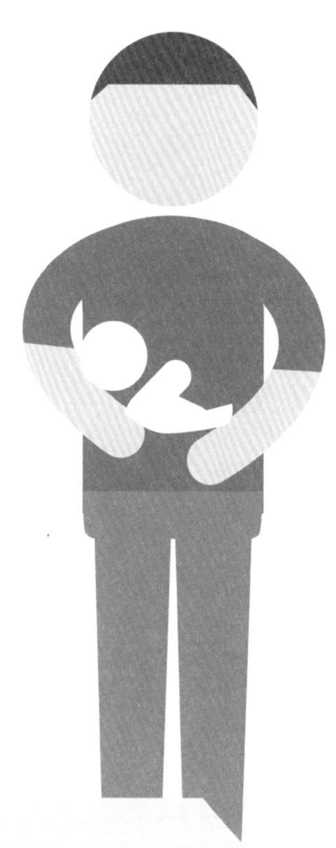

为什么宝宝看起来这么“丑”

当护士把宝宝抱到你面前时，你一定是一脸惊讶！看着眼前的宝宝，你不知道该作何反应，“为什么他/她看起来这么丑”？

宝宝刚出生的时候，小脸和眼睛有点水肿，嘴唇呈粉紫色，他身上的皮肤是灰色、紫色夹杂红色斑片，还裹着一层黏糊糊的白色物质——蜡质的胎儿皮脂。简单地说，就是宝宝还没长开。一般来说，宝宝出生后48小时以后就会真正变得好看起来。

分娩后尽早哺乳可减少产后出血

吸吮刺激使催产素产生的同时促进缩宫素的产生，缩宫素使子宫收缩，减少产后出血。——《妇产科学》

若分娩时，产妇与新生儿一切正常，于产后半小时就可以开始哺乳，最晚也不要晚于产后2小时，此时乳房内乳量虽少，但可通过新生儿吸吮刺激泌乳，促进奶管通畅。还可以促进子宫收缩，减少产后出血。

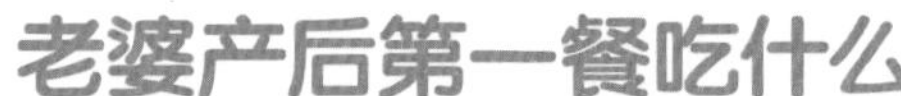

不应让老婆过早吃鸡汤、鲫鱼汤等油腻肉类汤和催乳食物。

老婆产后第一餐吃什么

分娩过后，你的老婆会感到饥肠辘辘，但当天不要让她吃太油腻的食物，可适量吃些容易消化又没有刺激的食物，以流质或半流质食物为宜。

如果你的老婆选择的是顺产，产后，虽然她的身体亟须养分，但疼痛会降低进食的欲望，胃肠功能也在初步的调整中。饮食还是要以清淡为主，最好能给老婆喝一些滋补、可口、不油腻的汤或粥。

如果你的老婆选择的是剖宫产，术后6小时之内不宜进食。应待6小时之后喝一点温开水，以刺激肠蠕动，达到促进排气、减少腹胀的目的。待排气之后，可以进食流质食物或汤水类，如稀粥、米粉、藕粉等。

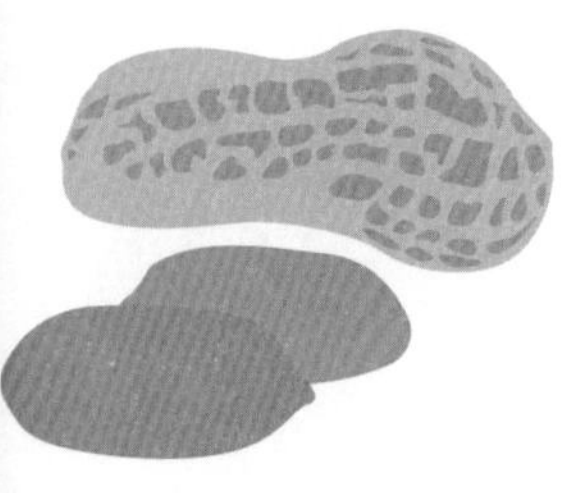

顺产后第一餐:花生红枣小米粥

原料:小米50克，花生50克，红枣8颗。

做法:❶将小米、花生洗净，用清水浸泡30分钟。❷红枣洗净，去掉枣核。❸小米、花生、红枣一同放入锅中，加清水以大火煮沸，转小火将小米、花生煮至完全熟透后即可。

剖宫产后第一餐:萝卜汤

原料:白萝卜1个，盐适量。

做法:❶白萝卜洗净，去皮切块。❷白萝卜块下锅，加适量水，大火煮沸后转小火，炖煮至筷子可穿透白萝卜，加盐调味即可。

可以给刚出生的宝宝拍照吗

对于谁可以在朋友圈看到宝宝的照片，你可能要谨慎选择，最好设置隐私。

你当然可以给刚出生的宝宝拍照，因为这一时刻永远无法重演。给新生儿拍照，你需要注意以下几点。

●最好等老婆给宝宝喂完奶之后再拍照。

●不要开闪光灯。新生儿在出生前经过了9个多月漫长的“暗室生活”，对光的刺激非常敏感。

●不可强光直接照射宝宝面部。刚出生的宝宝可以睡在光线较弱的室内，切不可为了拍摄效果，用强光直接照射宝宝的面部，侧光和逆光都可以。

如何陪床

不管是顺产还是剖宫产，产后，你的老婆身体都非常虚弱，你的鼓励和关心能帮助她尽快恢复。很多医院晚间允许家属陪床，此时，如果你主动承担起陪床的工作，也会让老婆感受到关爱，而你需要照顾好老婆和宝宝。

●你的老婆可能要给宝宝第一次哺乳，她需要适应这一过程，你最好在一旁帮助。

●刚刚生完宝宝，你的老婆可能没胃口或是不能吃食物，但当天晚上，她可能就会感到饥饿，你要及时为老婆提供食物，补充她在分娩过程中消耗的体力。

●你的老婆可能还需要用温水擦身，换干净的衣服。

●如果你的老婆是顺产，正常情况下，在分娩后4~6小时，她应当解一次小便，这时候她还行动不便，需要你的帮助。

●如果你的老婆是剖宫产，手术后每隔3~4小时，你需要帮助她翻一次身。

●只要你的宝宝一切正常，你要尽快跟他/她“肌肤接触”，陪老婆的同时，你也应当多抱抱宝宝。

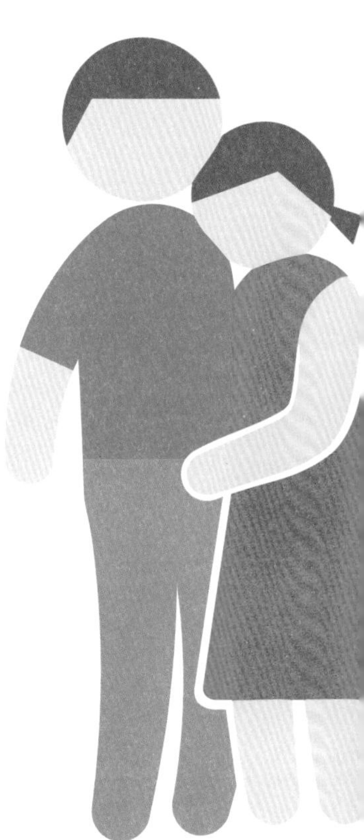

坐月子 我要怎样照顾她

老婆产后抑郁怎么办

月子期间，你的老婆待在家中，生活角色的转变，加之体内激素的变化，会使她的情绪有所波动，甚至抑郁。这个时候，你的表现非常关键。首先，你需要警惕一些产后抑郁的信号。

如果患有产后抑郁，你的老婆也可能会强颜欢笑，你需要经常和她沟通，了解她的真实想法和感受。

●胃口很差，什么都不想吃，体重明显下降。

●睡眠不佳或严重失眠，白天昏昏欲睡。

●经常莫名其妙地对你发火。

●思想不能集中，语言表达紊乱，缺乏逻辑性和综合判断能力。

●常常不由自主地过度自责，对任何事都缺乏自信。

这些迹象是可以观察到的，除了及时带老婆去医院治疗外，如果你能展现出体贴和照顾，她将会顺利走出产后抑郁。

照顾月子里的老婆。无论工作多忙，都要适当抽出时间侍候老婆的月子。

在家中多帮忙。要多承担家务活，如扫地、做饭、刷碗、收拾屋子、洗尿布等，力所能及的家务都要尽量去干。

安排老婆和朋友见面。你可以鼓励老婆离开宝宝1~2个小时，去见见朋友。

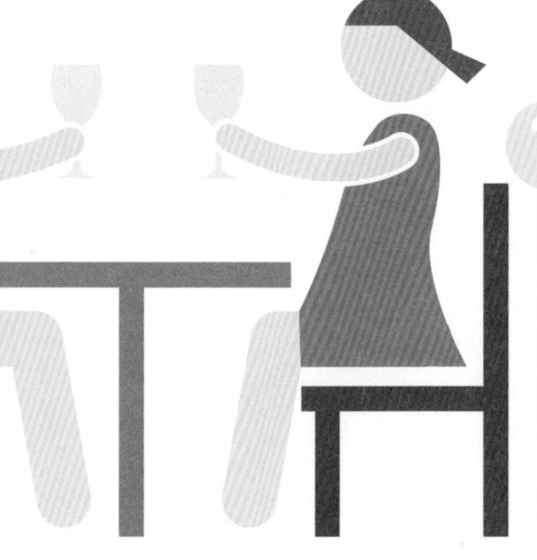

新妈妈是怎么想的

月子期间的女性不仅身体虚弱，而且内心敏感，你的表现至关重要。

“老公的悉心照顾，让我很感动也很开心，大家说的孕期抑郁并没有发生在我身上。”

“我的老公总是在逗孩子玩，把照顾我的任务全都交给了我的婆婆，整个月子期间，我怎么也高兴不起来。”

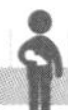

合理安排亲友的探访

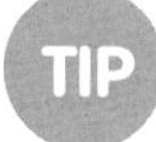

在不打扰宝宝休息、老婆调理的情况下，有选择地进行接待。

在这个阶段，你有一个新任务，那就是当“守门员”，因为经常会有大批亲友来探望你的老婆和宝宝。给你的建议是，让他们来吧，但是要控制探望的时间，还要保证每批访客之间有足够的时间间隔，因为家里要总有一群宝宝“粉丝”的话，对本已疲惫的你们来说又是一个负担。

鉴于你的老婆现在自我感觉不太好，宝宝的免疫力又比较低，对于亲朋好友的探望，你要事先征求一下老婆的意见，讨论什么时间段让亲友来合适，以及在一定时间段里能让多少亲友进来，这不仅可以防止宝宝接触到可能生病了的亲友，你的老婆也可以掌握自己的作息时间。

当然，你可以和老婆想一些点子来应对不断涌入的亲友。

设定时间。宝宝“吃饭”的时间会慢慢规律起来，所以，有亲友要探望的话，你可以让他们趁宝宝“吃饭”或者打盹的时候来。

把手机调成静音模式。如果宝宝刚要睡着的时候被手机铃声吵醒并大哭起来，可能会让本来已烦躁不堪的老婆勃然大怒，所以，让访客把手机调成静音模式吧。

准备一个暗语。你和老婆之间可以设定一个暗语，以便有亲友来访的时候使用。如果客人“赖着不走”，老婆可以用暗语提示你，那么你就可以开始收拾茶点，准备开门送客。

产后42天进行健康检查

产妇应于产后6周去医院常规随查，包括全身检查及妇科检查。——《妇产科学》

产后42天检查，是为了了解坐月子期间的恢复情况，看看女性的生殖系统有无异常情况。产后检查还能及时发现新妈妈的多种疾病，及时避免新妈妈患病对宝宝健康造成伤害，同时还能获得产后营养及避孕指导。新妈妈可以挂妇科进行一系列检查。

坐月子期间，除了安排好老婆的三餐，还要加餐两次，最好再有一份夜宵。

做好一天三顿饭

坐月子期间的饮食大有讲究，如果你继续承担老婆的"主厨"工作，和怀孕期间相比，你要注意以下几点。

稀——水分多一些。乳汁分泌是产后需要增加水含量的主要原因，因此饮食中的水分可以多一点，如汤、牛奶、粥等。

杂——食物品种多样化。产后饮食虽有讲究，但忌口不宜过多，进食的品种越丰富，营养才能平衡和全面。除了明确对身体无益的，和吃后可能会过敏的食物外，荤素品种应尽量丰富多样。

软——烹饪方式以细软为主。产后由于体力透支，你的老婆可能会有牙齿松动的情况，油炸、带壳等过硬的食物一方面对牙齿不好，另一方面也不利于消化吸收。

精——量不宜多。产后过量饮食，会让你的老婆体重增加，对于产后的恢复并无益处。如果是母乳喂养，宝宝需要的乳汁很多，食量可以比孕期稍增，但最多增加1/5的量；如果乳汁正好够宝宝吃，则食量应与孕期等量；如果你的老婆不能母乳喂养，食量和非孕期差不多就可以。

快速学会照顾宝宝

在升级为爸爸之初，你可以从老婆最需要的帮助——抱宝宝、喂奶、换尿布和穿衣服开始，快速学会照顾宝宝。

●抱宝宝的时候要轻，注意托住颈部和腰。

●宝宝饿了就喂点奶，要是你的老婆乳汁不够，或是有其他不能母乳喂养的情况，你可以帮忙喂配方奶粉。

●宝宝的小屁股要护理好，保持干爽，否则会长红疹，这就需要你频繁地给宝宝清洗屁屁、换尿布或纸尿裤。

●宝宝虽然小，但和大人一样需要合适的温度，因此不要给宝宝穿得过厚，否则容易起痱子。

上班以后，怎样帮忙带宝宝

TIP

除了做好计划，和老婆以及上级做好沟通工作，是保证你平衡家庭和工作的重要途径。

在陪产假的时候，你能够帮助老婆多照顾一下宝宝，你学会怎么换尿布、怎么穿衣服、怎么哄宝宝睡觉。不管你觉得这段休假的时光是折磨（照顾宝宝的任务太重）还是享受（暂时远离工作），你都需要好好考虑，假期结束后，怎样才能帮助老婆照顾宝宝。

如果你们之前做好了安排，确定了照顾月子的人选，那么，生活不会因为你重返工作而变得一团糟。但是，你还是需要做一些调整，因为你的老婆和宝宝同样非常需要你的照顾。为了在生活和工作中寻求一个平衡点，请参考以下一些建议。

保持积极的态度。如果你既想做个好爸爸，又想把工作做好，就不要总是找借口，认为自己无法胜任或者因此感到抱歉，要对自己做的事情充满信心。

尽量减少加班。要知道，休完产假开始回公司上班的最初一段时间，这是你的老婆最难熬的时候，她在家照顾宝宝一整天，可能已经筋疲力尽，如果你早点回家，帮她分担一下，她就能好好地缓解疲劳。

研究自己的工作模式。不妨试试和上级进行沟通，看看有没有可能暂时在家里完成工作或者采用弹性工作的方式。

充分利用周末时间。如果你在新生活和工作之间苦苦挣扎，而你的老婆又非常需要帮助。和老婆沟通好，保证周一到周五能睡踏实觉，以保证你可以正常工作。作为回报，等到周末的时候，你可以照顾宝宝，让老婆补觉。

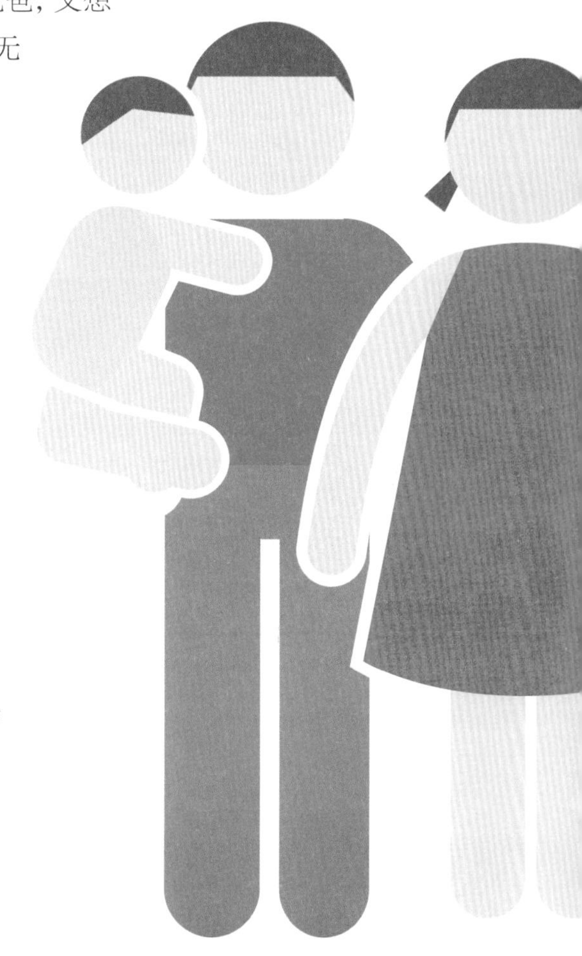

母乳喂养 给宝宝37℃的爱

母乳喂养好是常识

自从宝宝出生后，你和老婆会努力去搜集任何与婴儿喂养有关的信息。其实，宝宝出生后第一口想吃的就是母乳，母乳是宝宝最健康、最理想的天然食品。

你的支持不仅能让老婆选择和坚持母乳喂养，也是为宝宝选择最佳的营养和健康。

母乳喂养对宝宝好

●增强宝宝免疫力。母乳能为宝宝提供丰富的增强免疫力的物质（如抗体、免疫因子等），这些物质能保护宝宝对抗很多种疾病和感染，且在断奶后仍可以持续存在。

●创造健康的肠道环境。母乳可以通过生成益生元为肠道创造健康的环境，促进益生菌的生长，抑制病菌的生长。

●预防过敏症。完全母乳喂养4个月可降低湿疹、早期喘息的发生，完全母乳喂养6个月以上，可降低严重食物过敏的风险。

母乳喂养对老婆好

●产后恢复快。哺乳时分泌的催产素能迅速让子宫恢复到生产前的大小，并且可以预防产后出血的危险。

●减轻产后抑郁情绪。在泌乳素和催产素的双重作用下，哺乳的过程可以给你的老婆带来精神上的满足感。

●降低患病风险。母乳喂养可以减少女性日后患乳腺癌和子宫癌的概率，降低患糖尿病、心血管疾病的风险。

妈妈是怎么想的

如果你认为母乳喂养与男性无关，那么，你需要看看妈妈们的说法。

“在我喂养宝宝的时候，老公总是不闻不问，很多次我都在想，如果给宝宝喂奶粉，他就不会这么轻松了！”

“如果不是我的老公一直支持和鼓励我，我想我可能很难坚持母乳喂养宝宝到1岁之后。”

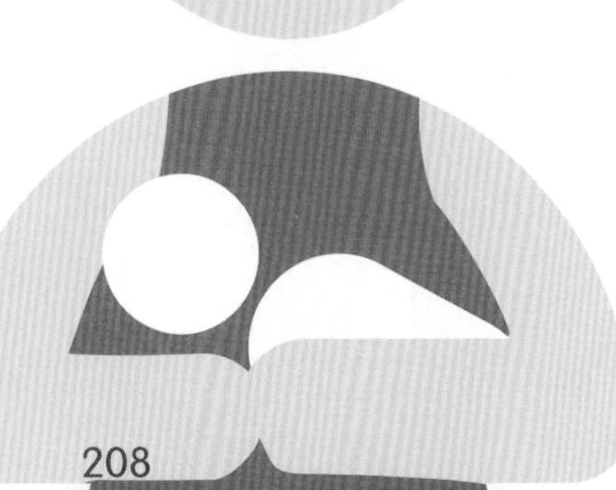

老婆喂孩子，我要做什么

在母乳喂养过程中，你为老婆做的任何一件小事都能给她极大的鼓励。

母乳喂养并没有看起来那么简单，如果你的老婆没有掌握给宝宝母乳喂养的技巧，对她和宝宝来说都不利。最初几次喂奶的时候，陪在老婆旁边，别睡着，你可能会帮上忙。

●如果需要的话，在喂奶前给宝宝换尿布。

●给老婆准备一大杯水和一些零食，因为一次喂奶有时候会持续1个小时，甚至更久，在这期间，你的老婆无法移动。

●拿个枕头或靠垫放在老婆的背部，或垫在宝宝身下。

●帮助宝宝找到乳头。

●在老婆喂奶时，帮忙拿她想要的东西，这样可以让她更轻松、更专注地哺乳。

●在哺乳间歇，尽量让她休息，由你负责安抚、照顾宝宝，其实这也正是你和宝宝建立独特关系的时候，应该好好把握。

●你要及时安慰焦躁的老婆，缓解她的压力，最好还能承担一些家务。

●如果你的老婆担心母乳不足，告诉她你对她的支持，和老婆讨论哺乳的技巧，一起密切观察宝宝的各项指标，如果她还是很纠结，可以带她一起寻求医生的帮助。

●在你的老婆熟悉母乳喂养之前，她会感到疼痛和沮丧，所以在她努力尝试给宝宝喂奶的时候，要鼓励并且安慰她。

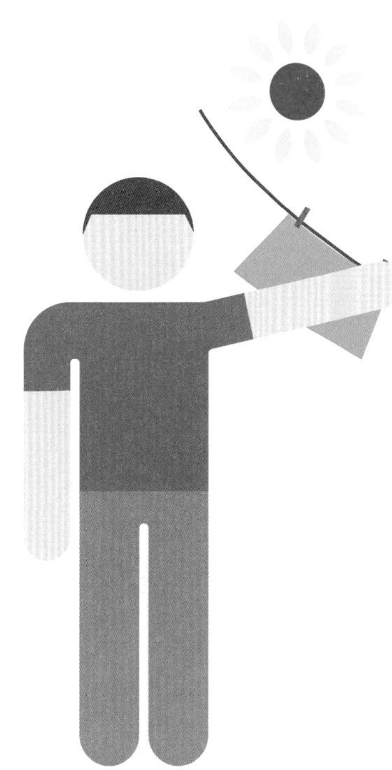

母乳喂养不会影响性生活

哺乳者的月经复潮及排卵较不哺乳者延迟……有利于延长生育间隔。

——《妇产科学》

母乳喂养不仅有利于产妇分娩后身体的恢复（哺乳时分泌的催产素能迅速让子宫恢复到分娩前的大小），而且，完全母乳的最初6个月有很好的自然避孕的效果，夫妻双方可以很好地利用这一点，促进性生活的和谐。

一般在分娩后1周，你可以给老婆喝点下奶的汤品。

老婆不下奶怎么办

怀孕期间，老婆的胸部膨胀到了你以前从未想到的程度，但这并不意味着她就能够给宝宝提供源源不断的奶水。很多女性在产后第1天没有奶水，这是很正常的。产后多久下奶因人而异，如果你的老婆是第一次做妈妈，产后3~4天奶水才会逐渐增多。

宝宝出生后，女性体内的泌乳素、催产素急剧升高，乳房开始分泌乳汁。产后宝宝不断吮吸，泌乳素水平达到一定程度，泌乳量就会增加，乳汁才会满满地溢出来。所以，不管你的老婆下奶时间是早还是晚，只要她给宝宝喂奶越频繁，下奶就越快。

此外，你可以在老婆的饮食中，增加一些下奶的汤品，如猪蹄汤、鱼汤等。

学一学催乳按摩

除了饮食，按摩也是催乳的主要方式。如果你的老婆下奶晚或奶量少，你可以学一些催乳按摩的手法，帮助老婆“奶如泉涌”。

按摩步骤

❶让老婆取坐位或仰位，在她的乳房上涂上芝麻油，搓热双手，指揉并摩膻中1分钟。

❷按揉乳中穴、乳根穴、天池穴、渊腋穴、膺窗穴、神封穴、中脘穴各2分钟。

母乳喂养要坚持多久

如果你们想延长母乳喂养的时间，就要提前做好老婆重返工作后的哺乳准备。

中国营养协会、美国儿科学会以及欧洲营养协会均推荐婴儿需母乳喂养至少6个月，6个月后添加辅食的同时可以继续母乳喂养到1岁。1岁后如果你的老婆和宝宝都愿意，母乳喂养可以继续延长。

你和老婆可能会担心宝宝过度依赖母乳安抚而影响他/她的社会适应能力。其实，1~2岁阶段，宝宝自身的发育特点就是经常需要安抚，而母乳对宝宝的安抚是最有效的，就如同接受宝宝吸吮安抚奶嘴或大拇指一样。1岁后继续母乳喂养，可以为宝宝自信、愉悦、身心健康的未来打下良好的基础。所以，出于营养、免疫和身心健康的原因，选择什么时候断奶没有准确的年龄限制，也没有必要过多参考别人的意见，应该由你的老婆和宝宝共同决定。

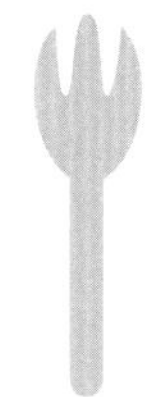

什么情况下必须混合喂养

如果你的宝宝还很小，那么在考虑要不要给他/她添加配方奶粉进行混合喂养时，就需要特别谨慎。在你的老婆母乳不足、患病等情况下，她可能无法亲自喂养宝宝，就必须给宝宝添加配方奶。

如果已经断定母乳不足，并且宝宝体重增长速度太慢，没有达到标准体重，就应该选择混合喂养。

如果你的老婆在母乳喂养期间患病，此时不要擅自决定是否坚持母乳喂养，你们需要咨询产科医生、儿科医生或内科医生，她可能需要短暂地停一段母乳。

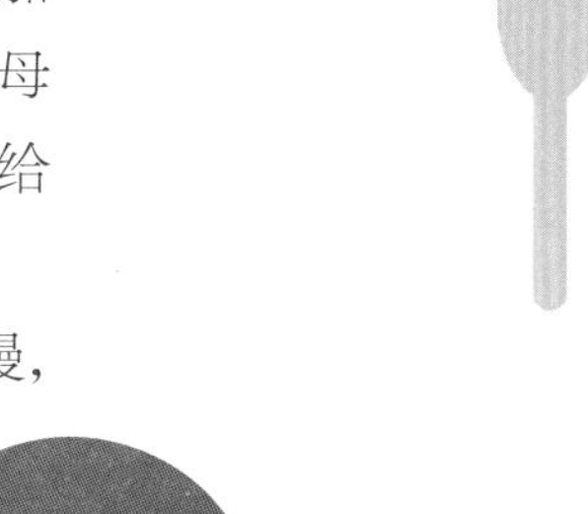

此外，宝宝出生第5天后，24小时内尿湿的尿布不足6块，说明没有得到足够的营养，或者大部分时间都很烦躁或特别嗜睡，也要混合喂养。

新生儿护理 认识你的宝宝

宝宝的身体护理

初当爸爸，除了喂奶、换尿布，当宝宝哭闹时，你一定会不知所措。请护理人士或有经验的父母一看，原来是宝宝衣服穿多了，或者是眼睛有了眼屎等。像这些小问题，完全可以学会自己护理，不用每次都紧张兮兮的。

TIP

向能为你提供指导的人求助，他们会帮你解决很多问题。

测体温。在宝宝出生后的第1周内，要随时监测体温。测量体温一般有三个部位，即腋下、口腔和肛门，其中腋下最方便、最常用。如果宝宝腋下有汗，最好用毛巾将汗液擦干后再测量。

现在一般都推荐用电子体温计，因为与水银体温计相比，电子体温计的测量更精确，能直观地显示宝宝体温的微小变化，而且用于口腔测量更安全。

不宜喂完奶后测量体温，也不宜在宝宝哭闹后测量，因为这些因素会导致宝宝体温上升，从而影响测量的准确性。

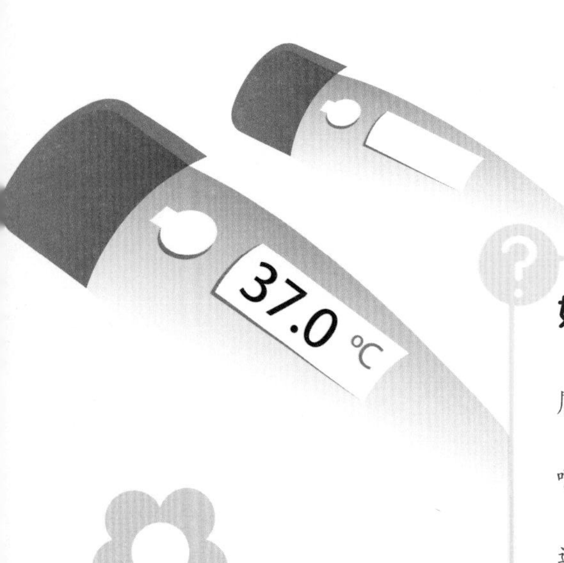

妈妈是怎么想的

虽说宝宝的日常护理并不是女性的“专属”工作，但大多数的妈妈还是会亲力亲为。

“把宝宝娇嫩部位的护理交给老公不放心啊，我会担心老公力度重、动作粗，弄疼宝宝。”

“如果老公能更细心一点的话，我很乐意把这活儿交给他，但他平时都不爱打理自己，还要我提醒他。”

皮肤。新生儿的皮肤非常娇嫩，很容易被擦伤或引起感染。因此，要特别注意宝宝皮肤的清洁卫生和防止损伤。在脐带脱落前不用盆浴，可采用这样的方法，即在换尿布后于皮肤的褶皱处涂以少许植物油，除会阴部及臀部外，身体其他部位不用水洗。

每次大小便后均用温水洗，以防发生尿布疹皮炎。洗尿布时，必须多次用清水清洗，以防肥皂的碱性未去干净而刺激皮肤。

由于宝宝皮肤尚未发育成熟，所以易受刺激和感染，在护理宝宝皮肤的时候，应选用国家标准规定的婴儿专用产品，既能全面保护宝宝皮肤，又不含刺激成分。

囟门。刚出生的宝宝头上会有两个软软的部位，随着呼吸一起一伏，这就是囟门，是宝宝非常娇弱的地方，你可能不敢随便碰。其实新生儿的囟门是需要定期清洗的，否则容易堆积污垢，引起宝宝头皮感染。清洁时一定要注意：用宝宝专用洗发液，不能用香皂，以免刺激头皮诱发湿疹或加重湿疹；清洗时手指应平置在囟门处轻轻地揉洗，不应强力按压或强力搔抓。

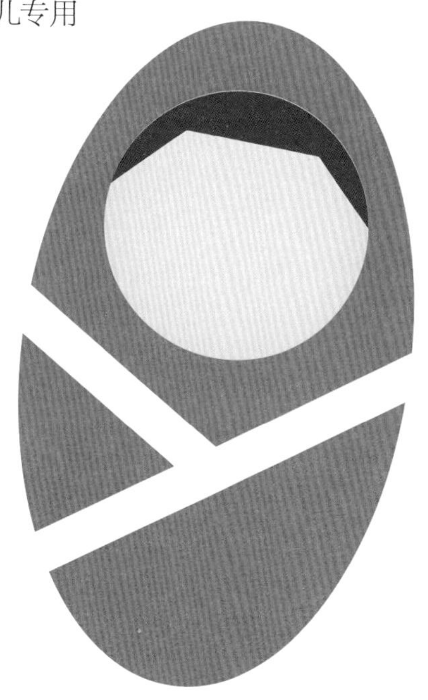

新生儿生理性体重下降

单纯母乳喂养的新生儿在出生后的一周可能会丢失出生体重的5%~7%。

——《约翰·霍普斯金妇产科手册》

许多新生儿都有一个体重下降的过程，特别是在出生后的最初几天。这是由于出生后的最初几天进食较少，同时有出汗和大小便排出，所以体重有所下降，这称之为生理性体重下降。随着新妈妈奶量增大，宝宝进食的增加，在出生后10天左右恢复正常，进入快速生长阶段。

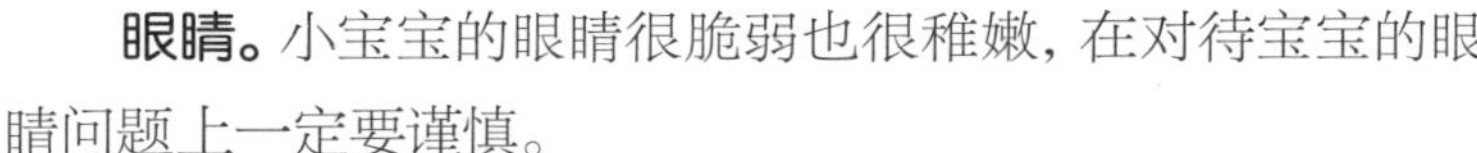

眼睛。小宝宝的眼睛很脆弱也很稚嫩，在对待宝宝的眼睛问题上一定要谨慎。

❶如果宝宝刚睡醒，发现他/她的眼睛上有眼屎，可以用纱布或消毒棉签蘸温水轻轻地擦拭。千万不可用手指或手指甲直接擦。

❷如果眼睑上有硬皮，或者眼睛的分泌物总是屡擦不净，则要怀疑是不是结膜炎，需要带宝宝去看医生。

❸在给宝宝滴眼药水的时候，要记得滴在宝宝内侧的眼角处。

❹记得每次给宝宝清洁完眼睛后，要及时洗手，以防病菌感染其他部位。

❺要给宝宝用单独的毛巾、洗脸盆等，并且与家里其他人的隔离开，还要定时清洗。

鼻腔。如果鼻痂或鼻涕堵塞了宝宝的鼻孔，可用细棉签或小毛巾角蘸水后湿润鼻腔内干痂，再轻轻按压鼻根部。如果鼻子被过多的鼻涕堵塞，宝宝呼吸会变得很难受，这时可以用球形的吸鼻器把鼻涕清理干净。方法是：让宝宝仰卧，往他/她的鼻腔里滴1滴盐水。把吸鼻器插入一个鼻孔，用食指按压住另一个鼻孔。把鼻涕吸出来，然后再吸另一个鼻孔，动作一定要轻柔。

耳朵。千万要记住，不要尝试给小宝宝掏耳垢，因为这样容易伤到宝宝的耳膜，而且耳垢可以保护宝宝耳道免受细菌的侵害。此外，洗澡时千万不要让水进到宝宝的耳朵里。可按以下步骤帮宝宝清洁耳朵。❶用棉签蘸些温水拭干外耳道及外耳。❷棉布浸湿，轻擦宝宝外耳的褶皱和隐蔽的部分。❸最后清洁耳背，可涂些食用植物油。

口腔。新生儿的口腔黏膜又薄又嫩，不要试图去擦拭它。要保护宝宝口腔的清洁，可以在给他/她喂奶之后再喂一口温开水。如果发现宝宝的口腔黏膜有白色奶样物，喝温水也冲不下去，而且用棉签轻轻擦拭也不易脱落，并有点充血的时候，则可能是念珠菌感染了，也就是鹅口疮。健康的宝宝一般15~30天就会自行好转。如果是因为抗生素使用不当，就需要请教医生了。

脐带。一般情况下，宝宝的脐带会在1周左右自行脱落，2周左右自动愈合。这期间你需要做的是：

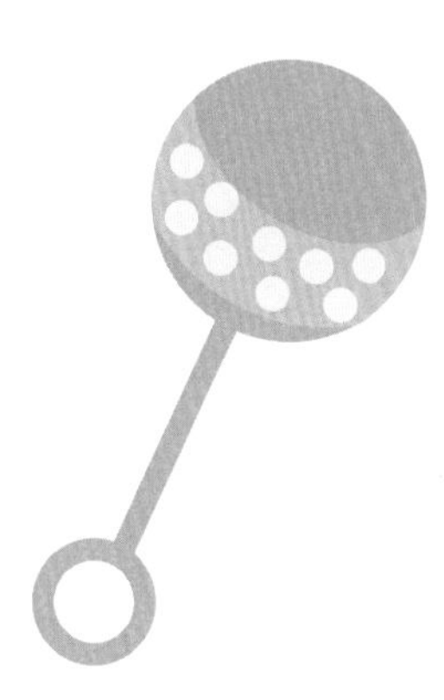

❶用棉球或细纱布蘸75%的医用酒精，从内向外涂擦脐带根部和周围，每天涂擦两三次，待脐带干爽后，用纱布盖好。

❷在擦拭之前一定要先洗手，避免脐部接触爽身粉等各种粉剂，使脐部发炎不易愈合。

❸不要把脐带露在外面的一端包在尿布或纸尿裤里，防止大小便弄湿脐带。如果脐部被尿湿，必须立即消毒。脐带1周左右脱落后就不再需要纱布覆盖，但仍要保持局部干燥和清洁。

❹千万不要试图自己去除脐带。

❺要经常观察是否有感染的迹象，如果脐带流血、有异味或有分泌物、周围红肿或脐带超过1个月未脱落或伤口未愈合，则需要马上去看医生。

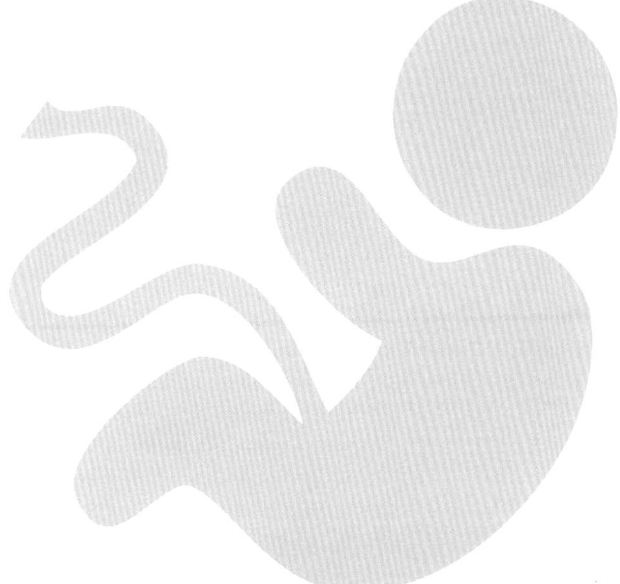

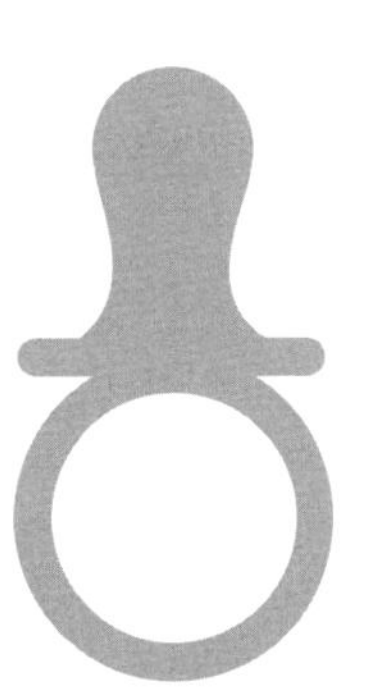

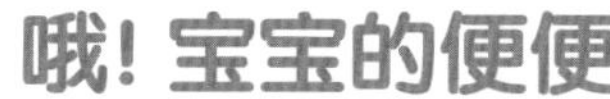

如果你的宝宝出生后超过24小时不排便，应该请医生进行检查。

哦！宝宝的便便

对没经验的你来说，不知道宝宝到底每天大便几次。

新生儿大多会在出生后6~12小时开始排出墨绿色的黏稠大便，你可能会惊讶，宝宝基本没吃什么东西，怎么会排大便呢？其实这是胎便，是由胎儿期肠道内的分泌物、吞咽的羊水以及胎毛、胎脂等在肠道内混合形成的。

在宝宝出生48小时后，会排出混合着胎便的乳便，又叫过渡便。2~4天后胎便排尽，转为黄色糊状便，大部分是在你的老婆给宝宝喂奶时或喂奶后排出。

什么是问题便便

学会捕捉宝宝的大便信号，有助于及时了解宝宝的健康状况，以下是宝宝问题便便的几种表现和应对措施。

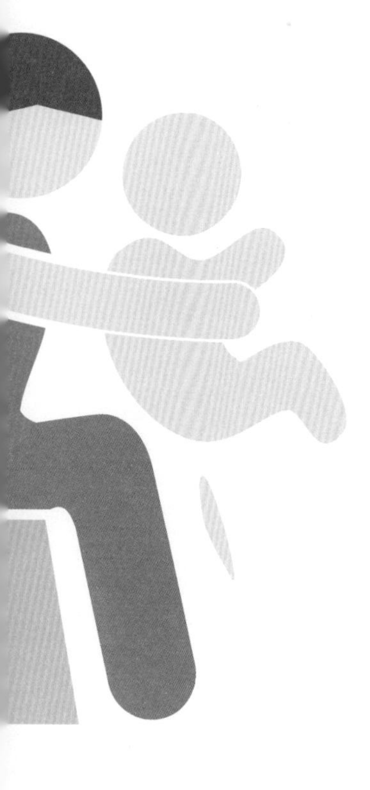

问题便便	颜色、状态或气味	应对措施
灰白便	出生后的大便为灰白色或陶土色	通知医生，可能是先天性胆道梗阻所致
豆腐渣便	大便稀、呈黄绿色且带有黏液，有时呈豆腐渣样	可能是霉菌性肠炎，需到医院就诊
水便分离	便便水分较多，呈汤样	多见于肠炎、秋季腹泻等疾病，立即带宝宝到医院就诊
绿色稀便	便量少、次数多、呈绿色黏液状	往往是由于喂养不足引起的，只要给足营养，一般就可转为正常
泡沫状便	黄色、大便稀、大便中有大量泡沫，带有明显酸味	奶中糖量多，应更换配方奶粉，增加奶含量
臭鸡蛋便	闻起来像臭鸡蛋味	蛋白质摄入过量，或蛋白质消化不良，应注意配方奶浓度是否过高，进食是否过多，可稀释配方奶粉或限制奶量
油性大便	淡黄色、液状、量多、像油一样发亮	多见于人工喂养的宝宝，需暂时改用低脂奶

宝宝的尿

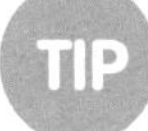

如果你的宝宝在出生后48小时仍无尿，则多为异常，应及时查找原因。

在出生时，新生儿的膀胱中已经有少量尿液，所以，大部分的新生儿会在出生后6小时内排尿。由于新生儿膀胱小，肾脏功能不成熟，每天的排尿次数多，一般出生后4天，每天只排3~4次，大约1周后，随着进水量的增多，每天排尿10~20次，尿量也会增加。

由于宝宝尿尿的次数太多，你免不了要为纸尿裤花些钱，而你会发现这个小家伙总在你换纸尿裤的那一瞬间尿尿，这是因为宝宝膀胱附近的空气温度骤降，刺激宝宝排尿。不过幸运的是，宝宝的尿没有那么难闻。

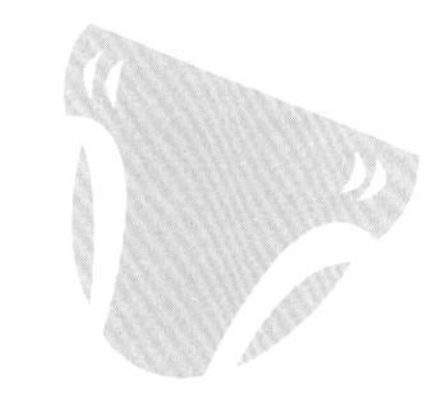

尿布PK纸尿裤

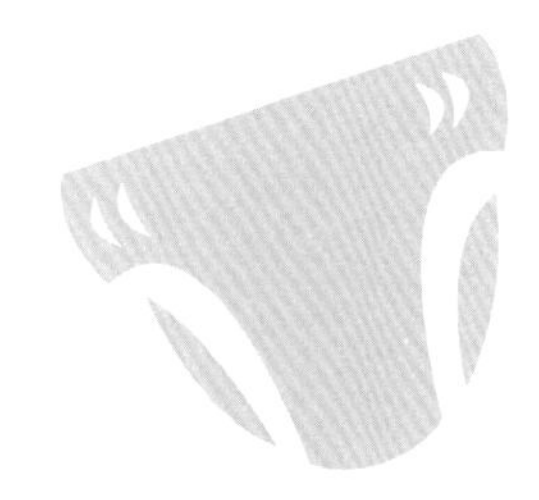

宝宝从出生到能够大小便自理，一直有尿布陪伴。老一辈人喜欢给宝宝用尿布，舒服还省钱，而你和老婆可能更倾向于用纸尿裤，方便、省心。究竟是用尿布好，还是用纸尿裤更好呢？通过下表的比较可以看出，尿布和纸尿裤各有优缺点，因此最好的方法是：昼夜结合，搭配使用。

对比项目	尿布	纸尿裤
优点	吸水性强，使用舒适，透气性较好，对宝宝娇嫩皮肤刺激小，安全；可用质地柔软、吸水、透气性好的旧棉布、旧床单或旧衣裤改造而成，可重复使用，经济实用	方便省事，整洁舒适，能迅速处理宝宝大小便问题；晚上不用经常更换，有利于大人和宝宝充分休息
缺点	需要勤洗勤换，浪费时间和体力	透气性差，刺激宝宝的皮肤；经常更换，比较贵
适用时间	白天用；阴湿季节用	晚上用；带宝宝外出时用
注意事项	注意不要选择易掉色的布料做尿布；及时丢弃变硬、吸水性差的尿布	一般三四个小时就需要换一次，宝宝大便后要马上更换，若不及时更换易得尿布疹

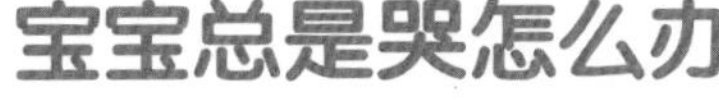

面对宝宝的哭闹，你可能有掉头逃跑的冲动，"坚持住"是给你的最好建议。

宝宝总是哭怎么办

新生儿在出生头2周的大部分时间里在睡觉，但是，从第3周开始，宝宝会经常哭泣。引起宝宝哭泣的原因多种多样，一旦你了解宝宝的行为习惯，你可以找到一些明显的原因：饿了、尿了、困了等，对于这类情况，只要你及时处理得当，宝宝很快就会安静。

如果宝宝啼哭不止，还有一个常见的原因就是得了疝气，这种情况一般会持续到宝宝出生后的第12周，首先要去就医，而这种情况，夜晚会是你们最难熬的时候。不论是为了宝宝，还是你们自己，都有必要学习安抚哭泣宝宝的方法：

●把宝宝抱在怀里，轻轻地唱歌。

●四处走动，仅仅是背景环境的改变就足以安抚宝宝。

●不要把安抚宝宝的工作推给老婆一人，你或许会发现自己更在行。

此外，如果宝宝总是哭闹，你们找不出原因又无法安抚，就要及时带宝宝去看医生。

宝宝和大人一起睡觉吗

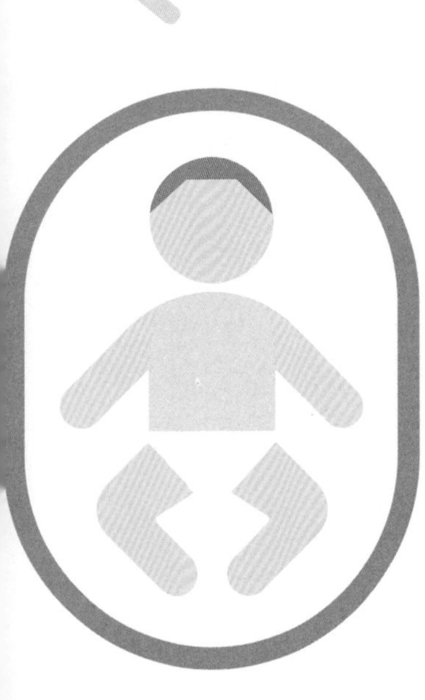

婴儿房已经准备好，老婆却暗示三个人同睡，或许你觉得这影响了和老婆的二人世界，内心有点恼火，或许你也觉得可以和老婆创造的结晶睡在一起，是一件很温馨的事。

宝宝最喜欢妈妈身上熟悉的味道，尤其是在晚上，最好让宝宝跟你的老婆睡在一起，这样既方便晚上哺乳，而且宝宝晚上醒来，看到妈妈在身边，感受熟悉的气息，会很快安睡。

但要注意的是，这里说的和大人一起睡，是指你们睡在一个屋子，而不是和宝宝睡一张床上。让宝宝独立舒适地躺在自己的床上，自然入睡，有助于培养他/她良好的睡眠习惯。

如何哄宝宝睡觉

不要摇晃着哄宝宝入睡，可以试着让宝宝独立舒适地躺在自己床上，自然入睡。

宝宝睡觉这件事会把你搞得神经紧张，有时候你好不容易把他/她哄睡着了，一点小声音又把他/她给吵醒。充足的睡眠时间和优质的睡眠质量，对促进宝宝的生长发育、智力发育和提高抗病能力都有帮助。

●为了避免宝宝在睡眠中感到饥饿，睡前半小时应让宝宝吃饱。

●睡前不要让宝宝太兴奋，特别是晚上，不要大声逗笑宝宝。

●在哄宝宝睡觉前，给他/她洗个热水澡或擦拭身体，换上舒适的睡衣、干净的尿布或纸尿裤。

●不要在喧闹、嘈杂以及大声开着电视的房间里哄宝宝睡觉，这只会使他/她不愿意睡觉或难以睡着。

●室温要适中，保持在16~23℃，过高、过低或保暖过度，都会使宝宝不舒服而不能很快进入睡梦中。

●宝宝睡觉的房间，灯光亮度要小，或者关闭房间里的灯，拉上窗帘。

●音乐可以促进宝宝睡眠，可以适当放些轻缓的催眠曲，或者由你哼首歌谣，帮助宝宝进入睡眠。

●用手感觉宝宝胸部的温度，如果宝宝胸部很热或者出汗，你要移除一些被褥；如果宝宝胸部有些冷，加些被褥。

●宝宝与你们睡在同一个房间，但不要睡在同一张床上，这是从安全角度考虑。当宝宝醒来时看到你们在身边，会继续安睡。

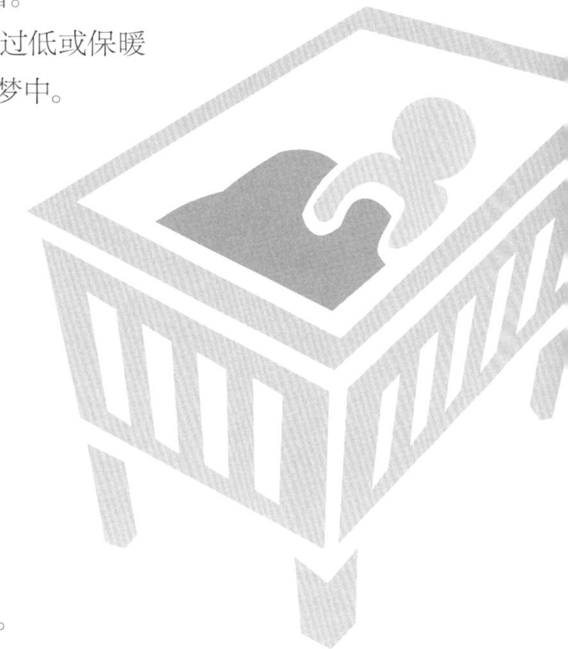

●在浅睡眠的过程中，声音、温度或大小便等，都可能使宝宝频繁翻身、哭闹，这时只要稍微轻拍或搂紧他/她，使他/她感到你在旁边，内心有了安全感，就会很快入睡。

永远不要让宝宝单独在澡盆里游泳，时间再短也不行。

如何给新生儿洗澡

洗澡不仅能让宝宝感觉凉爽，而且能够增进你们的感情。当轮到你给宝宝洗澡时，记得按照以下的步骤进行。

●备好所有用品：洗澡盆、小毛巾2~3条、大浴巾1条。

●洗澡水不要太烫，温度应该让你的肘部感到温热（如果用水温计，为37~38℃）。

●宝宝仰卧，右（或左）手托住头，拇指和中指分别按住宝宝的两只耳朵贴到脸上，以防进水。

●先洗脸，用小毛巾蘸水，眼部由内而外，轻拭宝宝的脸颊，再由眉心向两侧轻擦前额。

●接下来洗头，先用水将宝宝的头发弄湿，然后倒少量的婴儿洗发液在手心，搓出泡沫后，轻柔地在头上揉洗，然后用清水冲洗干净，用干毛巾擦干水分。

●分别洗颈下、腋下、前胸、后背、双臂和手，最后洗腿和脚，由于这些部位十分娇嫩，清洗时注意动作要轻。

●洗完后把宝宝放在平铺着的干净浴巾上，先把宝宝包裹起来，只露出小屁股，再仔细从头到脚擦干水分，给宝宝身上涂上润肤油。

小屁屁护理，“男女有别”

男宝宝。宝宝小便时，可将纸尿裤的前半片停留在阴茎处几秒钟，兜住尿液，以免弄脏床垫；大便时，要翻开纸尿裤，用相对洁净的纸尿裤内面擦去肛门周围残余的粪便。

大小便擦干净后，再用干净的湿巾清洁宝宝的睾丸处，包括阴茎下面。洗完前部，再清洁肛门及屁股后部，并在肛门周围、臀部涂抹一些护臀膏。

女宝宝。女宝宝的臀部护理与男宝宝稍有不同，主要是在外阴部。每次大小便后，仔细擦拭清洁外阴。特别是大便，注意从前往后擦洗，防止粪便残渣或病菌进入阴道和尿道。

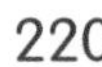

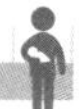

怎么办理出生证明

出生证明很重要，在你给宝宝上户口时需要用到。

作为新手父母，你们首要的任务就是给宝宝办理出生证明。

在宝宝出生的医院进行登记并办理即可，需要带的文件和具体时间要咨询医院。一般来说，需要带上你和老婆的身份证和准生证，告诉工作人员宝宝的出生日期、出生地点和姓名（如果这个时候你还没想好宝宝的名字，就有点晚了）。之后，工作人员就会发给你一份宝宝的出生证明，而这份证明意味着，你的身份——我是孩子他/她爸——有了一个书面证明。

宝宝需要规律的作息

刚开始的时候，宝宝的睡眠和吃奶习惯都是不规律的，不过到了5~6周时，睡觉和觉醒的状态已经有了比较明显的不同。每天会睡16~18小时，其中晚上一次的睡眠时间可延长到4~5个小时，白天觉醒时间逐渐有规律。你们要做的，就是帮助宝宝建立和适应这种规律。

你们可以利用宝宝对环境的反射，排出宝宝的生活规律表，包括饮食、活动、睡眠3项。比如安排的睡眠时间快要到了，就停止宝宝的活动，带宝宝进入固定睡觉的地方。把宝宝放在床上，小小的哭闹不用理会，拍拍他/她，唱唱歌就行；哭闹厉害了就抱起哄一下，不哭了再放下。前几天肯定比较麻烦，但只要坚持1周，宝宝就会形成规律，自己入睡。

通过培养宝宝的作息规律，你会发现，这是有好处的。不仅可以减轻你和老婆的精神负担，给你们更多的休息时间，还能提醒你们宝宝是否出现新状况。比如，宝宝突然哭泣，但不是因为饥饿或是困倦。

宝宝生病了 爸爸怎么办

不是所有病都必须去大医院

面对宝宝的小毛病或不适，急得手足无措，第一时间就想着送宝宝去医院看病，但真的有必要去三甲医院或儿童医院这类大医院吗？

最好是你和老婆同去，这有利于分工合作，否则一个人会手忙脚乱。

轻微的常见病不需要去大医院。如果是一些比较轻微的病症，比如普通感冒、不太严重的发热或者短期的腹泻等，这些病症在家附近有儿科的医院就诊就可以了，没必要跑去大医院。因为大医院排队就要好长时间，而且人多，空气不好，很容易使宝宝交叉感染。

去大医院最好提前预约。如果是高热不退、长期腹泻、外伤等情况，就要第一时间去大医院就诊。去这类医院看病，最好提前预约。现在很多医院都有现场预约、电话预约或网络预约，一些医院还开通了APP软件预约或微信预约。因为大医院的人比较多，如果当天去排队，很可能挂不上号。另外，如果要去大医院看病，除非病情紧急，不然最好避开周末或寒暑假这样的时间段，因为这时候人都很多。

妈妈是怎么想的

当宝宝生病时，对医院的选择，是很多妈妈们最关心的问题。

“我是看医院的口碑，特别是当我知道这个医院有某个很有名的医生时，我更倾向于去那里。”

“我还是会带宝宝去三甲医院或专业的儿童医院，不是不相信小医院，只是去专业的大医院，心里更踏实。”

带宝宝去医院要做什么准备

你的老婆可能忙着带宝宝去医院，可能她的身上只带了钱，宝宝的病历、就诊卡、医保卡什么的一股脑儿都忘了，结果使就诊、住院等变得很麻烦。不论是你还是你的老婆，在去医院前，都要做好充足的准备，才不会耽搁事。

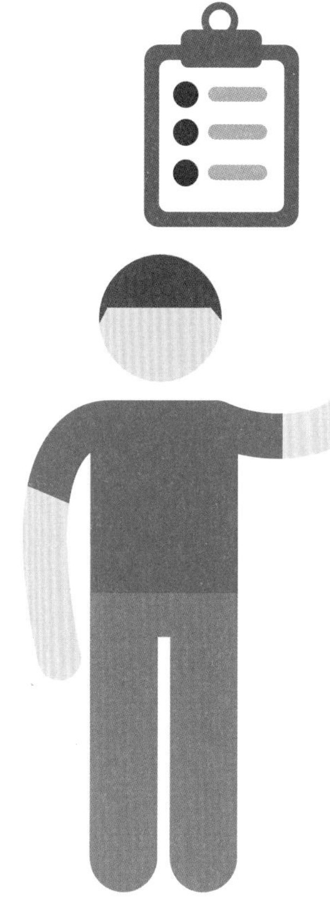

- 你可以用一个带拉链的文件袋把宝宝的病历、医保卡、就诊卡等证件集中保管，就诊的化验单等也可以放一起。
- 如果是小宝宝，还要带上配方奶粉、奶瓶、纸尿裤等。
- 如果是大宝宝，应该带上常用的水杯。医院里一般会有热水供应，但水杯还是要自己带，因为医院一般提供的是一次性水杯，最好不要给宝宝用。

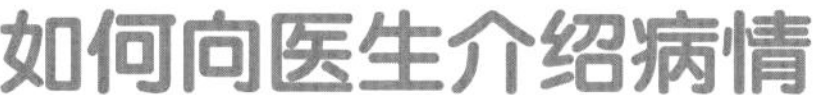

如何向医生介绍病情

向医生介绍宝宝病情的时候，必须要牢记：清晰、准确、详尽地描述病情，不能拖泥带水。

建议你在描述宝宝病情时，把重点放在宝宝的年龄、体重、主要症状、发病时间、最近的精神状态、对哪些药物或食物过敏等方面。

另外，还要说明宝宝最近吃过什么药，什么时候吃的。比如退热药（第一次吃过之后要等4~6小时后才能吃第二次），这些都要向医生说清楚。

定期检查健康

应按照各年龄期保健需要，定期到固定的社区卫生服务中心儿童保健科进行健康检查。——《儿科学》

宝宝定期检查的频率是：6个月以内婴儿每月1次，7~12个月婴儿2~3个月1次，出生后第2年、第3年每6个月1次，3岁以上每年1次。定期检查能够系统观察小儿的生长发育、营养状况，及早发现异常，采取相应干预措施。

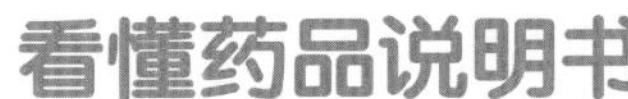

看懂药品说明书

不能私自给宝宝服用成人药品。已经购买的药品，要定期清理，以免给孩子服过期药物。

放心给宝宝用药，要从看懂药品说明书开始。

药品名称。包括化学名（如布洛芬）和商品名（如美林）。同一化学名的药品可能有很多商品名（如美林、恬倩等），不同的商品名表示不同的厂家品牌，但成分相同，作用机理相同，不能重复服用。

适应证。对症用药，不能使用与宝宝病症不相符的药品。

注意事项和禁忌证。禁用是指禁止使用；忌用是指避免使用；慎用是提醒用药期间要谨慎，密切观察病情变化和不良反应，这类药物使用时要遵医嘱。

贮藏。看清是室温保存（25℃以下）、冰箱冷藏保存（2~8℃），还是干燥阴凉避光等。

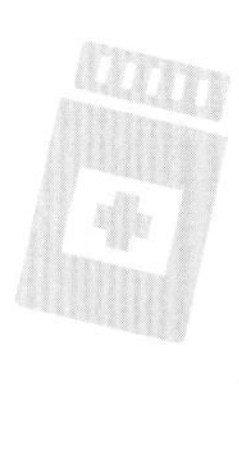

有效期。要看生产日期，注意开封后有效期会缩短。

儿童用药。有时会有多少岁以下儿童禁用，如写“尚无儿童使用资料或参考文献”，这类药物在使用时要遵医嘱。

用法用量。主要包括按体重、按年龄服用两种分类。按年龄服用的药物比较简单，看年龄（这里的年龄指的是周岁，不是虚岁）对应的剂量即可。按体重服用的药物一般用（毫）克/千克或毫升/千克表示，有的是1次用量，有的是1天用量。为避免算错，最好在医院问清楚再回家服用。

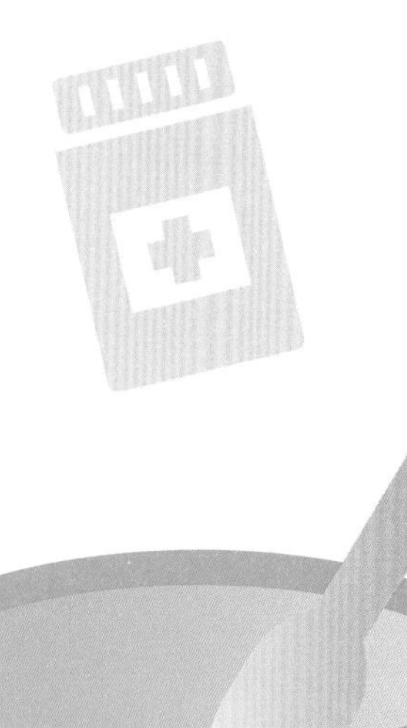

药品成分。多指主要成分，看是否有易致宝宝过敏的成分，或与其他药物重复的成分。

生产厂家。最好购买口碑好的大医药厂家生产的药品，安全性高，也便于在使用中遇到问题时能及时解决。

不良反应。看到很多药品的说明书上写的一堆不良反应，你可能心里没底，不知道到底是用还是不用。其实不良反应多恰好说明对药品的认识更深入，安全性反而高。而且不良反应只是事先告知，其实大多不会发生，一般也不影响疗效。

批准文号、生产批号。有助于鉴别真伪，避免买到假劣药品。

宝宝不吃药怎么办

喂药后，可以给宝宝喂少量温开水，将口中残留的药冲下去。

宝宝不愿吃药时你是怎么做的？希望你不会回答“还能怎么办，那就用撬嘴、捏紧鼻孔的方式灌药呗，总不能不吃吧”。其实这样做很容易呛到宝宝，甚至导致误吸，引起吸入性肺炎，而且还会加剧宝宝的恐惧感。

那么，“突破口”在哪里呢？这里介绍一些小技巧，或许会对你们有帮助。

选择适合宝宝的药物。为了减少宝宝对药物的抗拒，在药物的选择上，尽量选择液体、冲剂、分散片等适合宝宝的剂型，而且尽量选择口感较好的糖浆、果味药品。

给口感不好的药加点糖。如果药特别苦或有其他不好的口感，可以在给宝宝服药的时候加点糖。但大多数不能用饮料、配方奶、牛奶等送服，除非说明书上有说明（如益生菌可用奶送服）。

小宝宝宜用滴管喂药。对于只有几个月的小宝宝，可用滴管（塑料软管）吸满药液，每次以小剂量慢慢滴入宝宝口中。等宝宝下咽后，再继续喂药。也可以把药溶入温水中，倒进奶瓶里，让小宝宝自己吮吸。由于药量较少，不要让过多药物残存在奶瓶中，以免影响药效。如果发生呛咳，就该立即停止喂药，抱起宝宝轻轻拍后背，以免药液呛入气管。

鼓励大宝宝主动吃药。大宝宝如果懂事了，你可以耐心地和宝宝交流，讲明吃药的道理以及不吃药的后果，鼓励宝宝主动吃药。可以适当给予小小的奖励，让宝宝从心理上消除对药物的恐惧，由被动变主动，不再害怕吃药。

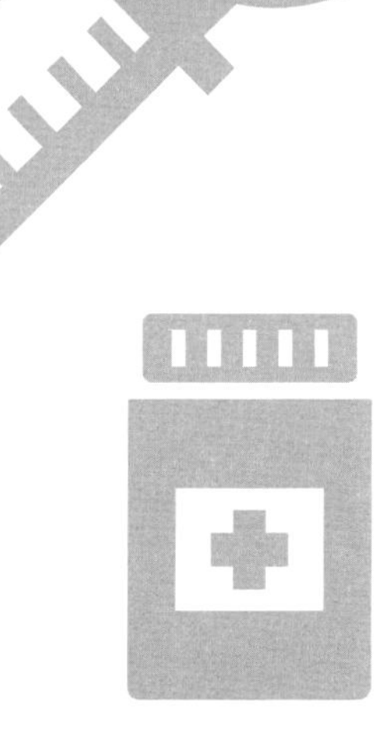

口服药物还是输液，要根据宝宝的病情合理选择，一定要听医生的。

什么情况下选择输液

看着宝宝生病，你和老婆十分着急，想着赶紧好起来。相比于口服药物，你们可能更愿意给宝宝选择效果较快的输液。其实，病了就输液，会对宝宝产生不利影响。比如增加感染风险，引发过敏反应，导致输液依赖等。

通常而言，遇到一些急性疾病或危重病情，比如说昏迷、无法克服的呕吐、大量脱水等，就需要及时输液；严重的肺炎等细菌感染，也需要通过输液快速杀菌。

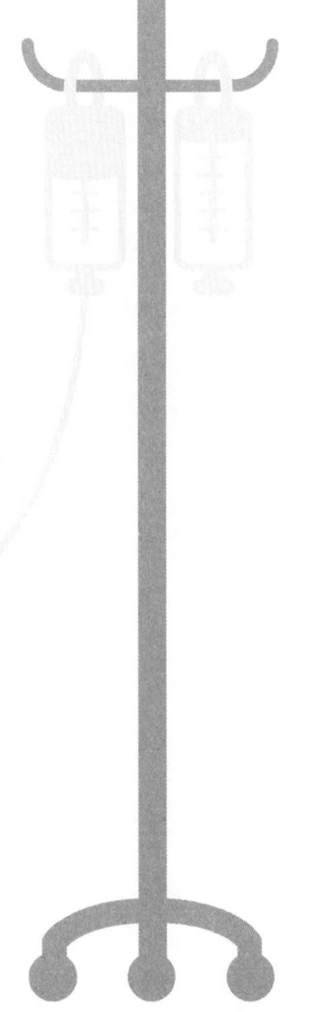

自费疫苗打还是不打

在接种疫苗这个问题上，一概拒绝自费疫苗或是把所有疫苗都打一遍都不可取，合理的做法是根据需要给宝宝接种部分自费疫苗，下面是建议给宝宝接种的一些自费疫苗。

流感疫苗。7个月以上，患有哮喘、先天性心脏病、慢性肾炎、糖尿病等抵抗疾病能力差的宝宝，一旦流感流行，容易患病并诱发旧病发作或加重，应考虑及时接种。

B型流感嗜血杆菌混合疫苗（HIB疫苗）。5岁以下的宝宝容易感染B型流感嗜血杆菌，它不仅会引起肺炎，还会引起脑膜炎、脊髓炎、中耳炎等严重疾病，是引起宝宝严重细菌感染的主要致病菌，所以建议给宝宝接种HIB疫苗。

轮状病毒疫苗。轮状病毒是引起3个月到2岁宝宝病毒性腹泻（也就是秋季腹泻）最常见的原因，接种轮状病毒疫苗能预防宝宝严重腹泻。

水痘疫苗。从宝宝健康的角度，建议给宝宝接种水痘疫苗，而且水痘经常在幼儿园、小学爆发流行，所以幼儿园一般也会要求宝宝在入园前接种水痘疫苗。

狂犬病疫苗。现在很多家庭都养有猫、狗等宠物，而宝宝还不具备抵抗外界侵害的能力，容易被宠物所伤。所以，凡被动物咬伤或抓伤后，都应该及时注射狂犬病疫苗。

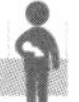

宝宝误吞异物怎么办

宝宝到了口欲期，特别容易吞食异物，你要掌握正确的紧急处理方法。

●如果异物卡到喉咙造成窒息，马上采取紧急自救法：首先把宝宝倒拎起来，猛拍宝宝后背双肩胛骨处。双手从后面搂住宝宝腰部，一手握拳，拇指顶在上腹部剑突位，另一手掌用力迅速挤压，重复上述动作。

●如果宝宝不断咳嗽只能勉强呼吸，要马上送医院急救。

●如果误食了染发剂、香水、香烟等，让宝宝马上吃母乳或配方奶，稀释后吐出。

●如果宝宝吞食了纽扣、电池或其他尖的东西，误喝了清洁剂、汽油等强酸强碱性的物质，不要喝东西，也不要想方设法让宝宝吐出来，而应马上送医院。

把所有你不想宝宝放进嘴里的东西收起来，比如药片、纽扣、果冻、硬币、酒精等。

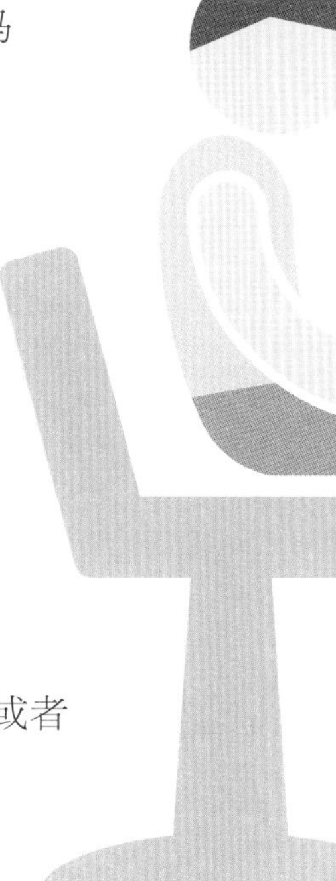

烧烫伤的紧急处理

宝宝不慎烧烫伤，你和老婆着急得不知所措，学会正确的处理方法是非常有必要的。

●马上用流水持续地冲洗伤处20分钟以上，或者冰敷进行局部降温。

●如果隔着衣服烫伤，先不要撕破衣服，马上冷水冲洗，最后用剪刀剪破衣服。

●如果是脸部或额头烫伤，不好用流水冲洗时，可以轮流用湿毛巾冷敷。

●如果烫伤处起了水疱，可以涂上药膏，外面敷上湿毛巾，然后送医院处理。

●如果水疱破裂，冷敷后马上送医院。

●如果是大面积烫伤，最好别用凉水冲洗，只用湿毛巾冷敷，而且不要涂抹任何药物，马上送医院由医生处理。

小孩子给你找“麻烦”的能力远远超过你的想象，一定要做好防护措施。

忠告 好爸爸好丈夫守则

谁也不是天生就会带宝宝

不要认为老婆是女人，她自然就应该知道怎么照顾宝宝。没有任何男人生下来就会做爸爸，同样，没有任何女人天生会做妈妈。但你的老婆会“武装”自己，主动学习关于照顾宝宝的知识。她可能正在埋头苦读你可能看都不会看的书，她会查阅很多数据和资料，她还会和有经验的闺蜜讨教方法心得……总之，她会通过自己的努力，尽快适应母亲的角色。而你在做什么呢？

和老婆互相表扬，能够激发你们的育儿热情，你们也能尽快掌握带孩子的方法。

为人父母并不是件简单的事，照顾宝宝的技巧必须要学习。和每一位新手爸妈一样，你只有经历每一次挑战——抱宝宝、给宝宝洗澡、哄宝宝睡觉——才会不断成长。你坚持、努力，并带着爱意，渐渐地就会发现自己进入父亲角色了，而且随着经验累积你将自然适应这个角色。

不要和自己说“我以前从没有抱过宝宝，更不用说照顾了”这样的话。记住，相信你的本能，寻找和学习育儿的方法，不知不觉，你就可以熟练地照顾宝宝了。

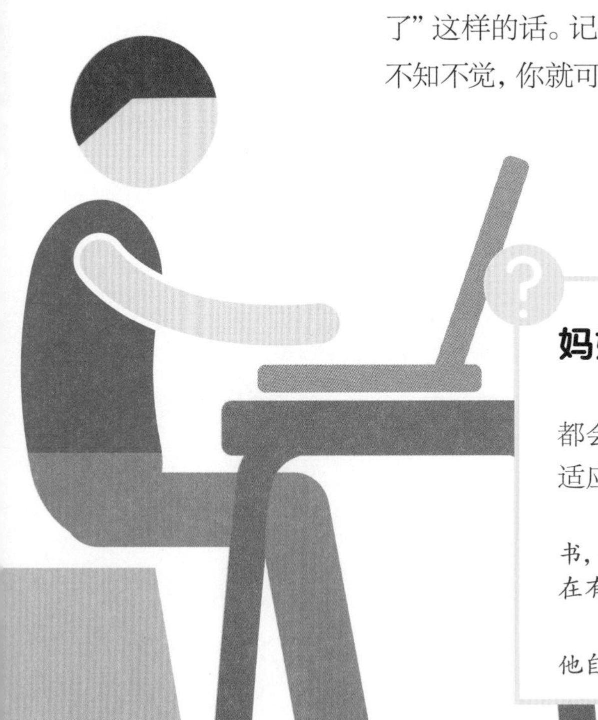

妈妈是怎么想的

第一次当妈妈的女性，照顾宝宝的初期都会遇到各种问题，如果你想帮助老婆尽快适应，你可以听听妈妈们怎么说。

“虽然我在怀孕期间上过孕产课、看过孕产书，但真正照顾宝宝的时候，还是很不一样，好在有老公帮我一起照顾宝宝，我们进步得很快。”

“老公就爱指手画脚，说我这不对那不对，但他自己又什么都不做，我感觉很挫败。”

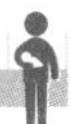

支持老婆的决定

TIP

你的支持会让老婆感觉不孤单，也是和谐家庭关系的关键。

对你和老婆来说，在怀孕期间和照顾孩子问题上，孩子的爷爷、奶奶、外公、外婆能给你们提供巨大的帮助，但也可能加剧事情的紧张程度。老人们非常喜欢用自己的经验给你们讲怀孕期间要注意什么、怎么坐月子和如何养孩子，通常来说，你的老婆会是他们的直接“教育”对象。但由于两代人的观念差异，以及很多过时的建议，你的老婆难免会和他们产生矛盾和分歧。

在双方出现意见相左的时候，不要只站在一旁默不作声，给你的建议是：站在老婆的阵营，支持她的决定。要知道，夫妻关系是家庭所有关系的核心，家庭中所发生的任何事情，都需要你和老婆共同面对。孩子是你们的孩子，养育孩子是由你和老婆承担的，就算父母来帮忙，他们也只是搭把手而已。

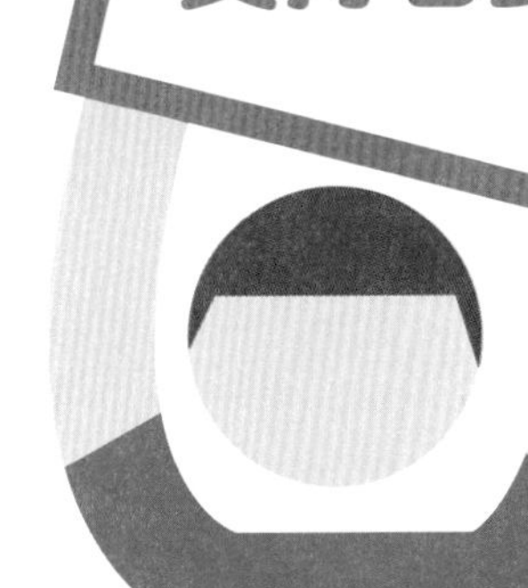

当然，不管你对父母或是岳父母怀有怎样的想法，他们都不是你的“敌人”，有一点要记住：你们的孩子也是他们用生命去爱护的人。

妈妈是怎么想的

当家庭中出现意见分歧时，你只有提前了解女人们的心理，才能顺利解决问题。

“我有时挺讨厌老公说‘帮理不帮亲’的，特别是他和他的父母一起教育我的时候，这反而会让我更不愿意听他们说的话。”

“我希望老公无条件地支持我，不论是在父母面前，还是其他人面前，虽然我知道自己也会犯错，但如果他私下和我说，我会更能接受。”

如果你不赞同老婆的决定，至少不要否定她，避免“火山爆发”。

做好和老婆的分工，能让你们在带孩子的工作中更有信心、更轻松。

带孩子是两个人的事

为人父母意味着责任，在未来的生活中，责任将成为你们生活的主旋律。所谓的“让老婆把孩子的事情全包了”的旧式思想已经过时了，从孩子一生下来就开始参与带孩子是非常重要的。

共同照料。由于母乳喂养的原因，你的老婆可能承担照料宝宝的大部分责任，但宝宝也需要与你建立感情，需要你的陪伴。照顾宝宝是你们建立亲密关系的好时机，你的每一个动作都可以吸引他/她的注意力，让宝宝慢慢从无意识开始懂得你的爱。

相互协作。首先，你和老婆是一个团队；其次，她和你一样，都需要时间来放松。带孩子是一件很花时间的事，共同照看孩子还可以让你的老婆腾出时间，从容不迫地料理家务。

你们是一个整体。你需要面对新生活和工作的双重压力，你非常希望由老婆带孩子，而自己可以在家里好好休息。但是，让宝宝懂得父母是一个安全可靠的整体，也是建立亲子感情的必要内容。

妈妈是怎么想的

男人们觉得自己赚钱养家就好，带孩子是女人的事，但她们可不是这样想的。

“偷懒的借口！他可没因为工作，减少打游戏和约朋友出去喝酒的时间。”

“我知道他很辛苦，但我也常和老公说，如果只是由我一个人带宝宝，宝宝会对他感到陌生，这不是我希望看到的。”

别抱怨宝宝夜晚哭泣让你缺觉

不要把夜间照顾宝宝的任务推给老婆一人。如果她累倒了，你的处境将会比现在艰难一万倍。

宝宝的睡眠问题困扰着许多父母，他/她会因为饥饿、身体不适甚至感到孤单等原因在夜间频繁醒来。在宝宝形成自己的睡眠规律之前，你将体验一段每夜被啼哭吵醒的痛苦时光。

你以为自己是唯一缺觉的人？你的老婆得经常醒来照顾宝宝，即使她困得爬不起身，也不得不下床看看，宝宝是饿了，还是又尿湿了，把他/她“伺候”得舒适了，她才可能回去继续睡觉。有时候为了给宝宝哺乳，她必须直挺挺地坐在那里，逼自己清醒，甚至都想用火柴棍支起眼皮，以免自己睡着，而你这时候可能在继续睡觉。当然，还不只是每晚一闹，你的老婆会由于整晚忙于应付宝宝的各种需求而精疲力竭。

如果以上情况正发生在你的家庭里，那么，你还有什么理由去抱怨呢？不要认为你的老婆休假在家带宝宝，就是件喝喝咖啡、带宝宝玩耍的轻松事。要知道，对你的老婆和宝宝来说，睡眠同样重要。你要做的就是，和老婆约定好，尽可能轮流照料夜间醒来的宝宝，或者明确夜晚的分工，比如老婆负责哄宝宝，你负责起身冲奶粉。

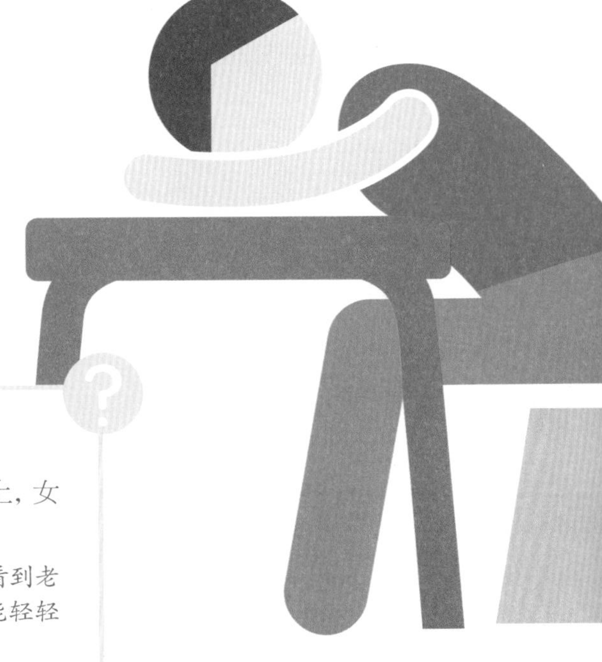

妈妈是怎么想的

在夜间哺乳和哄宝宝睡觉这件事上，女人们总有自己的辛苦和委屈。

“每次我哄完宝宝，上床睡觉的时候，看到老公还在呼呼大睡，心里就很窝火，就算他能轻轻地抱我一下，我也会好受一点。”

“晚上给宝宝喂奶的时候，我困得几乎身体要倒下，当时就很希望老公能在一旁扶住我。”

拿出你最温柔、最有诚意的态度，让老婆知道你爱她。

理解她、帮助她，她会更爱你的

对于你的老婆来说，初为人母会从很大程度上打破她原有的生活。她的日常时间安排、社交生活以及工作都会受到影响，再加上身体和心理的变化。你很难想象，当她经历过生孩子这种极度消耗身体资源的事情后，紧接着还要承担抚育孩子这种更加繁重疲劳的任务，她会是一种什么状态。

她会为身体的变化烦恼，为孩子的健康担忧，也会为与你的关系变化担心。当你的老婆出现焦虑、烦躁，甚至对你有过分的言语或行为时，如果你自己也情绪糟糕，那么你们极有可能争吵、互相抱怨。毫无疑问，冲突就这么发生了，但怎么解决呢？有一点是肯定的：不要带着情绪去沟通，不要让已经糟糕的局面变得更糟糕。

作为老公，你要试着站在老婆的立场，从老婆的角度看问题。最重要的是，不论是在怀孕时、分娩时还是育儿期，你都要理解她、帮助她，这不仅能让你的老婆更爱你，也是在为宝宝创造一个良好家庭环境。你肯定也希望自己身材臃肿、满头白发的时候，老婆对你矢志不渝。

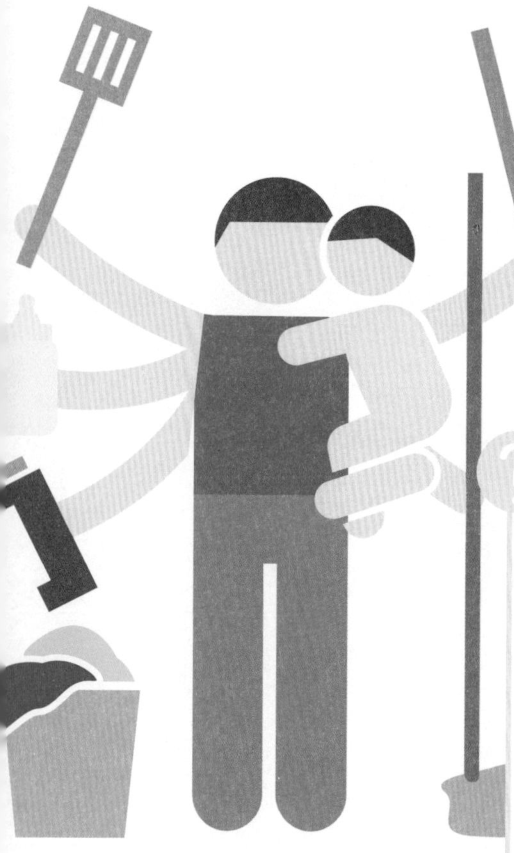

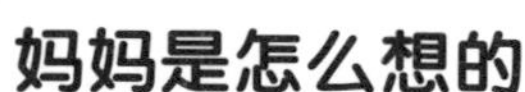

妈妈是怎么想的

分娩后的女性总会有各种各样的担心，如果你了解老婆的心理变化，可以避免一些争吵。

“虽然我想快点瘦回产前，但如果老公在我面前说哪个女明星生完宝宝后，身材恢复得很快，或是提醒我该去健身了，我会非常生气！”

“我很想知道老公还是不是像从前一样爱我，因为他看起来更关心宝宝，我竟然还有点嫉妒。”

不要逃避带孩子

在最初的时候，和老婆互相鼓励，而不是推卸带孩子的责任。

第一个孩子能把你的生活全盘改变，在孩子出生的前3个月里，你和老婆要面临许多个人生“第一次”——宝宝第一次嚎啕大哭、第一次给宝宝换纸尿裤、第一次给宝宝洗澡……最麻烦的是，你们并没有任何经验。

当然，在你不会带孩子的时候，你很难“品尝”到这件事的乐趣，也体会不到成就感，谁会愿意去做一件自己做不好的事呢？但是，对宝宝来说，成长是无时无刻不在进行的，如果你没有从一开始就照顾宝宝的话，之后会更难参与其中。就像前面说的，“谁也不是天生就会带孩子”，但只要多花时间与宝宝相处，你们会逐渐挖掘出自己的育儿技巧。不要认为你的老婆就擅长带孩子，更不要以“不会”为借口而逃避带孩子。

所以，在宝宝刚出生的头几周，你就要和老婆齐心协力照顾宝宝，慢慢地，你们会越来越有信心，也会感到宝宝表现得很好。

妈妈是怎么想的

第一次带孩子，应该共同学习，孩子是两个人爱情的结晶，责任也要共同担当！

“我会生不代表就会带啊，老公每次都说‘什么都不会’，我们可以一起学习啊，明明就是懒，希望老公看到能替我分担分担。”

“老公自理能力超级差，我不仅要照顾孩子，还要忙着照顾老公这个‘巨婴’，希望他能快快成长，学做点事，不要一回家就说又累又忙。他倒是下班休息了，而我时时刻刻在岗，希望老公上班和下班一样在战场，和我并肩作战。”

你白天上班后的这段时间，正是老婆最难熬的时候，要更加关心她。

上班后打电话，下班后早回家

要知道，在你上班后，白天照顾孩子的重任就都落在老婆身上了，每天你拖着疲惫的身体下班回家，迎接你的她一定和你一样疲惫。虽然无法亲眼看到这一天你的老婆经历了什么，但你应该能够想象到，她很辛苦，而且一个人带孩子，她会感到很孤单。所以，无论你的工作多忙，在工作的间隙，抽出时间打个电话给她，鼓励、安慰，对她多多关怀，让她知道你在想着她。

产后，你的老婆还在恢复期，她要忍受带孩子的劳累和产后的各种不适。如果你能给予无微不至的关怀、体贴入微的照顾，会更加温暖老婆的心，让她感到做母亲的幸福和伟大，还能使夫妻之间的“爱情之果”更加成熟、甜蜜。所以，你要保证待在家里的时间，学会拒绝参加时间太早、太晚的会议，减少加班和出差，也不要把办公室的工作带回家。如果你能做到早点回家，承担起如扫地、洗衣服、做饭等力所能及的家务，并帮老婆照顾宝宝，那你就是最受欢迎的模范丈夫了。

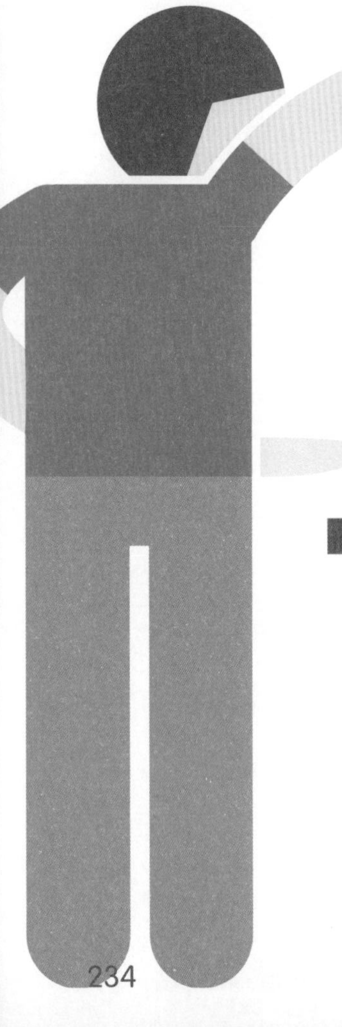

妈妈是怎么想的

老公上班后，以为老婆在家不上班带孩子很轻松，这种想法就大错特错了！

“带孩子比上班还累，工作最多8小时，带小孩是24小时，醒了就要喂他/她，哭了就要哄，24小时都要在身边，要时时刻刻看着，我简直就是24小时待命工作。”

“老公上班能正常接触社会，我带孩子就天天面对小孩，也没人和我说话，都要抑郁了。老公回家就是‘甩手掌柜’，喊累喊累，而我是含泪含泪。”

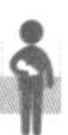

不要宝宝一哭就说“他/她饿了”

你对宝宝的关心，同样也是对老婆的体贴。

如果每当宝宝哭泣时，你只会说“他/她饿了”，那么，你的老婆质疑的就不是你的育儿能力，而是你对她和宝宝的关心程度了。

不否认饥饿是宝宝啼哭的主要原因，而且，可能不止你，甚至连你老婆的第一反应也是宝宝饿了。但你这样和你的老婆说，甚至每次都这样说，在她看来，你的这句话其实就等同于“这是你的事，你赶紧去照顾宝宝”。似乎你是在关心宝宝，其实你只是在推卸责任(但如果你是真的只认为宝宝哭就是饥饿造成的，那么，就要怀疑你有没有好好看过育儿书中的内容)。

所以，建议你，下次听到宝宝哭时，第一时间冲到宝宝身边，弄清楚是什么原因，是要换尿布，还是感觉热了，或是饿了。在需要老婆的帮助之前，试着哄一哄哭闹的宝宝。

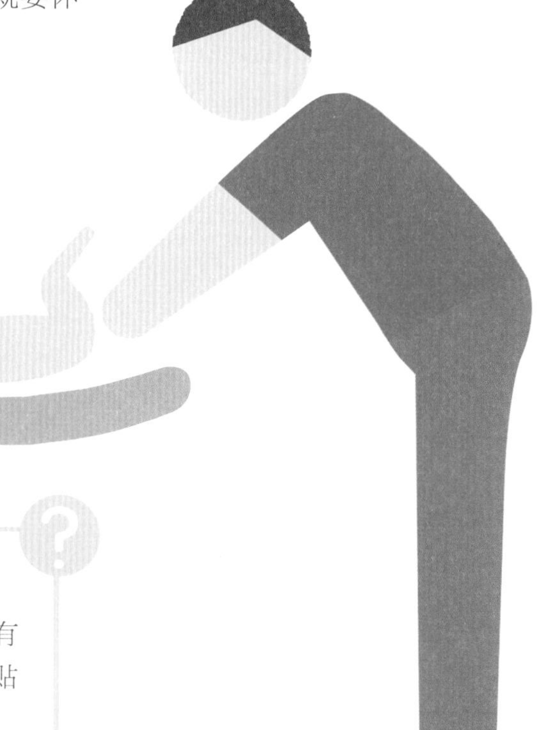

妈妈是怎么想的

很多女性生完宝宝后压力巨大，只有了解自己老婆的想法后，才能真正做到体贴老婆。

“宝宝哭泣有时候不仅仅是饿了，可能是要换纸尿裤，或者要去哄一哄，抱一抱，不要每次说宝宝饿了就直接扔给我。”

“宝宝现在是奶粉和母乳一起喂养阶段，饿了可以去冲奶粉啊，干嘛愣在那里什么都不干，哄一哄也行啊，干嘛就只会和我说宝宝饿了。”

附录 爸爸常见疑问

什么时候可以有性生活

随着有宝宝之后的新生活逐渐步入正轨，你可能会犯嘀咕：“什么时候才能开始我们的性生活?”这件事对你很重要，但对于你的老婆而言可能不是如此。为了生下这个宝宝，她经历了一系列身体变化，也相应地影响了她在短期内对性生活的态度。在重新开启性生活之前，你要给予老婆足够的时间和理解，好让她不仅能做好充分的身体准备，更能把心理状态调整到位。

TIP

你要根据老婆身体恢复的情况，选择合适的时机，问她是否可以。

同房的时间。如果你的老婆选择的是顺产，医生一般会建议在产后8周。但如果你的老婆选择的是剖宫产，至少需要3个月，等到伤口愈合才能同房。

安顿好宝宝。性生活前，一定要将宝宝安顿好。当你和老婆正在缠绵时，如果宝宝突然哭闹、惊醒，可以说是大煞风景。最好到另一个房间进行或者声音尽量小。

温柔对待老婆。产后一段时间内，你的老婆还在恢复期，你不能一味地考虑自己的需要，尤其是第一次房事，应尽量温柔，延长“前戏”的时间，多一些爱抚和沟通。过性生活时，不可行动过猛，以免伤害到老婆刚刚恢复的阴道。此外，整个过程时间不宜长，以免消耗过多精力，影响到老婆的休息。

采取避孕措施。虽然说母乳喂养会抑制排卵，使老婆的月经暂时停止，起到一定的避孕作用，但还是要建议你们采取避孕措施。由于避孕药会使乳汁分泌减少，并且降低乳汁的质量，如果你的老婆在哺乳期，你就要多承担责任，采用避孕套。

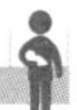

怎么带宝宝出门

你们要谨慎考虑出门的天气、地点，但只要提前做好准备和规划，这都不是什么大问题。

带宝宝出门是个激动人心的时刻，这意味着你原来出门时只带钥匙、手机和钱包的日子一去不复返了，“带上这个吧，万一用得上……”会成为你们家庭的“格言”。在你们出门前，记得带上以下物品。

婴儿车。这是你在老婆怀孕期间就该购买好的大件婴儿用品之一，虽然搬动起来有点费事，但当你真正推着宝宝活动的时候，你就会感觉到它带来的便利了。

宝宝背带。如果你不用婴儿车的话，那么出门之前，绑上背带，把宝宝放进去。要确保你们购买的背带能在各个方位支撑着宝宝，特别是头部的支撑。

“爸爸袋”。除了“妈咪包”，市面上还有专门为爸爸设计的时尚“爸爸袋”，里面可以装上纸尿裤、纸巾、奶瓶、配方奶粉和围嘴等。“爸爸袋”就像是“新好爸爸”的荣誉勋章，让你在婴儿车旁边忙前忙后。你一定看过某个国际一线球星背着这样的“爸爸袋”，与这样的型男奶爸看齐吧。

安全座椅。如果你是开车带宝宝出门，一定要在汽车后排座椅上提前装好安全座椅。最开始的时候，不妨让你的老婆坐在宝宝身边，以便宝宝能习惯安全座椅。

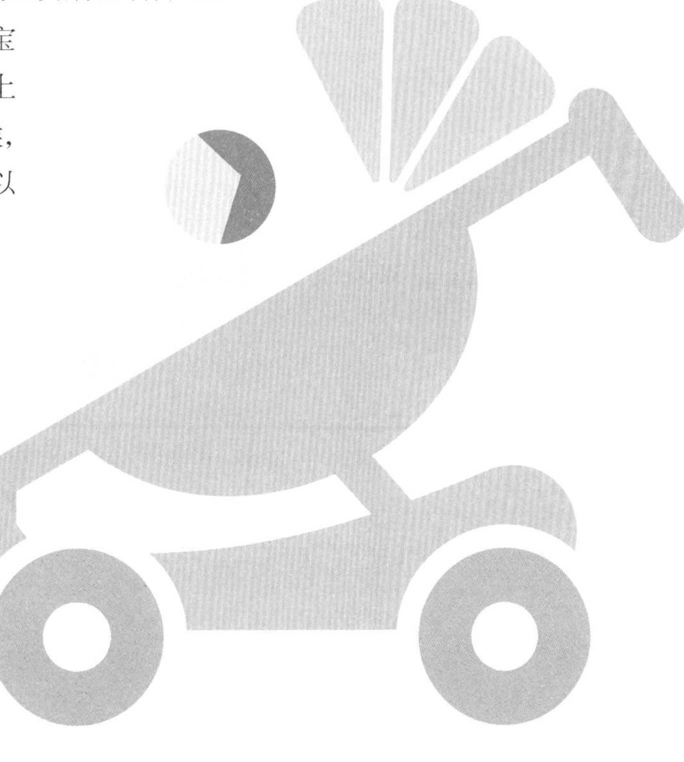

不要把每个阶段的发育情况当作金科玉律，但如果某些异常情况确实让你担心不已，及时向专业的儿科医生寻求建议。

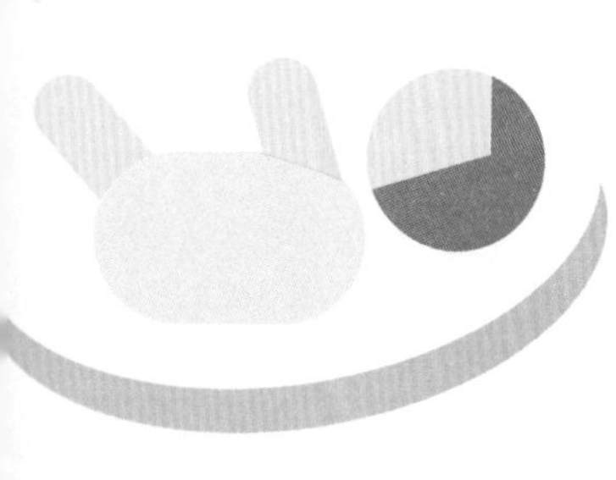

如何知道宝宝发育良好

现在就觉得万事大吉，等着宝宝准备上大学，确实还太早。做一些关于发育状况的检查还是有好处的——如果没有任何问题的话，把宝宝拥在怀里是件多么温馨的事啊！

	大运动	精细动作
1个月	拉着手腕可以坐起，头可保持竖直状态片刻（2秒左右）	触碰手掌，能够握紧拳头
2个月	拉着手腕可以坐起，头可保持竖直状态片刻（2秒左右）	俯卧时头可抬离床面
3个月	俯卧时可抬头45°，抱直时头较稳	两手可握在一起
4个月	俯卧时可抬头90°，扶腋可站片刻	摇动并注视玩具
5个月	轻拉腕部即可坐起，独坐时头、身向前倾	抓住近处玩具
6个月	俯卧仰身	会撕纸
7个月	可以自如地独立坐着	能两次取物
8个月	双手扶着东西可以站立	拇指、无名指能捏住小球
9个月	会爬、拉双手会走	拇指、食指能够捏住小球
10个月	会拉住栏杆站起身、扶住栏杆可以走	拇指、食指动作熟练
11个月	扶物、蹲下取物、独站片刻	打开包装纸
12个月	独自站稳，牵一只手可以向前走	会握笔并能画线

适应能力	语言	社交行为
眼睛会跟着红球稍有移动，听到声音有反应	自己会发出细小声音	眼睛跟踪走动的人
立刻注意大玩具	能发出a、o、e等元音	逗引时有反应
眼睛可转180°	笑出声	模样灵敏
偶尔注意响动、找到声源	高声叫、咿呀作声	认识熟悉的亲人
拿着一个玩具并注视另一个玩具	对人或物能发声	见到食物兴奋
玩具掉了会找	听到名字转头	会找用手挡脸的人的脸
伸手够远处玩具	发ba-ba、ma-ma的音，但没有所指	对着镜子会有反应，能分辨出生人
持续用手追逐玩具	能把语言和物品联系起来	懂得成人面部表情
能注视画面上单一的线条	会欢迎、再见的手势	表示不要某种东西
能懂得并服从大人的指令	模仿发声	懂得常见物及名称、会表示兴奋等情绪
具备简单的解决问题能力	有意识地发一个字音	懂得模仿拍娃娃
理解能力、注意力、模仿力都有所增强	叫妈妈、爸爸有所指，向他/她要东西知道给	穿衣时知道配合

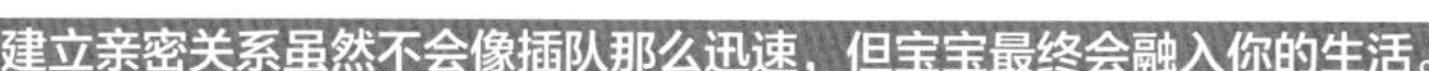

图书在版编目（CIP）数据

陪老婆怀孕 / 陶新城编著 .—南京：江苏凤凰科学技术出版社，2017.02（2025.01 重印）
（汉竹·亲亲乐读系列）
ISBN 978-7-5537-7394-0

Ⅰ.①陪… Ⅱ.①陶… Ⅲ.①妊娠期－妇幼保健－基本知识 Ⅳ.① R715.3

中国版本图书馆 CIP 数据核字（2016）第 259137 号

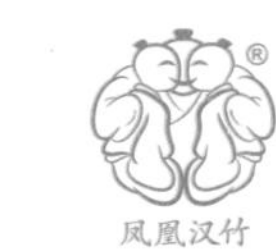

中国健康生活图书实力品牌

陪老婆怀孕

编　　著	陶新城
主　　编	汉　竹
责任编辑	赵　研　阮瑞雪
特邀编辑	陈　旻
责任校对	仲　敏
责任设计	蒋佳佳
责任监制	刘文洋
出版发行	江苏凤凰科学技术出版社
出版社地址	南京市湖南路 1 号 A 楼，邮编：210009
出版社网址	http://www.pspress.cn
印　　刷	江苏凤凰通达印刷有限公司
开　　本	720 mm × 1 000 mm　1/16
印　　张	15
字　　数	300 000
版　　次	2017 年 2 月第 1 版
印　　次	2025 年 1 月第 32 次印刷
标准书号	ISBN 978-7-5537-7394-0
定　　价	39.80 元

图书如有印装质量问题，可向我社印务部调换。